見てわかる皮膚疾患

診察室におきたいアトラス

近畿大学医学部皮膚科教授 **川田　暁**

防衛医科大学校皮膚科教授 **佐藤貴浩**　著

福島県立医科大学皮膚科教授 **山本俊幸**

中外医学社

序

　臨床医や研修医の方々にとって，日常診療において皮膚疾患を診察することがしばしばあります．その方々にとっては，診察の際に診察室の机の上に置いておき，その場で参考にできるアトラスが望まれていると聞いています．また患者さんへの説明にも使用できるものが良いと言われます．

　一方皮膚科専門医にとっては，日常診療において種々の疾患を絶えず鑑別する必要があります．そのためには，多くの皮膚疾患について典型的な臨床写真をきちんと載せているアトラスで勉強することが必要です．

　これらのニーズを踏まえて，今回皮膚疾患のアトラスを企画しました．筆者ら3人は複数の大学病院皮膚科において，種々の皮膚疾患の診療を行ってきました．その経験を活かして，皮膚疾患を見てわかるような，また診察室におきたくなるような，アトラスを刊行しました．

　本書の特徴は以下の通りです．
1. 対象は臨床医(皮膚科専門医を含む)，研修医，医学生などとしました．
2. 疾患は重要で頻度の高いものを中心とし，稀な疾患もできる限り紹介しました．
3. 典型的でクオリティの高い臨床写真を提示しました．
4. 病因と症状をわかりやすく解説しました．鑑別診断・最新の治療方法・注意点も紹介しました．

　本書が臨床医・研修医・医学生にとって少しでも役に立つことができれば，幸いです．

2019 年 11 月

筆者ら

目　次

皮疹・粘膜疹　　　〈川田　暁〉

1	皮疹とは	1
2	紅斑と紅暈	1
3	紫斑／出血斑	2
4	白斑	2
5	色素斑	3
6	丘疹	3
7	結節	4
8	腫瘤	4
9	水疱／小水疱	5
10	膿疱／血疱	5
11	囊腫	6
12	膨疹	6
13	びらん	7
14	潰瘍	7
15	膿瘍	8
16	鱗屑／落屑	8
17	痂皮／血痂	9
18	萎縮	9
19	苔癬	10
20	苔癬化	10
21	疱疹	11
22	膿痂疹	11

1　湿疹・皮膚炎　　　〈川田　暁〉

1)	尋常性湿疹／急性湿疹／慢性湿疹	12
2)	手湿疹／進行性指掌角皮症／慢性胼胝状亀裂性湿疹	13
3)	アトピー性皮膚炎	14
4)	脂漏性皮膚炎	16
5)	接触皮膚炎	17
6)	異汗性湿疹	18
7)	皮脂欠乏性湿疹	19
8)	貨幣状湿疹／自家感作性皮膚炎	20
9)	うっ滞性皮膚炎	21

2　蕁麻疹・痒疹　　　〈佐藤貴浩〉

1)-1	蕁麻疹	22
1)-2	物理性蕁麻疹	23
2)	血管性浮腫	24
3)	コリン性蕁麻疹	25
4)	急性痒疹（小児ストロフルス）	26
5)	結節性痒疹	27
6)	多形慢性痒疹	28
7)	色素性痒疹	29
8)	好酸球性血管性浮腫	30

3　紅斑症・紅皮症　　　〈山本俊幸〉

1)	多形滲出性紅斑	31
2)	環状紅斑	32
3)	結節性紅斑	33
4)	硬結性紅斑（バザン硬結性紅斑）	34
5)	手掌紅斑	35
6)	Sweet病（症候群）	36
7)	ベーチェット病	37
8)	成人発症Still病	38
9)	丘疹-紅皮症	39

4　薬疹　　　〈川田　暁〉

1)	紅斑丘疹型薬疹	40
2)	Stevens-Johnson症候群	41
3)	中毒性表皮壊死症	42
4)	固定薬疹	43
5)	抗がん剤による皮膚障害	44
6)	急性GVHD	45
7)	慢性GVHD	45

5　膠原病および類縁疾患　　　〈山本俊幸〉

1)	全身性エリテマトーデス	46
2)	皮膚エリテマトーデス	47
3)	抗リン脂質抗体症候群	48
4)	皮膚筋炎	49
5)	全身性強皮症	50
6)	限局性強皮症（モルフェア）	51
7)	シェーグレン症候群	52
8)	関節リウマチ	53
9)	再発性多発軟骨炎	54
10)	壊疽性膿皮症	55
11)	好酸球性筋膜炎	56
12)	化膿性汗腺炎	57

6　水疱症・膿疱症　　　〈山本俊幸〉

1)	尋常性天疱瘡	58
2)	落葉状天疱瘡	59
3)	水疱性類天疱瘡	60
4)	妊娠性疱疹	61
5)	ジューリング疱疹状皮膚炎	62

6) 線状 IgA 水疱性皮膚症 ………… 63
7) 後天性表皮水疱症 ……………… 64
8) 先天性表皮水疱症 ……………… 65
9) 掌蹠膿疱症 ……………………… 66
10) アロポー稽留性肢端皮膚炎 …… 67
11) 角層下膿疱症 …………………… 67
12) 疱疹状膿痂疹 …………………… 68
13) 好酸球性膿疱性毛包炎 ………… 69

7 腫瘍-上皮性腫瘍 〈川田　暁〉

1) 脂漏性角化症 …………………… 70
2)-1 粉瘤 / 皮様嚢腫 / 外毛根鞘嚢腫 … 71
2)-2 多発性脂腺嚢腫 / 発疹性毳毛嚢腫 / 稗粒腫 /
　　 面皰 / Favre-Racouchot 症候群 … 72
3) 耳前嚢腫 / 側頚嚢腫 …………… 73
4) 多発性丘疹状毛包上皮腫 / 毛包腫 … 74
5) 毛母腫 …………………………… 75
6) 老人性脂腺増殖症 / フォアダイス状態 … 76
7) 汗管腫 / エクリン汗嚢腫 ……… 77
8) エクリン汗孔腫 / エクリン汗孔癌 … 78
9) 皮膚混合腫瘍 …………………… 79
10) 日光角化症 ……………………… 80
11) ボーエン病 ……………………… 81
12) 乳房外パジェット病 / 乳房パジェット病 … 82
13) 白板症 / ケイラット紅色肥厚症 … 83
14)-1 有棘細胞癌 ……………………… 84
14)-2 疣状癌 ………………………… 85
15) ケラトアカントーマ …………… 86
16) 基底細胞癌 ……………………… 87
17) 脂腺癌 …………………………… 88

8 腫瘍-間葉系腫瘍（1） 〈山本俊幸〉

1) 皮膚線維腫 ……………………… 89
2) 軟性線維腫 ……………………… 90
3) 肥厚性瘢痕 / ケロイド ………… 91
4) 手掌足底線維腫症 ……………… 92
5) 粘液嚢腫 ………………………… 93
6) 耳介偽嚢腫 ……………………… 94
7) 隆起性皮膚線維肉腫 …………… 95
8) 脂肪腫 …………………………… 96
9) 皮膚平滑筋腫 …………………… 97
10) 爪下外骨腫 / 皮膚骨腫 ………… 98
11) 殿部苔癬化 ……………………… 99

9 腫瘍-間葉系腫瘍（2） 〈佐藤貴浩〉

1) 毛細血管拡張性肉芽腫（化膿性肉芽腫）… 100
2) 単純性血管腫（ポートワイン母斑,
　　 正中部母斑,　ウンナ母斑）……… 101
3) イチゴ状血管腫（乳児血管腫）…… 102

4)-1 被角血管腫 ……………………… 103
4)-2 ファブリー病 …………………… 104
5) クモ状血管腫 …………………… 105
6) 海綿状血管腫 …………………… 106
7) 静脈湖 …………………………… 107
8) グロムス腫瘍 …………………… 107
9)-1 老人性血管腫 …………………… 108
9)-2 老人性白斑 ……………………… 108
9)-3 老人性紫斑 ……………………… 109
10) 限局性リンパ管腫 ……………… 110
11) 血管肉腫（脈管肉腫）…………… 111
12) カポジ肉腫 ……………………… 112
13) 若年性黄色肉芽腫 ……………… 113
14) ランゲルハンス細胞組織球症 … 114
15) 肥満細胞症 ……………………… 115
16) 木村病 / 好酸球を伴う血管リンパ様過形成
　　 ………………………………… 116
17) 良性皮膚リンパ球腫 …………… 117
18) 皮膚白血病 ……………………… 118
19) 菌状息肉症 / セザリー症候群 … 119
20)-1 皮膚 B 細胞リンパ腫 ………… 120
20)-2 その他のリンパ腫（菌状息肉症, セザリー症候群,
　　 B 細胞リンパ腫をのぞく）……… 121
21) 成人 T 細胞白血病 / リンパ腫 … 122
22) 悪性黒色腫 ……………………… 123
23) 神経線維腫症 1 型 ……………… 124
24) メルケル細胞癌 ………………… 125

10 感染症-細菌・抗酸菌感染症 〈佐藤貴浩〉

1)-1 毛包炎 …………………………… 126
1)-2 せつ ……………………………… 126
1)-3 よう ……………………………… 127
1)-4 尋常性毛瘡 ……………………… 127
2) 多発性汗腺膿瘍 ………………… 128
3) ひょう疽 ………………………… 128
4)-1 伝染性膿痂疹 …………………… 129
4)-2 手(足)水疱性膿皮症 …………… 130
5)-1 丹毒 ……………………………… 131
5)-2 蜂窩織炎 ………………………… 132
5)-3 リンパ管炎 ……………………… 133
6) 慢性膿皮症 ……………………… 134
7) ブドウ球菌性熱傷様皮膚症候群 … 135
8)-1 壊死性筋膜炎およびフルニエ壊疽 … 136
8)-2 ガス壊疽 ………………………… 137
9) 外歯瘻 …………………………… 138
10) 皮膚結核 ………………………… 139
11) 皮膚放線菌症 …………………… 140
12) 非結核性抗酸菌症 ……………… 141
13) ハンセン病 ……………………… 142
14) パスツレラ感染症 ……………… 143

11 感染症-ウイルス感染症　〈川田　暁〉

- 1) 単純疱疹 / カポジ水痘様発疹症 /
  疱疹性歯肉口内炎 ····················· 144
- 2) 帯状疱疹 ····················· 145
- 3) 水痘 ····················· 146
- 4) 風疹 ····················· 147
- 5) 麻疹 ····················· 148
- 6) 伝染性紅斑 ····················· 149
- 7) 手足口病 ····················· 150
- 8) ジアノッティ・クロスティ症候群 ····· 151
- 9) 伝染性単核球症 ····················· 152
- 10) 伝染性軟属腫 ····················· 153
- 11) 尋常性疣贅 ····················· 154
- 12) 尖圭コンジローム / ボーエン様丘疹症 ····· 155

12 感染症-真菌感染症　〈川田　暁〉

- 1) 白癬-1 ····················· 156
  白癬-2 ····················· 157
  白癬-3 ····················· 158
- 2) 皮膚カンジダ症 ····················· 159
- 3) 粘膜カンジダ症 ····················· 160
- 4) 癜風 ····················· 161
- 5) スポロトリコーシス ····················· 162
- 6) クロモミコーシス ····················· 163

13 性病・虫　〈佐藤貴浩〉

- 1) 梅毒 ····················· 164
- 2) 疥癬 ····················· 165
- 3) イエダニ / ツメダニ / シラミダニ /
  トリサシダニ ····················· 166
- 4) ツツガムシ病 ····················· 167
- 5) マダニ刺症 ····················· 168
- 6) 日本紅斑熱 ····················· 169
- 7) ライム病 ····················· 170
- 8) ノミ刺症 ····················· 171
- 9) 蚊刺症 ····················· 171
- 10)-1 線状皮膚炎 ····················· 172
- 10)-2 毛虫(毒蛾)皮膚炎 ····················· 172
- 11) ハチ刺症 ····················· 173
- 12) 皮膚爬行疹 ····················· 174

14 物理的・化学的障害　〈川田　暁〉

- 1) 褥瘡 ····················· 175
- 2) 熱傷 / 凍傷 ····················· 176
- 3) 凍瘡 ····················· 177
- 4) 日光皮膚炎 ····················· 178
- 5) 色素性乾皮症 ····················· 179
- 6) 種痘様水疱症 ····················· 180

- 7) 骨髄性プロトポルフィリン症 ····················· 181
- 8) 晩発性皮膚ポルフィリン症 ····················· 182
- 9) 多形日光疹 ····················· 183
- 10) 慢性光線過敏性皮膚炎 ····················· 184
- 11) 薬剤性光線過敏症 ····················· 185
- 12) 光接触皮膚炎 ····················· 186
- 13) 放射線皮膚炎 ····················· 187

15 血管炎　〈山本俊幸〉

- 1) IgA 血管炎 ····················· 188
- 2) 多発血管炎性肉芽腫症 ····················· 189
- 3) 皮膚型結節性多発動脈炎 ····················· 190
- 4) クリオグロブリン血症 ····················· 191
- 5) リベド血管症 ····················· 192
- 6) 持久性隆起性紅斑 ····················· 193
- 7) 蕁麻疹様血管炎 ····················· 194
- 8) 急性痘瘡状苔癬状粃糠疹 ····················· 195
- 9) 末梢性動脈疾患 ····················· 196
- 10) モンドール病 / 非性病性硬化性リンパ管炎
  ····················· 197
- 11) 巨細胞様動脈炎 ····················· 198
- 12) 好酸球性多発血管炎性肉芽腫症 ····················· 199

16 紫斑病・末梢循環障害　〈山本俊幸〉

- 1) 血小板減少性紫斑病 ····················· 200
- 2) 慢性色素性紫斑 ····················· 201
- 3) 網状皮斑 ····················· 202
- 4) 肢端紅痛症 ····················· 203
- 5) コレステロール血栓塞栓症 ····················· 204
- 6) レイノー現象 ····················· 205
- 7) リンパ浮腫 ····················· 206
- 8) うっ滞性皮膚炎 / うっ滞性脂肪織炎 ····················· 207

17 角化症　〈川田　暁〉

- 1) 尋常性魚鱗癬 ····················· 208
- 2) 掌蹠角化症 / 更年期角化腫 ····················· 209
- 3) ダリエー病 ····················· 210
- 4) ヘイリーヘイリー病 ····················· 211
- 5) 汗孔角化症 ····················· 212
- 6) 毛孔性苔癬 / 顔面毛包性紅斑黒皮症 /
  単純性粃糠疹 ····················· 213
- 7) 胼胝腫 / 鶏眼 ····················· 214
- 8) 黒色表皮腫 ····················· 215

18 炎症性角化症　〈山本俊幸・川田　暁〉

- 1) 乾癬 ····················· 216
- 2) 乾癬性関節炎 ····················· 217
- 3) 膿疱性乾癬 ····················· 218

4) 類乾癬 …………………… 219	3) 酒皶 …………………………… 255
5) 扁平苔癬／線状苔癬／光沢苔癬 ……… 221	4) 酒皶様皮膚炎／口囲皮膚炎 …… 256
6) 硬化性萎縮性苔癬 ……… 223	5) 円形脱毛症 …………………… 257
7) 毛孔性紅色粃糠疹 ……… 224	6) 男性型脱毛症 ………………… 258
8) ジベル薔薇色粃糠疹 …… 225	7) 毛巣洞 ………………………… 259
	8) 汗疹 …………………………… 260

19 色素異常症 〈川田　暁〉

1) 顔面の色素斑と類縁疾患 …… 226	9)-1 爪甲横溝 …………………… 261
2) アッシー皮膚症／摩擦黒皮症／	9)-2 爪甲縦線 …………………… 262
ミノサイクリンによる色素沈着 …… 227	9)-3 爪甲剥離症 ………………… 262
3) 遺伝性対側性色素異常症／	10) 肥厚爪（厚硬爪甲）／爪甲鉤弯症 … 263
光線性花弁状色素斑 ……… 228	11) 時計皿爪（ヒポクラテス爪）／ばち状指 … 264
4) 口唇メラニン性色素斑／LEOPARD 症候群／	12) 陥入爪／巻き爪 …………… 265
ポイツ・イエガー症候群 …… 229	13) 緑色爪 ……………………… 265
5) 尋常性白斑／老人性白斑 … 230	14) さじ状爪 …………………… 266
6) サットン白斑 ……………… 231	
7) フォークト・小柳・原田病 … 232	

22 代謝異常症 〈山本俊幸〉

8) まだら症 …………………… 232	1) 皮膚アミロイドーシス …… 267
9) 眼皮膚白皮症 ……………… 233	2) 全身性アミロイドーシス … 268
10) 色素分界線条 ……………… 234	3) 脛骨前粘液水腫 …………… 269
	4) 浮腫性硬化症 ……………… 270

20 母斑・母斑症 〈佐藤貴浩・山本俊幸〉

1) 表皮母斑 …………………… 235	5) 糖尿病の皮膚病変 ………… 271
2) 脂腺母斑 …………………… 236	6) 黄色腫 ……………………… 272
3) 副乳 ………………………… 237	7) ヘモクロマトーシス ……… 273
4)-1 色素性母斑（母斑細胞性母斑） …… 238	8) 亜鉛欠乏症（腸性肢端皮膚炎） …… 274
4)-2 スピッツ母斑 …………… 239	9) 痛風 ………………………… 275
4)-3 白色海綿状母斑 ………… 240	10) ペラグラ …………………… 276
5) 扁平母斑／Becker 母斑（遅発性扁平母斑）	

…………………………… 241

23 皮膚形成異常・萎縮症 〈山本俊幸〉

6) 青色母斑 …………………… 242	1) 皮膚萎縮症 ………………… 277
7)-1 太田母斑 ………………… 243	2) 硬化性（萎縮性）苔癬 …… 278
7)-2 後天性真皮メラノサイトーシス … 244	3) マルファン症候群 ………… 279
8) 蒙古斑 ……………………… 244	4) エーラース・ダンロス症候群 …… 280
9) 陰茎縫線囊腫 ……………… 245	5) 皮膚弛緩症 ………………… 281
10) 表在性皮膚脂肪腫性母斑 … 246	6) 弾力線維性仮性黄色腫 …… 282
11) 副耳／軟骨母斑 …………… 247	7) ウェルナー症候群 ………… 283
12) 結節性硬化症 ……………… 248	8) 先天性皮膚欠損症 ………… 284
13) スタージ・ウエバー症候群 … 249	9) 後天性反応性穿孔性膠原線維症 … 285
14) クリッペル・ウエバー症候群 … 249	10) 脂肪萎縮症／小児腹壁遠心性脂肪萎縮症 · 286
15) オスラー病（遺伝性出血性末梢血管拡張症）	

…………………………… 250

24 肉芽腫・脂肪織疾患 〈山本俊幸〉

16) ポイツ・イエガー症候群 … 251	1) サルコイドーシス ………… 287
17) 色素失調症 ………………… 252	2) メルカーソンローゼンタール症候群／
18) LEOPARD 症候群（汎発性黒子症） ……… 253	肉芽腫性口唇炎 …………… 288
	3) 環状肉芽腫 ………………… 289
	4) リポイド類壊死症 ………… 290

21 皮膚付属器疾患 〈佐藤貴浩〉

1) 尋常性痤瘡 ………………… 254	5) 顔面播種状粟粒性狼瘡 …… 291
2) ステロイド痤瘡 …………… 255	
	索引 …………………………… 293

皮疹・粘膜疹

1. 皮疹とは

皮膚にみられる病変を皮疹または発疹という．粘膜にみられる病変を粘膜疹という．皮疹を構成している単位を個疹という．皮疹または粘膜疹を診察する時には，どのような個疹があるのかを判断することが重要である．皮疹には原発疹と続発疹がある．

原発疹（primary lesion）
一次的に発生する皮疹をいう．紅斑，紫斑，白斑，色素斑，丘疹，結節，腫瘤，水疱，膿疱，嚢腫，膨疹がある．

続発疹（secondary lesion）
原発疹から時間的経過を経て続発する皮疹をいう．びらん，潰瘍，膿瘍，鱗屑，痂皮，萎縮がある．

その他の皮疹
原発疹でも続発疹でもない，特別な性状を示す皮疹として，苔癬，苔癬化，疱疹，膿痂疹などがある．

2. 紅斑と紅暈
erythema, red halo

水平方向に病変が広がることによって生じる局面を「斑」という．紅色の斑を紅斑という．真皮乳頭層と上層の毛細血管拡張と充血により，炎症を伴うものをいう．浸出傾向や細胞浸潤が強い場合には隆起する．湿疹・皮膚炎群，紅斑症，日光皮膚炎，光接触皮膚炎，光線過敏症型薬疹，中毒疹，薬疹，尋常性乾癬，類乾癬，菌状息肉症，伝染性紅斑，ウイルス性発疹症などでみられる．

紅暈とは丘疹，水疱，膿疱などを取り囲むように輪状にみられる紅斑をいう．単純性疱疹や帯状疱疹の水疱のまわりにみられる．

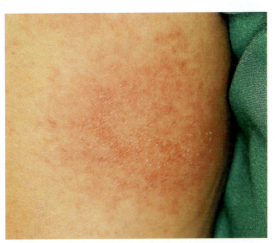

急性湿疹：紅斑・鱗屑がみられる

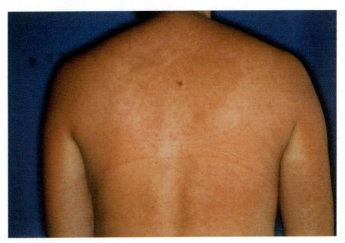

日光皮膚炎：背部に紅斑がみられる

皮疹・粘膜疹

3. 紫斑/出血斑
purpura

紫色〜赤色の斑をいう．真皮の血管から赤血球が漏出して生じる．小型のものを点状出血(petichia)，大型のものを斑状出血(ecchymosis)という．血小板の異常(免疫性血小板減少性紫斑病)，凝固異常(血友病，播種性血管内凝固症候群)，血管障害(色素性紫斑病，老人性紫斑)，血管炎(IgA血管炎，皮膚白血球破砕性血管炎，結節性多発動脈炎)などでみられる．

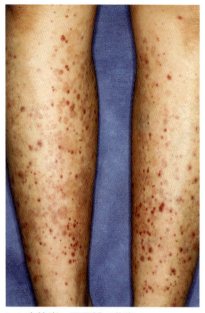

IgA血管炎：両下腿の紫斑

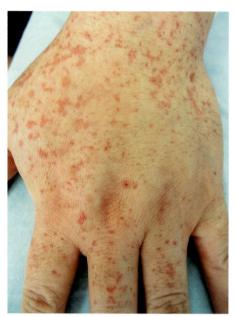

IgA血管炎：手背の紫斑

4. 白斑
leukoderma, depigmentation

白色の斑をいう．メラニン色素が減少または消失した結果生じる．尋常性白斑，脱色素性母斑，眼皮膚白皮症，まだら症，サットン母斑，Vogt・小柳・原田病などでみられる．

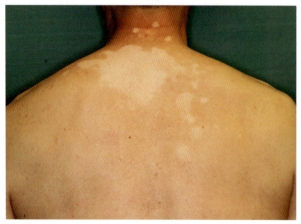

尋常性白斑：背部の白斑

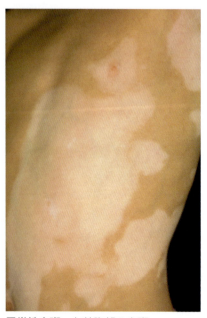

尋常性白斑：左前胸部の白斑

5. 色素斑
pigmented spot

黒色, 褐色, 青色, 灰色, 黄色などの色調を示す斑をいう. 黒色の斑は, 黒色斑または黒色色素斑という. メラニン色素, ヘモジデリン, カロチン, 胆汁色素, 銀などの沈着が原因である.

色素性母斑, 扁平母斑, 青色母斑, 太田母斑, 蒙古斑, 老人性色素斑, 肝斑, 悪性黒子などでみられる.

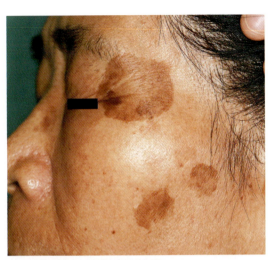

老人性色素斑：左頬部の褐色斑

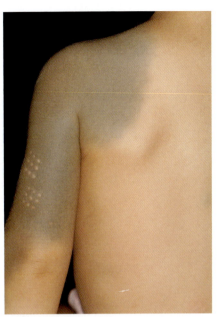

(異所性)蒙古斑：左肩〜上腕の青灰色斑

6. 丘疹
papule

皮膚表面から隆起した限局性の円形の個疹をいう. 真皮の炎症性細胞浸潤や肉芽腫性変化などによって限局性に隆起したもの. 一般的に大きさは 10 mm 程度未満のものをいう. 5 mm 以下のものを小丘疹ということがある. 赤いものを紅色丘疹, 黄色いものを黄色丘疹という. 湿疹・皮膚炎群, 薬疹, 中毒疹, 慢性多形痒疹, Darier 病, 毛孔性苔癬, 扁平苔癬, 毛孔性紅色粃糠疹, 伝染性軟属腫, ウイルス性発疹症などでみられる.

丘疹の頂部に小型の水疱をもつものを漿液性丘疹(seropapule)という. 急性湿疹や接触皮膚炎によくみられる.

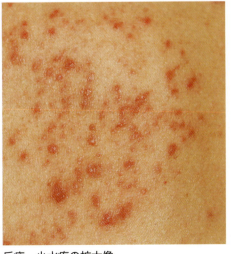

丘疹・小水疱の拡大像
(川田 暁, 他. チャート医師国家試験対策 カラー皮膚科. 医学評論社: 2010)

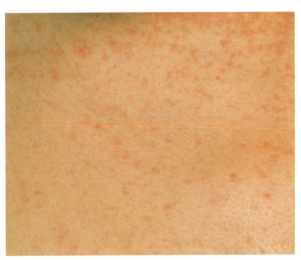

紅斑丘疹型薬疹：丘疹の拡大像

皮疹・粘膜疹

7. 結節
nodule

皮膚表面から隆起した限局性の類円形の個疹で丘疹より大型である．主に腫瘍細胞，ときに肉芽腫性変化，沈着症などによって限局性に隆起したもの．一般的に大きさは10 mm以上30 mm未満のものをいう．10 mm以下で腫瘍性病変の意味合いを強調する場合に，小結節と言うこともある．

結節の主な部分の深さによって，皮表結節，(真)皮内結節，皮下結節などと呼ぶ．隆起の形態によって，扁平隆起，半球状隆起，球状隆起，ドーム状隆起などと呼ぶ．結節性痒疹，黄色腫，脂漏性角化症，ケラトアカントーマ，有棘細胞癌，神経線維腫，脂肪腫などでみられる．

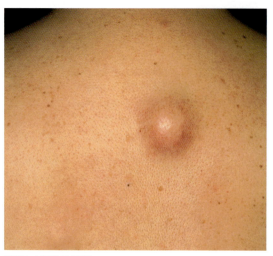
粉瘤：背部の結節

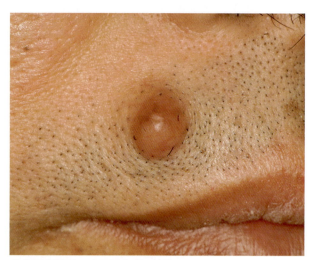
皮膚混合腫瘍：上口唇皮膚の結節

8. 腫瘤
tumor

結節の形態を示し，より大きいもの(3 cm以上)をいう．アテローム，毛母腫，有棘細胞癌，悪性黒色腫，神経線維腫，脂肪腫などでみられる．

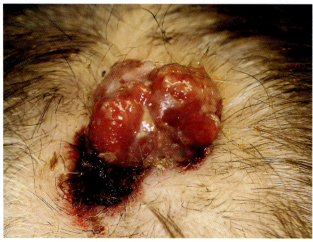
エクリン汗孔癌：頭部の腫瘤

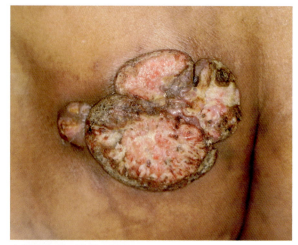
有棘細胞癌：殿部の腫瘤

9. 水疱/小水疱
bulla, blister/vesicle

中に透明な水様の液体を入れた皮疹で，大きさが5 mm以上のものをいう．5 mm未満のものを小水疱という．湿疹・皮膚炎群，多形滲出性紅斑，単純疱疹，帯状疱疹，手足口病，伝染性膿痂疹，足白癬，尋常性天疱瘡，落葉状天疱瘡，水疱性類天疱瘡，ヘイリーヘイリー病，先天性表皮水疱症，汗疱，熱傷，虫刺症などでみられる．

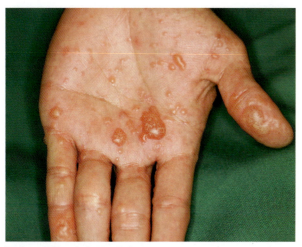

汗疱：手掌に水疱がみられる

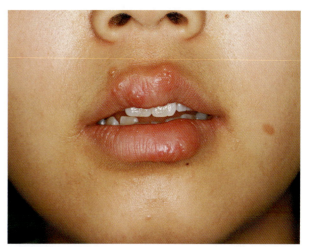

単純疱疹：上下口唇に小水疱がみられる

10. 膿疱/血疱（けっぽう）
pustule

中に黄色の液体である膿を入れた皮疹を膿疱という．膿の主成分は好中球，ときに好酸球である．血液を入れたものを血疱という．膿疱は毛包炎，せつ，よう，尋常性痤瘡，皮膚カンジダ症，帯状疱疹，掌蹠膿疱症，汎発性膿疱性乾癬，角層下膿疱症，好酸球性膿疱性毛包炎などでみられる．

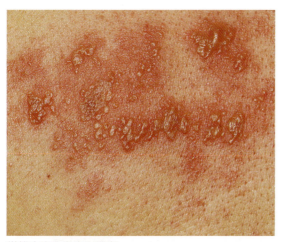

帯状疱疹の水疱と膿疱

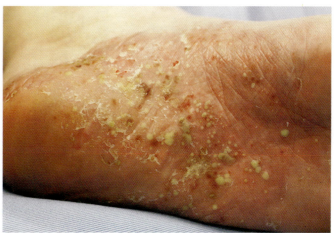

掌蹠膿疱症：足底に膿疱がみられている

皮疹・粘膜疹

11. 嚢腫
cyst

真皮内にあり，壁で囲まれた袋状の構造物をいう．袋の内容物としては，角質，液体，異物，毛髪，皮脂などがある．アテローム，皮様嚢腫，外毛根鞘嚢腫，エクリン汗嚢腫，多発性脂腺嚢腫，発疹性毳毛嚢腫などがある．

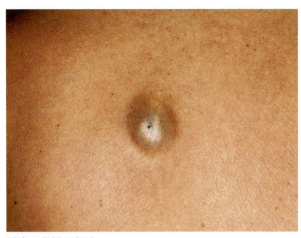

粉瘤：背部の嚢腫
大面皰もみられる

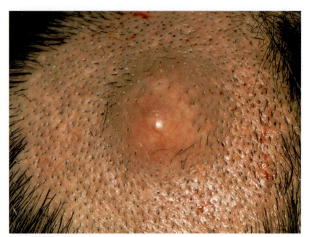

外毛根鞘嚢腫：頭部の嚢腫

12. 膨疹
wheal

限局性の皮膚表面より隆起した皮疹である．真皮上層の血管周囲の浮腫によって生じる．皮膚色〜紅色を示す．通常は一過性(1〜3時間)であるが，時に長時間消失しないこともある．蕁麻疹，血管神経性浮腫，蕁麻疹様血管炎などでみられる．

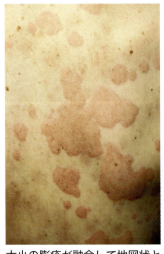

大小の膨疹が融合して地図状となっている

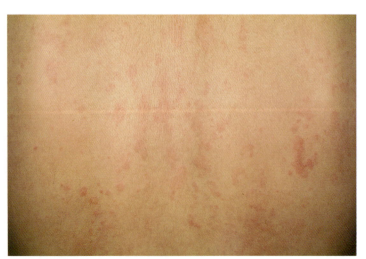

蕁麻疹様血管炎：背部に膨疹がみられる

13. びらん
erosion

表皮が部分欠損した状態の皮疹をいう．皮膚付属器は残る．浸出液を伴う．瘢痕を残さずに治癒する．単純疱疹，帯状疱疹，伝染性膿痂疹，皮膚カンジダ症，尋常性天疱瘡，落葉状天疱瘡，水疱性類天疱瘡，ヘイリーヘイリー病，先天性表皮水疱症，熱傷，乳房外パジェット病，腸性肢端皮膚炎などでみられる．

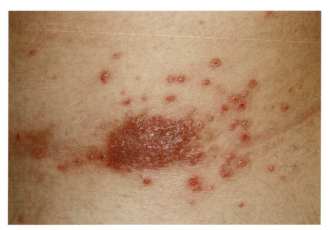
貨幣状湿疹：びらんがみられる

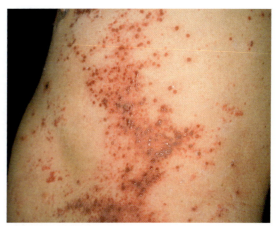
自家感作性皮膚炎：体幹にびらんがみられる

14. 潰瘍
ulcer

真皮（部分的または全層を欠損）または皮下組織まで組織が欠損した状態の皮疹をいう．びらんよりも深く，真皮に達している欠損である．瘢痕を残して治癒する．ベーチェット病，全身性強皮症，閉塞性動脈硬化症，梅毒，壊疽性膿皮症，熱傷，褥瘡，下腿潰瘍，硬結性紅斑，結節性動脈周囲炎，抗リン脂質抗体症候群などでみられる．

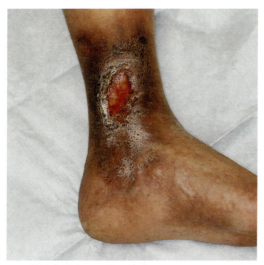
うっ滞性皮膚炎：下腿に潰瘍がみられる

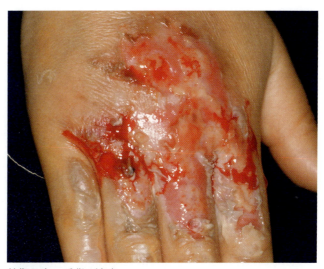
熱傷Ⅱ度：手背の潰瘍

皮疹・粘膜疹

15. 膿瘍
abscess

膿が真皮内または皮下に貯留している状態の皮疹をいう．膿疱より膿の量が多い．波動を触れる．せつ，よう，炎症性アテロームなどでみられる．

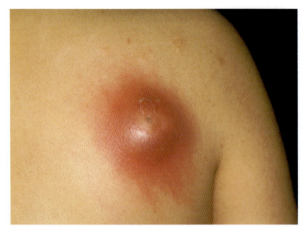
炎症性粉瘤：背部に発赤と膿瘍がみられる

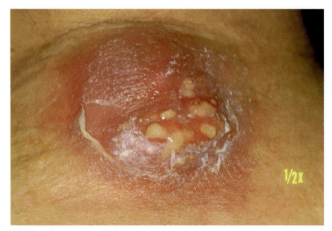
よう：膿疱の下に膿瘍がみられる

16. 鱗屑/落屑
scale/desquamation

角質が皮膚表面の上に過剰に存在している状態の皮疹をいう．鱗屑が皮膚から脱落している状態を落屑という．湿疹・皮膚炎群，落葉状天疱瘡，尋常性魚鱗癬，尋常性乾癬，類乾癬，毛孔性紅色粃糠疹，ジベル薔薇色粃糠疹などでみられる．

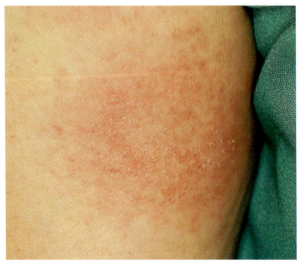
急性湿疹：紅斑・鱗屑がみられる

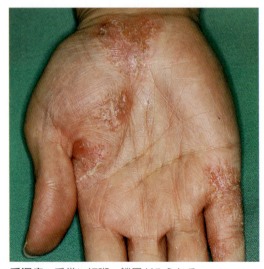
手湿疹：手掌に紅斑・鱗屑がみられる

17. 痂皮/血痂
crust/blood crust

痂皮はいわゆる「かさぶた」のことである．浸出液や壊死物質が乾燥して皮膚表面に固着している状態の皮疹をいう．赤血球成分が固まったものを血痂という．湿疹・皮膚炎群，尋常性天疱瘡，落葉状天疱瘡，伝染性膿痂疹などでみられる．

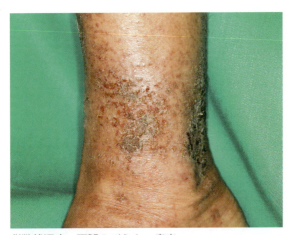
貨幣状湿疹：下腿のびらん・痂皮

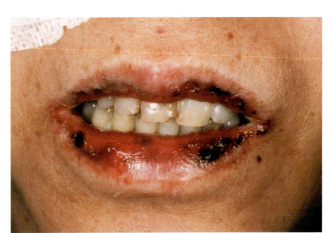
尋常性天疱瘡：口唇のびらん・痂皮

18. 萎縮
atrophy

表皮と真皮ともに薄くなっている(菲薄化)状態の皮疹をいう．皮膚萎縮線条，斑状強皮症，皮膚筋炎，全身性強皮症，慢性放射線皮膚炎，硬化性萎縮性苔癬などでみられる．多形皮膚萎縮症(poikiloderma)は，萎縮に加えて，色素沈着，色素脱失，毛細血管拡張を伴っている状態の皮疹をいう．皮膚筋炎や全身性強皮症の慢性期，慢性放射線皮膚炎にみられる．

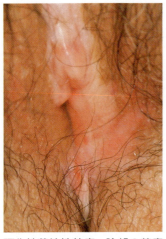
硬化性萎縮性苔癬：陰部の苔癬局面

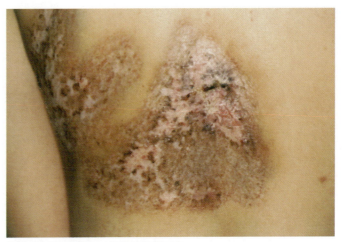
慢性放射線皮膚炎：背部の苔癬局面
(川田 暁，他．チャート医師国家試験対策 カラー皮膚科．医学評論社；2010)

皮疹・粘膜疹

19. 苔癬
たいせん
lichen

均一な小丘疹が集簇または散在している状態の皮疹をいう．扁平苔癬，毛孔性苔癬，アミロイド苔癬，光沢苔癬などでみられる．

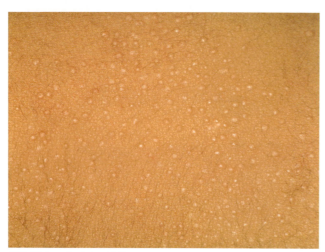

光沢苔癬：小丘疹が集簇している

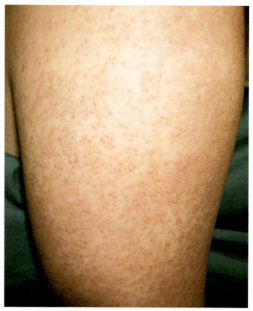

毛孔性苔癬：小丘疹が多数みられる
（川田 暁，他．チャート医師国家試験対策　カラー皮膚科．医学評論社：2010）

20. 苔癬化
たいせんか
lichenification

皮膚が慢性に肥厚して硬く触れ，皮野・皮溝が目立つ状態の皮疹をいう．苔癬とは異なる皮疹である．慢性湿疹，アトピー性皮膚炎，ビダール苔癬でみられる．

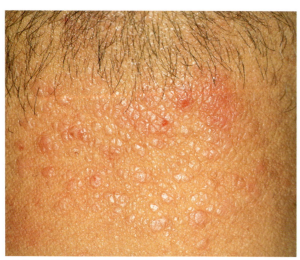

ビダール苔癬：項部の苔癬化

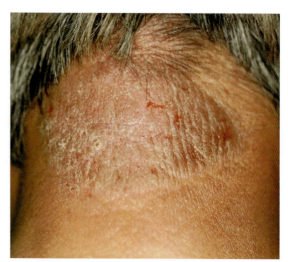

ビダール苔癬：項部の苔癬化
（川田 暁，他．チャート医師国家試験対策　カラー皮膚科．医学評論社：2010）

21. 疱疹
herpes

小水疱と小膿疱が集簇した状態の皮疹をいう．単純疱疹，帯状疱疹などでみられる．

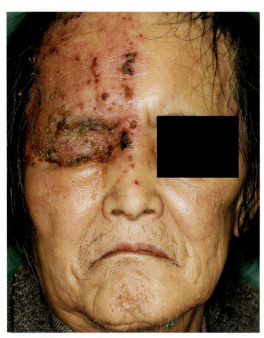

三叉神経第1枝の帯状疱疹

22. 膿痂疹
impetigo

膿疱と痂皮がみられている状態の皮疹をいう．伝染性膿痂疹，ブドウ球菌性熱傷様皮膚症候群，膿痂疹性湿疹などでみられる．

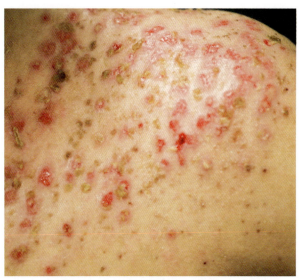

アトピー性皮膚炎に生じた連鎖球菌性膿痂疹：米粒大から小豆大の膿疱，びらん痂疲が多発してみられる

1. 湿疹・皮膚炎

1) 尋常性湿疹/急性湿疹/慢性湿疹
ordinary eczema/acute eczema/chronic eczema

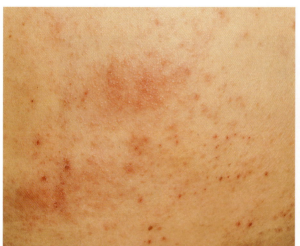

急性湿疹：丘疹・小水疱がみられる

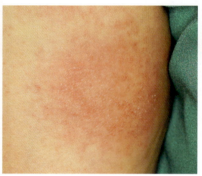

急性湿疹：紅斑・鱗屑がみられる

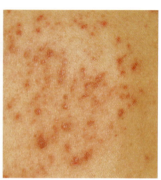

丘疹・小水疱：拡大像
(川田 暁，他．チャート医師国家試験対策　カラー皮膚科．医学評論社；2010)

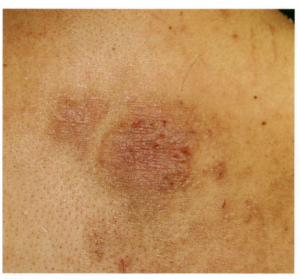

慢性湿疹：紅斑・苔癬化がみられる

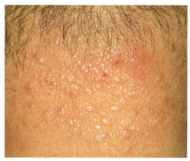

ビダール苔癬：項部の苔癬化

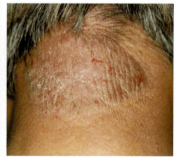

ビダール苔癬：項部の苔癬化
(川田 暁，他．チャート医師国家試験対策　カラー皮膚科．医学評論社；2010)

尋常性湿疹（ordinary eczema）
病因の明らかな湿疹群（接触性皮膚炎，アトピー性皮膚炎，脂漏性湿疹）や典型的な臨床症状を示す湿疹群を除いたもの（貨幣状湿疹，皮脂欠乏性湿疹）を，尋常性湿疹という．尋常性湿疹は急性湿疹と慢性湿疹に分けられる．

急性湿疹（acute eczema）
症状
紅斑・丘疹・小水疱・結痂（痂皮）・落屑（鱗屑）などの皮膚症状から構成される病変を急性湿疹という．自覚症状として痒みを伴う．

慢性湿疹（chronic eczema）
症状
急性湿疹の皮膚病変に加えて苔癬化や浸潤を伴うものを慢性湿疹という．項部に皮膚症状が限局する慢性湿疹をビダール苔癬という．

治療（急性湿疹・慢性湿疹ともに）
副腎皮質ステロイド薬の外用．痒みには抗ヒスタミン薬の内服．

2) 手湿疹/進行性指掌角皮症/慢性胼胝状亀裂性湿疹

hand eczema/keratoderma tylodes palmaris progressiva/eczema tyloticum rhagadiforme chronicum

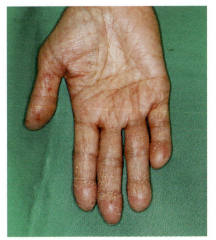
手湿疹

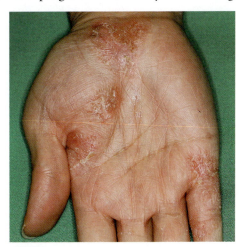
手湿疹

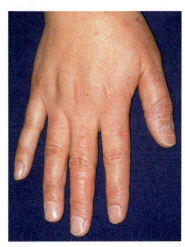
手湿疹

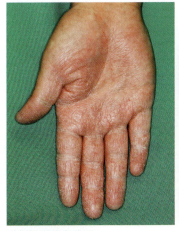
進行性指掌角皮症

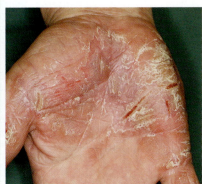
慢性胼胝状亀裂性湿疹

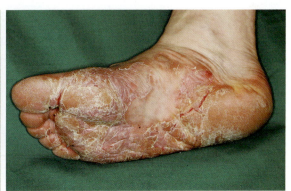
慢性胼胝状亀裂性湿疹

手湿疹（hand eczema）
病因
手に湿疹病変が限局してみられる．主婦（手）湿疹〔housewives(hand)eczema〕ともいう．台所で使用する洗剤が原因のことが多いが，原因物質がなく生じる場合もある．
症状
手掌・指腹，時に指背・手背に紅斑・小水疱・鱗屑がみられる．痒みを伴う．時に乾燥や亀裂がみられる．乾燥と亀裂が主体のものを**進行性指掌角皮症**（keratoderma tylodes palmaris progressiva）といい，本症の一型とする考え方がある．

鑑別診断
アトピー性皮膚炎，掌蹠膿疱症
治療
原因物質との接触を避ける．副腎皮質ステロイド薬と保湿剤を外用．痒みには抗ヒスタミン薬の内服．

慢性胼胝状亀裂性湿疹（eczema tyloticum rhagadiforme chronicum）
手掌・足底に紅斑・鱗屑・角化・亀裂を伴い，慢性に経過する湿疹・皮膚炎の1つである．強い痒みを伴う．更年期角化腫と鑑別する．

1. 湿疹・皮膚炎

3）アトピー性皮膚炎
atopic dermatitis

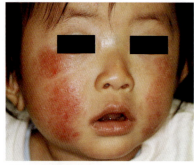
乳児の頬部の皮疹

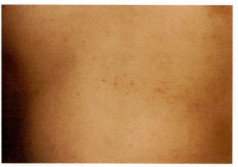
小児の背部の皮疹

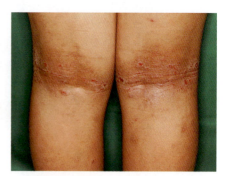
小児の膝窩の皮疹

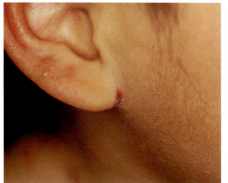
小児の耳切れ

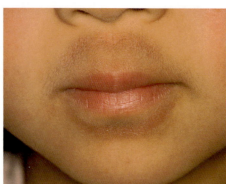
小児の舌なめずり皮膚炎

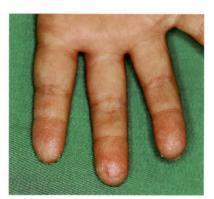
小児の砂かぶれ皮膚炎

病因
アトピー素因と皮膚バリヤー機能異常により，湿疹病変が慢性に経過する．フィラグリン遺伝子の異常がみられる．

症状
年齢によって好発部位と皮膚症状が異なる．乳児期では顔面・体幹に紅斑・鱗屑・びらんがみられる．小児期では耳切れや頚部・四肢屈側の慢性湿疹（苔癬化）がみられる．時に口周囲の紅斑（舌なめずり皮膚炎），手指の紅斑・鱗屑（砂かぶれ皮膚炎），足底の紅斑・鱗屑（ズック靴皮膚炎）もみられる．成人期では顔面・体幹・四肢にびまん性の紅斑・鱗屑と頚部にさざ波状色素沈着がみられる．時に痒疹結節やアミロイド苔癬もみられる．痒みとドライスキンは全世代に共通にみられる．

鑑別診断
皮脂欠乏性湿疹，脂漏性皮膚炎

検査
血清中の非特異的 IgE，TARC，LDH が高値．末梢血好酸球が増加．特異的 IgE は乳幼児では食餌アレルゲンが，成人ではハウスダストやダニが陽性になる．

治療
副腎皮質ステロイド薬，タクロリムス，保湿剤を適宜外用．痒みには抗ヒスタミン薬の内服．重症時はシクロスポリン内服，デュピリマブ皮下注射を選択．

注意
合併症として単純ヘルペス感染（カポジ水痘様発疹症），細菌感染（伝染性膿痂疹），伝染性軟属腫，白内障，網膜剥離に注意する．

1. 湿疹・皮膚炎

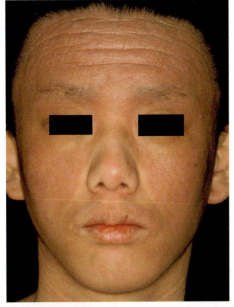
成人の顔面の皮疹

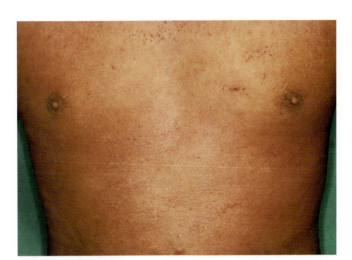
成人の前胸部の皮疹

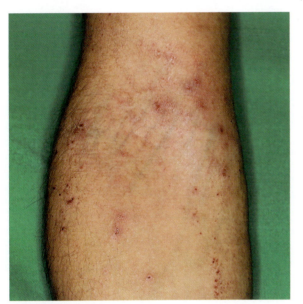
成人の肘窩の皮疹

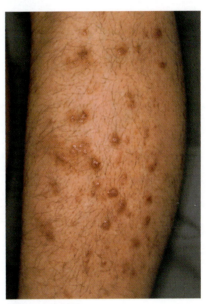
下腿の痒疹結節

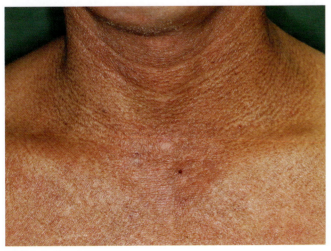
頸部のさざ波状色素沈着

1. 湿疹・皮膚炎

4) 脂漏性皮膚炎
seborrheic dermatitis

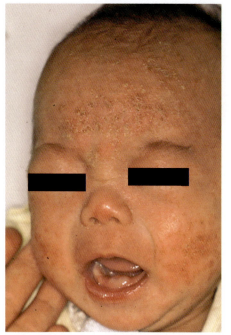
乳児の脂漏性皮膚炎

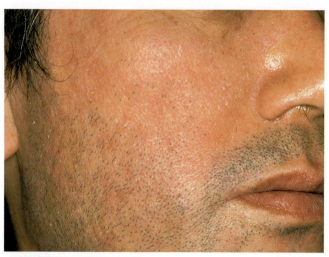
成人の脂漏性皮膚炎

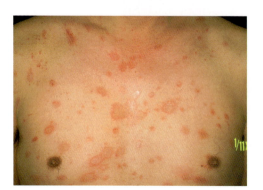
前胸部の脂漏性皮膚炎

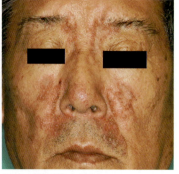
顔面の脂漏性皮膚炎

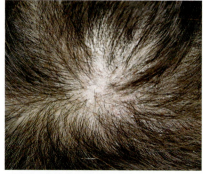
頭部の脂漏性皮膚炎

病因
新生児・乳児では皮脂分泌の過剰による．成人では皮脂成分のトリグリセリドが分解されてできた遊離脂肪酸による炎症と考えられている．皮膚の常在菌である癜風菌が関与している症例もある．

症状
頭部・顔面・体幹脂漏部位（前胸部・背部・腋窩・鼠径）に紅斑・粃糠様鱗屑・脂漏がみられる．軽度の痒みを伴う．新生児・乳児では頭部に脂漏のみがみられることがある．

鑑別診断
アトピー性皮膚炎，尋常性乾癬，ジベル薔薇色粃糠疹

治療
副腎皮質ステロイド薬やケトコナゾールを外用．痒みには抗ヒスタミン薬の内服．ビタミン B_2 や B_6 の内服．

注意
AIDS の皮膚症状の 1 つとしても認められる．

5) 接触皮膚炎
contact dermatitis

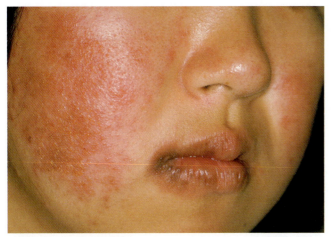
化粧品による接触皮膚炎

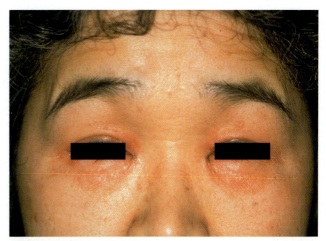
点眼薬による接触皮膚炎

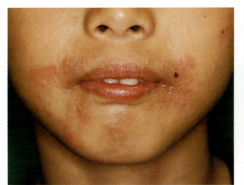
マンゴーによる接触皮膚炎

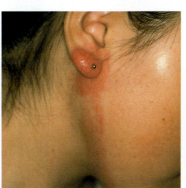
ピアスによる接触皮膚炎

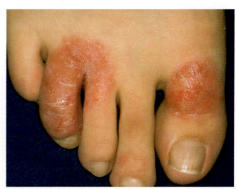
外用薬による接触皮膚炎

病因
外的物質が皮膚に触れて湿疹反応が生じたものをいう．皮膚刺激物による一次刺激性接触皮膚炎と，感作された物質によるアレルギー性接触皮膚炎がある．

症状
接触部位に一致して境界明瞭な紅斑・小水疱・鱗屑がみられる．痒みや灼熱感を伴う．問診と部位によって原因物質を推測できる．原因としては，シャンプー，リンス，化粧品，植物，金属，湿布薬などが多い．

鑑別診断
脂漏性皮膚炎，丹毒，光線過敏症型薬疹

検査
パッチテストで原因物質を確認する．

治療
原因物質との接触を避ける．副腎皮質ステロイド薬の外用．痒みには抗ヒスタミン薬の内服．重症時は副腎皮質ステロイド薬の短期間内服．

1. 湿疹・皮膚炎

6）異汗性湿疹
dyshidrotic eczema

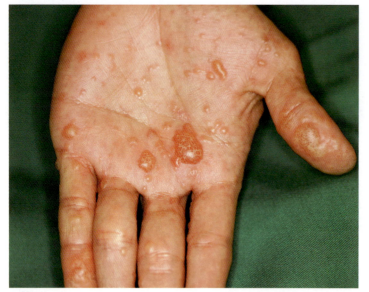
汗疱

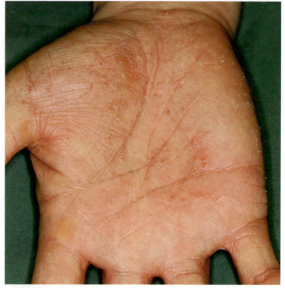
異汗性湿疹

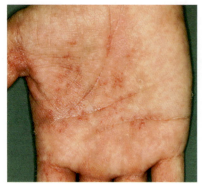
異汗性湿疹

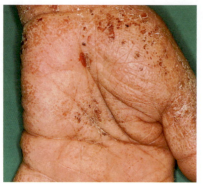
異汗性湿疹

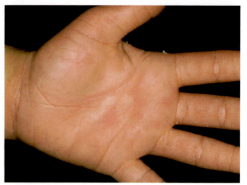
異汗性湿疹

病因
手足の発汗異常によって生じる汗疱（pompholyx）〔異汗症（dyshidrosis）〕が湿疹化したものをいう．通常汗疱は痒みや炎症を伴わない．

症状
手掌・指腹・足底・趾腹に大小の水疱・紅斑・鱗屑がみられる．痒みを伴う．時に細菌による二次感染の結果，手足膿皮症となる．

鑑別診断
手湿疹，掌蹠膿疱症，手足白癬

治療
副腎皮質ステロイド薬を外用．痒みには抗ヒスタミン薬の内服．

1. 湿疹・皮膚炎

7）皮脂欠乏性湿疹
asteatotic eczema

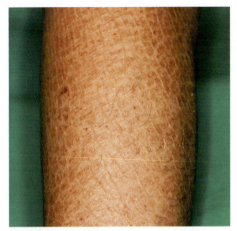

皮脂欠乏症：下腿の皮疹

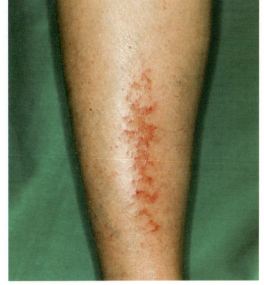

皮脂欠乏性湿疹：下腿の皮疹

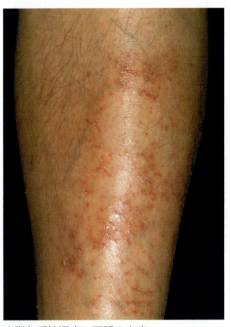

皮脂欠乏性湿疹：下腿の皮疹

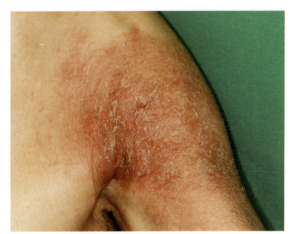

皮脂欠乏性湿疹：上腕の皮疹

病因
冬季に老人にみられる皮脂欠乏症(asteatosis)〔乾皮症(dry skin)〕が基礎にあって発症する．

症状
下腿伸側に好発するが，前腕・背部にもみられる．乾燥した皮膚（乾皮症）の中に線状の紅斑・鱗屑がみられる．痒みを伴う．

鑑別診断
貨幣状湿疹，接触皮膚炎

治療
副腎皮質ステロイド薬と保湿剤を外用．痒みには抗ヒスタミン薬の内服．

注意
下腿の乾皮症には尋常性魚鱗癬と老人性乾皮症がある．

8) 貨幣状湿疹/自家感作性皮膚炎
nummular eczema/autosensitization dermatitis

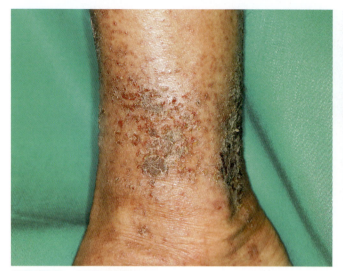
貨幣状湿疹：下腿の皮疹

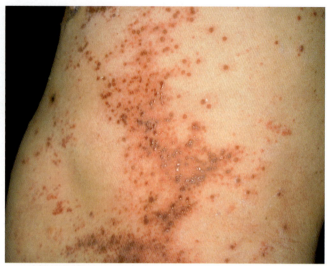
自家感作性皮膚炎：体幹の皮疹

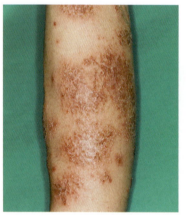
貨幣状湿疹：下腿の皮疹

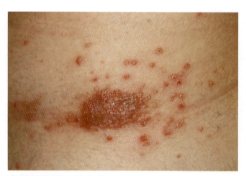
貨幣状湿疹：拡大像

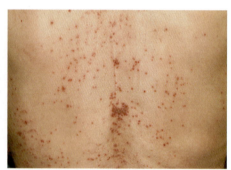
自家感作性皮膚炎：背部の小水疱とびらん

病因
湿疹病変の掻破や乾皮症が基礎にある．

症状
四肢伸側・体幹にコイン大の類円形の紅斑・鱗屑・びらん・浸出液がみられる．強い痒みを伴う．乾皮症が基礎にある場合はびらんが軽度である．掻破によって小水疱・びらんが多発・汎発化(散布疹)すると，**自家感作性皮膚炎**(autosensitization dermatitis)と呼ばれる．

鑑別診断
接触皮膚炎，皮脂欠乏性湿疹，膿皮症

治療
副腎皮質ステロイド薬を外用．痒みには抗ヒスタミン薬の内服．

注意
びらんや浸出液が著明な場合に細菌感染症と誤診しやすい．

1. 湿疹・皮膚炎

9）うっ滞性皮膚炎
stasis dermatitis

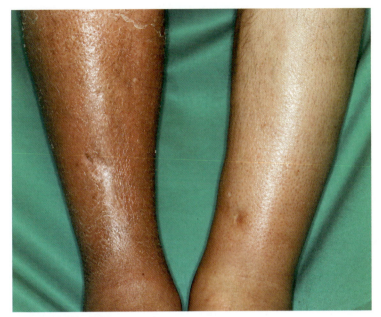

右下腿の紅斑・鱗屑

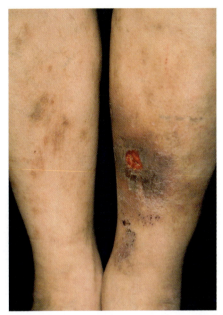

左下腿のうっ滞性皮膚炎・下腿潰瘍・静脈瘤

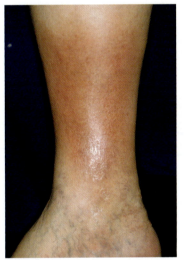

下腿の紅斑・鱗屑

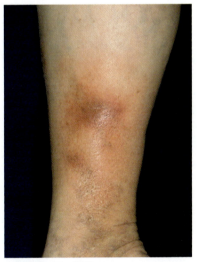

下腿の紅斑・鱗屑

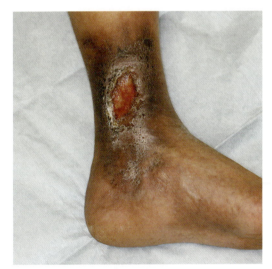

下腿のうっ滞性皮膚炎・皮膚潰瘍

病因
下肢の静脈系の循環不全が原因である．静脈瘤，下腿潰瘍の合併がみられる．静脈瘤，下腿潰瘍，うっ滞性皮膚炎が合併した状態を静脈瘤症候群という．

症状
下腿の下1/3に好発する．紅斑・鱗屑・褐色色素沈着がみられる．痒みを伴う．慢性に経過し，容易にびらんや潰瘍化しやすい．

鑑別診断
貨幣状湿疹，接触皮膚炎

治療
副腎皮質ステロイド薬を外用．痒みには抗ヒスタミン薬の内服．

注意
静脈エコーなどで循環不全を評価し，必要に応じて静脈瘤の治療を行う．

2. 蕁麻疹・痒疹

1)-1 蕁麻疹
urticaria

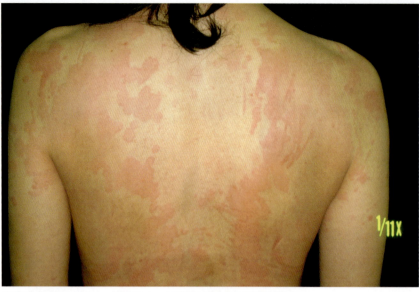

膨疹が多発しており，掻破によって線状を呈する膨疹も混在

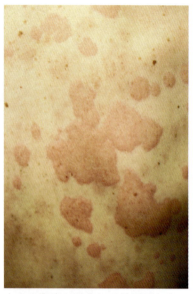

大小の膨疹が融合して地図状となっている

病因
アレルギー性または非アレルギー性にマスト細胞に脱顆粒が引き起こされ，ヒスタミンや各種のケミカルメディエーターによって血管拡張と血漿成分の漏出を生じる．その結果，主に真皮に一過性限局性浮腫が引き起こされ膨疹と痒みを生じる．

症状
全身いたるところに痒みを伴う大小の膨疹を生じ，しばしば融合して地図状になる．環状を呈することもある．個々の膨疹の持続時間は数十分から数時間までさまざまだが，原則として1日程度で跡形もなく消退する．明確な誘因や原因なく膨疹が自発的に出没する特発性蕁麻疹が最も多くみられる病型であり，そのうち発症してからの期間が6週間以内のものを急性蕁麻疹，それ以上続くものを慢性蕁麻疹として扱う．
一方，食物など特定抗原の摂取やその他なんらかの形で曝露されて特異的IgEを介した即時型反応として生じるものはアレルギー性蕁麻疹と呼ばれ刺激誘発型蕁麻疹の一型として分類される．抗原曝露から数分〜数時間で膨疹を生じ，重篤な反応ではアナフィラキシーショックに陥る．なお特定の食物摂取だけでは無症状だがその後に運動負荷がかかると膨疹やアナフィラキシー症状を呈するものを食物依存性運動誘発性アナフィラキシーと呼ぶ．小麦やエビによるものが多い．

鑑別診断
多形滲出性紅斑

検査
詳細な問診により病型を絞り込むことが重要であり，安易にスクリーニング検査を行うことはむしろ慎む．特発性の急性・慢性蕁麻疹においてFDPやD-dimer上昇など凝固・線溶系の活性化がみられることがある．感染症が契機となった急性蕁麻疹では白血球増多やCRPの上昇がみられる．慢性蕁麻疹では自己血清による皮内テスト陽性になる例がある．アレルギー性蕁麻疹や食物依存性運動誘発性アナフィラキシーが疑われる例では，血清特異IgE検査，皮膚プリックテスト，ヒスタミン遊離試験，誘発テストなど．

治療
抗ヒスタミン薬の内服．難治な特発性慢性蕁麻疹では抗IgE抗体（オマリズマブ）投与．アナフィラキシーにはアドレナリン筋注．

1)-2 物理性蕁麻疹
physical urticaria

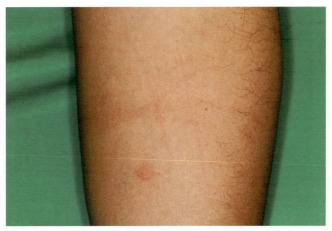

皮膚描記症

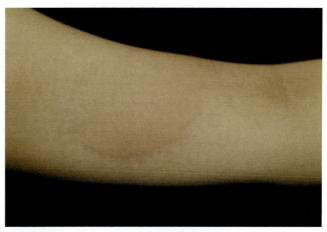

寒冷蕁麻疹：氷をあてていたところに膨疹を生じている

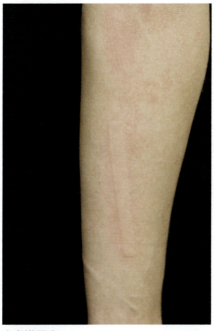

皮膚描記症

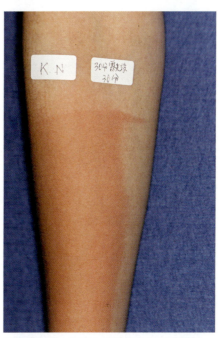

日光蕁麻疹：日光への露光によって誘発
(佐藤貴浩. 日光蕁麻疹. アレルギー免疫. 2007; 14: 122-3)

病因
刺激誘発型蕁麻疹に含まれ，機械的刺激(機械性蕁麻疹)，寒冷刺激(寒冷蕁麻疹)，紫外線(日光蕁麻疹)，温熱負荷(温熱蕁麻疹)，持続性圧迫(遅延性圧蕁麻疹)などが誘因になる蕁麻疹．膨疹を生じる具体的な免疫学的機序はいまだ十分に明らかにされていない．

症状
それぞれの誘発刺激，すなわち掻破や重い鞄のベルトによる圧迫，冷水との接触や氷水の飲水(局所性寒冷蕁麻疹)，冷たい風にあたるなどで全身が冷却される(全身性寒冷蕁麻疹)，日光曝露，熱い湯につかる，長時間の座位や雑巾を繰り返し硬くしぼるなどの状況において膨疹を生じる．なお遅延性圧蕁麻疹では膨疹が2，3日続くことが多い．

機械性蕁麻疹においてペンなどで皮膚を掻くと，掻いた部位に一致して膨疹を生じる現象を皮膚描記症とよぶ．機械性蕁麻疹は特発性慢性蕁麻疹患者にしばしば合併している．

鑑別診断
コリン性蕁麻疹や水蕁麻疹などその他の病型の蕁麻疹．

検査
それぞれの誘因に応じて誘発試験．

治療
誘因からの回避が重要．抗ヒスタミン薬内服，抗ロイコトリエン薬やヒスタミン H_2 受容体拮抗薬の併用．ただし特発性慢性蕁麻疹に比して反応性が悪い傾向がある．日光蕁麻疹では紫外線療法や日光曝露による耐性誘導なども試みられる．

2) 血管性浮腫
angioedema

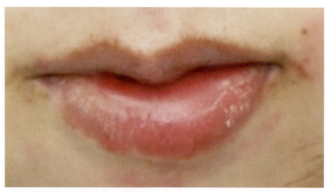

下口唇に生じた血管性浮腫

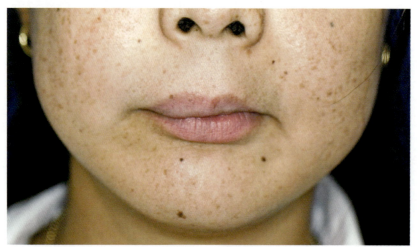

遺伝性血管性浮腫：頬から上口唇にかけて境界不鮮明な浮腫を認める

病因
蕁麻疹反応の一型で皮膚ないし粘膜の深部に生じた限局性の浮腫．通常の蕁麻疹と同じくヒスタミンないしマスト細胞を介して生じるものとブラジキニンが関与して生じるものとがある．ブラジキニン産生は補体第一成分(C1)エステラーゼインヒビター(C1-INH)活性の影響を受けるため，先天的，後天的要因でC1-INHの量や機能が低下すると血管性浮腫を生じることになる．

症状
口唇，眼瞼，頬などに浮腫を生じる．深部に生じる浮腫のため境界不鮮明で痒みは通常の蕁麻疹に比して弱く，むしろ軽い痛みを自覚することもある．マスト細胞を介するものには蕁麻疹と同様に特発性のものと刺激誘発性のものがあり，膨疹を伴ってみられることも多い．一方，ブラジキニンが関与するものでは膨疹を伴うことはない．外傷や歯科治療，月経などが引き金になることもある．遺伝性血管性浮腫(hereditary angioedema: HAE)には *C1-INH* 遺伝子(*SERPING1*)の変異によるC1-INHの量的欠損をきたすI型，機能欠損によるII型，量的にも機能にも異常を生じないIII型がある．重篤な発作では，喉頭浮腫による気道閉塞，腹痛，下痢などの症状を伴う．後天性にC1-INHの低下を生じるものとしてはリンパ増殖性疾患や自己抗体産生などによるものがある．
またACE阻害薬は血管性浮腫を引き起こすことが知られ，これはブラジキニン分解抑制作用によるものと考えられている．

鑑別診断
好酸球性血管性浮腫，RS3PE症候群

検査
血清C3, C4, C1q測定．C1-INH量や活性測定．HAE I, II型や後天性C1-INH欠損症ではC3値が正常でC4値の低下がみられる．

治療
蕁麻疹を伴うものや特発性などのヒスタミンないしマスト細胞を介するものでは抗ヒスタミン薬やトラネキサム酸内服．開口や開眼困難など症状が強いときには副腎皮質ステロイド薬内服．HAEなどブラジキニンを介するものではトラネキサム酸，ダナゾールの予防的内服，また発症時にはC1-INH製剤投与．

3) コリン性蕁麻疹
cholinergic urticaria

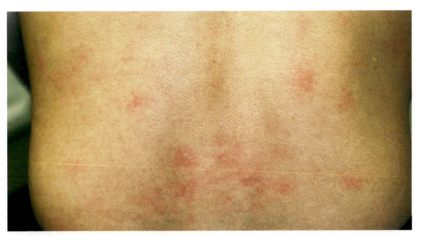

発汗負荷時に出現したコリン性蕁麻疹

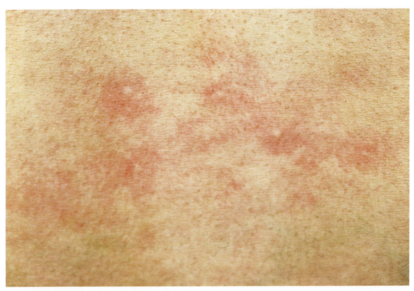

小さな膨疹周囲に淡い紅斑がみられる

病因
運動や入浴，緊張などの発汗刺激に伴って膨疹を生じる刺激誘発型蕁麻疹の一型．汗アレルギー型，発汗低下を伴う型(減汗性コリン性蕁麻疹)，毛包一致型，特発性などのサブタイプがある．汗アレルギー型は自己の汗に含まれる成分(*Malassezia globosa* 由来の MGL_1304 など)に対する即時型アレルギーによるとされる．発汗低下を伴うものでは，汗腺上のアセチルコリン受容体発現低下に伴ってアセチルコリンがマスト細胞を直接刺激する説などがいわれている．毛包一致型では自己血清皮内テスト陽性になる例が多い．

症状
運動，入浴などの体温上昇をきたしうる状況下においてピリピリないしチクチクとした感覚とともに膨疹が出現する．慢性蕁麻疹と異なり就寝中にみられることはない．典型的なものは紅暈を伴う径数 mm の小さな膨疹である．また，毛孔に一致して膨疹がみられるもの(毛包一致型)，膨疹ないし紅斑の大きなタイプ，さらに稀ながら血管性浮腫を呈するもの(コリン性血管性浮腫)などもある．

鑑別診断
温熱蕁麻疹，食物依存性運動誘発性蕁麻疹，水蕁麻疹

検査
発汗テスト，アセチルコリン皮内テスト，自己汗皮内テスト，自己血清皮内テスト，汗抗原によるヒスタミン遊離試験など．

治療
抗ヒスタミン薬(H_1 受容体拮抗薬)内服または H_2 受容体拮抗薬との併用．発汗低下を伴い，暑熱環境で熱中症を呈するものは特発性後天性全身性無汗症としてステロイドパルス療法．汗アレルギー型では汗抗原による減感作療法など．また理学療法として日常生活の中で徐々に発汗を促すなども有効なことがある．

2. 蕁麻疹・痒疹

4）急性痒疹（小児ストロフルス）
prurigo acuta, Strophulus infantum

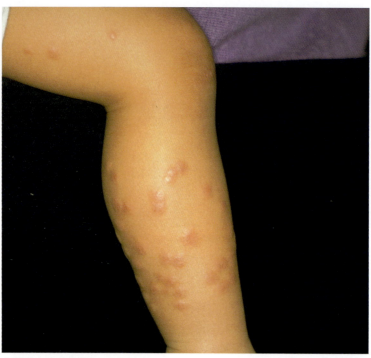

小児ストロフルス

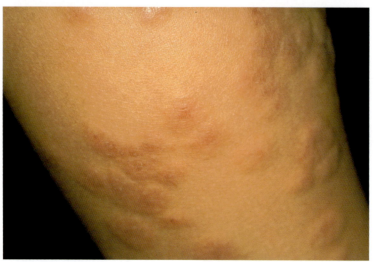

小児ストロフルス：拡大像

病因
食物アレルギーなどがいわれてきたが，多くは虫刺に対する反応と推定されている．

症状
小児の主に四肢に米粒大から大豆大ほどの紅色蕁麻疹様丘疹からときに漿液性丘疹が散在してみられ，強い痒みを伴う．掻破により頂部にびらんや痂皮を形成．夏季に多い．

鑑別診断
ノミ刺症など

検査
とくにない．

治療
副腎皮質ステロイド薬外用，抗ヒスタミン薬内服

5) 結節性痒疹
prurigo nodularis

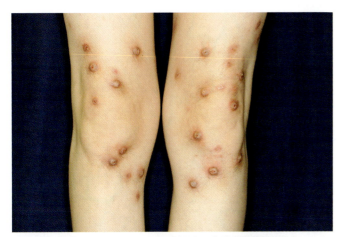

膝周囲に大豆大ほどのドーム状隆起する角化性結節が散在

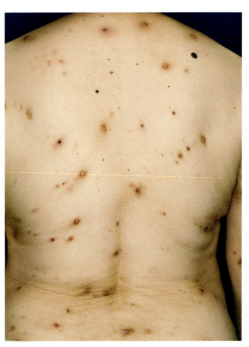

慢性腎不全患者にみられた結節性痒疹

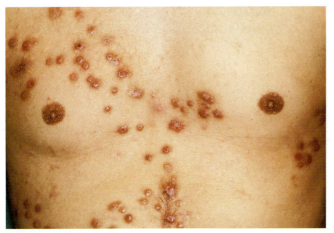

前胸部に結節が多発している

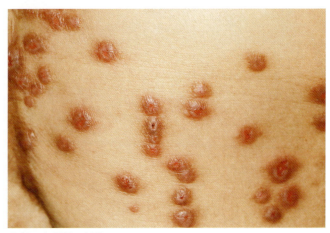

腹部の多発性の結節

病因
虫刺症が契機となるものや，腎不全，糖尿病などの基礎疾患に関連するもの，さらにアトピー素因なども推定されているが発症病態の詳細は不明．皮膚瘙痒症や種々の瘙痒性皮膚疾患において慢性持続性に搔破を繰り返すことで生じる二次的な病変ととらえる考えもある．

症状
四肢伸側や体幹にしばしば径1cmを超えるような褐色角化性結節が孤立性に多発して強い痒みを伴う．

鑑別診断
疥癬，reactive perforating disease，痒疹型先天性表皮水疱症，結節性類天疱瘡

検査
生検による組織学的診断．表皮過角化，不規則な表皮肥厚，真皮膠原線維の増生，リンパ球，好酸球浸潤がみられる．
基礎疾患の有無の検索．

治療
抗ヒスタミン薬内服，副腎皮質ステロイド薬外用，液体窒素療法，紫外線療法など

6）多形慢性痒疹
prurigo chronica multiformis

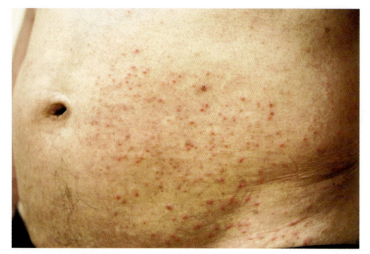

腹部に紅色丘疹が多数みられる

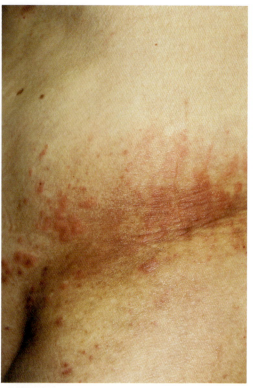

蕁麻疹様丘疹とともに搔破による膨疹や蕁麻疹様紅斑も混在

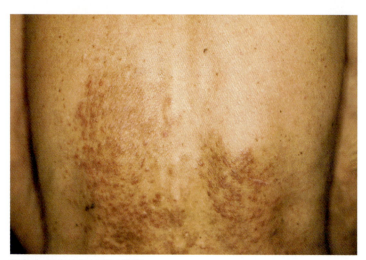

褐色充実性丘疹が密に集簇

病因
内臓悪性腫瘍や内分泌・代謝疾患，病巣感染，金属アレルギーなどを背景としたものがいわれているが原因が見出されないことが多く，発症病態は不明．

症状
中高年者の下腹部，殿部，腰部，背部に痒みの強い蕁麻疹様丘疹や常色から淡褐色の充実性丘疹が多発．しばしば集簇し苔癬化を呈する．

鑑別診断
疥癬，水疱性，類天疱瘡

検査
生検にて真皮上層の浮腫や滲出とリンパ球，好酸球浸潤がみられる．
基礎疾患含めた誘因の検索．

治療
抗ヒスタミン薬内服，副腎皮質ステロイド薬外用，紫外線療法

7）色素性痒疹
prurigo pigmentosa

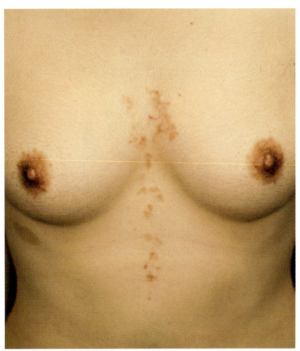

淡紅色丘疹とともに不完全な網目状ないし水しぶきを飛ばしたような色素沈着がみられる

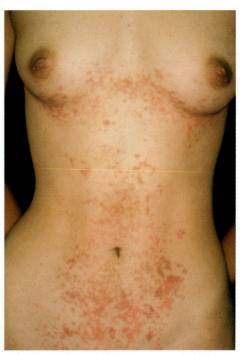

胸部から下腹部にまで広くみられた症例

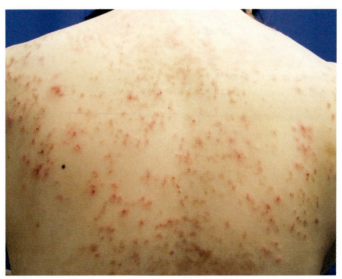

急激かつ広範囲に生じたことで1型糖尿病が発見された症例

病因
糖尿病の悪化，ペットボトル症候群，急なダイエットなどで発症することがあることから，ケトーシスが誘発因子の一つとして推定されているものの詳細は不明．

症状
前胸部や背部正中によくみられる．概ね左右対称性に生じ，また女性に多い．非常に痒い蕁麻疹様丘疹や紅色丘疹が発作性，再発性に集簇してみられる．まれに小水疱や膿疱を形成する．治癒後に黒褐色網目状の色素沈着を残すことが特徴．

鑑別診断
接触皮膚炎，融合性細網状乳頭腫症

検査
生検による組織診断．糖尿病のスクリーニング．

治療
ミノサイクリンやDDS（ジアミノジフェニルスルフォン）内服．

2. 蕁麻疹・痒疹

8) 好酸球性血管性浮腫
angioedema with eosinophilia

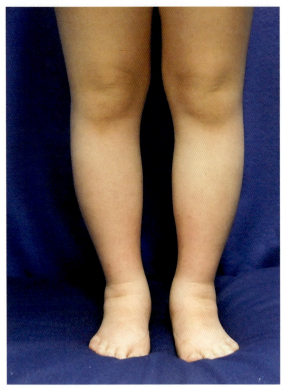

足背から下腿にかけて浮腫がみられる

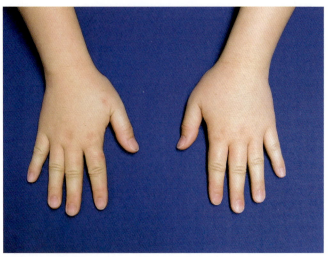

手背にも浮腫がみられる．指圧痕は残さず，ゴムまり様に触れる

病因
末梢好酸球の増多とともに四肢に始まる浮腫を特徴とする疾患．血中 IL-5 上昇で増加・活性化した好酸球に由来する顆粒蛋白(major basic protein など)が好塩基球やマスト細胞からヒスタミン，LTC4，PAF などを遊離させ血管透過性亢進と血管浮腫反応を引き起こすと推定されている．また IL-5 産生は T 細胞の機能異常によるものと考えられている．

症状
好酸球性血管性浮腫(angioedema with eosinophilia: AE)には定型的な episodic type(EAE)と nonepisodic type(NEAE)とがある．
EAE では四肢にはじまりやがて体幹や顔面に及ぶ浮腫，体重増加，末梢好酸球増多，ポリクローナルな IgM 値上昇，ときに発熱，関節痛などを症状とし，数週間ほどかけてゆっくりと症状は軽快する．浮腫は"ゴムまり様"で指圧痕を残さない．このようなエピソードを繰り返しながら経過してゆく．しかし本邦ではエピソードを繰り返さずに一度きりの NEAE が多く，また圧倒的に若い女性にみられる．NEAE は EAE より症状が軽く浮腫は四肢に限局することが多い．

鑑別診断
急性深部静脈血栓症，心性・腎性浮腫

検査
末梢好酸球数，血中 IgM
生検で真皮下層から皮下の浮腫と好酸球浸潤がみられる．

治療
EAE では副腎皮質ステロイド薬内服．NEAE は自然治癒するため経過観察でよいが，症状が強ければ副腎皮質ステロイド薬内服を行うこともある．

3. 紅斑症・紅皮症

1) 多形滲出性紅斑
erythema exsudativum multiforme (EEM)

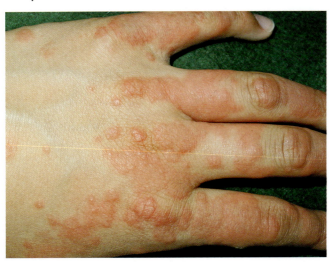
多形滲出性紅斑

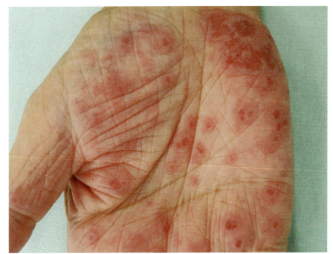
多形滲出性紅斑

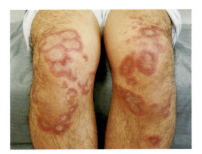
多形滲出性紅斑

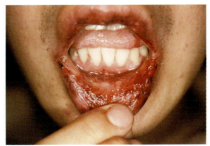
粘膜疹

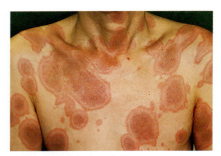
体幹に標的状紅斑が多発している
(川田 暁, 他. よくわかる皮膚病理アトラス. 金原出版: 2008)

病因
ヘルペスウイルス, マイコプラズマ, 薬剤, 虫刺されなど

症状
多形とは, 新旧の皮疹が混じってみられること. 滲出は, 周囲に向かって滲んで広がっていく様. 紅斑は target (iris) lesion が特徴的で, 辺縁が堤防状に隆起し, 中央がやや陥凹する. 痒みを伴う. 関節背面や手背に好発し, 季節の変わり目に再発を繰り返すタイプもある. 原因が薬剤の場合は, target lesion が目立たないことが多く, 多形紅斑型と呼ばれる. 紫斑を伴うこともある.

鑑別診断
蕁麻疹, 蕁麻疹様紅斑, 蕁麻疹様血管炎, Sweet 病, 水疱性類天疱瘡など

検査
白血球増加, C-reactive protein (CRP), 赤沈などの炎症マーカーを測定. 他に各種ウイルス抗体価測定や, 薬剤の精査 (DLST やパッチテスト) を行う.

治療
軽症型は, 副腎皮質ステロイド薬外用, ヨードカリの内服. 粘膜疹を伴うときは入院の上副腎皮質ステロイド薬内服.

注意
数日の単位で臨床像が変わることも珍しくないので, 慎重に経過を観察することが大切. また, 水疱形成, 表皮剥離, びらん, 粘膜疹がみられると入院加療を要する. 粘膜疹は, 軽快した後にも違和感や痛みが残ることもある.

2) 環状紅斑
erythema annulare

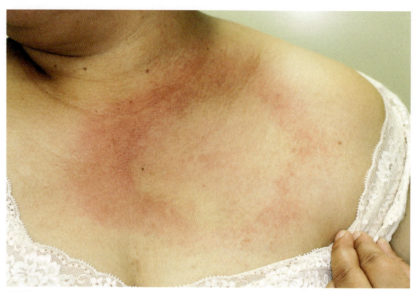

環状紅斑

病因
感染症，内臓悪性腫瘍，虫刺され，膠原病(Sjögren症候群や関節リウマチ)，などがあるが，原因不明のものも多い．

症状
環状紅斑の代表は erythema annulare centrifugum Darier(遠心性環状紅斑)である．外側に向かって遠心性に拡大していく環状〜連圏状の紅斑で，辺縁は軽度隆起し堤防状を呈する．触れると浸潤を伴う．病理組織は，真皮上層〜中層にかけて血管周囲性の単核球の密な浸潤がみられる．近年みられることは極めて稀となった．環状紅斑を，浸潤の度合いにより表在型と深在型に分ける考えも提唱された．

鑑別診断
環状を呈する紅斑，遠心性丘疹状紅斑，匍行性迂回状紅斑，壊死性遊走性紅斑

検査
抗核抗体，抗ボレリア抗体，内臓悪性腫瘍

注意
環状の紅斑と，環状紅斑を一緒にしない．環状を呈する紅斑は多数あり，現在では症候名と捉えた方がよいかもしれない．

3) 結節性紅斑
erythema nodosum

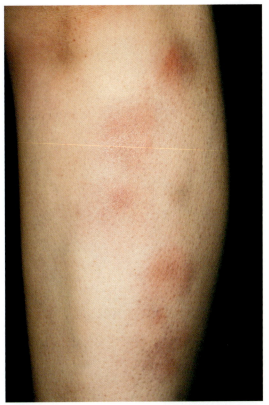
結節性紅斑

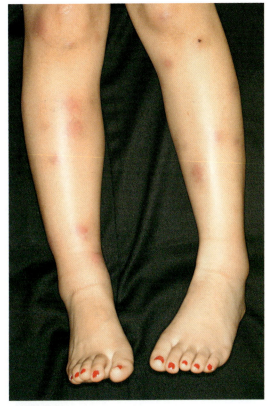
結節性紅斑

病因
感染症（溶連菌，結核，Hansen 病，ウイルスなど），種々の基礎疾患〔サルコイドーシス，炎症性腸疾患（Crohn 病，潰瘍性大腸炎），Behçet 病，Sweet 病，膠原病（Sjögren 症候群，関節リウマチ）〕，妊娠，薬剤，悪性腫瘍（血液系）に加え，原因不明（特発性）のものもある．

症状
両下肢に，圧痛を伴う皮下硬結が多発．表面には発赤があり，触れると熱感を認める．立ち仕事をしている人に多く，再発を繰り返すこともある．病態は，皮下脂肪織の炎症である．潰瘍化はせず，瘢痕を残さない．境界は不明瞭で，通常多発し，上肢にも出現することや，発熱，関節痛を伴うこともある．

鑑別診断
蜂窩織炎，血栓性静脈炎，皮膚型結節性多発動脈炎，Bazin 硬結性紅斑，うっ滞性脂肪織炎，sclerosing panniculitis，外傷性脂肪肉芽腫，悪性リンパ腫，サルコイドーシスなど．

検査
CRP，赤沈，白血球，ASO，ASK など

治療
安静，非ステロイド系消炎剤，ヨードカリ内服

注意
結節性紅斑は，種々の原因による症候名と考え，その原因精査に努める．

4）硬結性紅斑（バザン硬結性紅斑）
eryhthema induratum (Bazin)

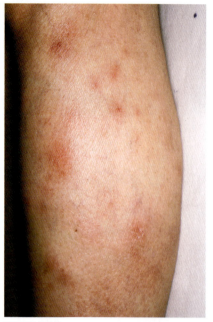
硬結性紅斑

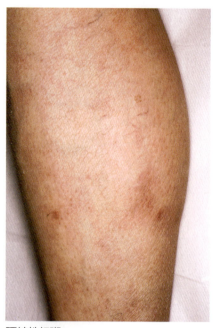
硬結性紅斑

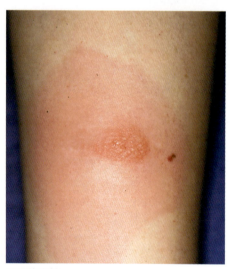
ツ反強陽性

病因
以前は結核菌に対するアレルギー反応（結核疹）に位置づけられていた．その後検査法の進歩などにより，皮膚組織からの PCR 法で結核菌の DNA が検出されることが少なくないことがわかった．したがって現在では，まず結核感染の有無を検索する．

症状
女性の下腿に好発する多発性皮下硬結．紅斑は下腿全面に拡大してみられることも，潰瘍化することもある．病理組織は脂肪小葉を中心とした，好中球，リンパ球浸潤（小葉性脂肪織炎）．乾酪壊死像や，Langhans 型巨細胞，リンパ球，組織球浸潤といった，結核に近い類上皮細胞性肉芽腫の組織像がみられることもある．非結核性で，組織学的に血管炎を呈する結節を，結節性血管炎（nodular vasculitis）と呼ぶこともある．

鑑別診断
結節性紅斑，蜂窩織炎

検査
ツベルクリン反応が強陽性．

治療
結核が疑われるものは抗結核薬の内服を優先する．結核が否定された上で，重症例には副腎皮質ステロイド薬内服．

注意
他臓器の結核病巣の有無を精査する．

3. 紅斑症・紅皮症

5) 手掌紅斑
palmar erythema

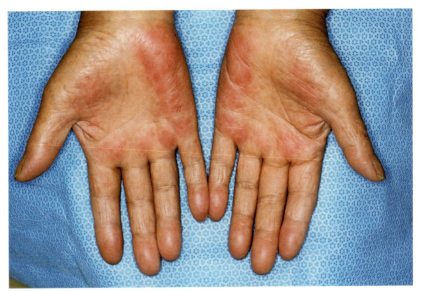

手掌紅斑

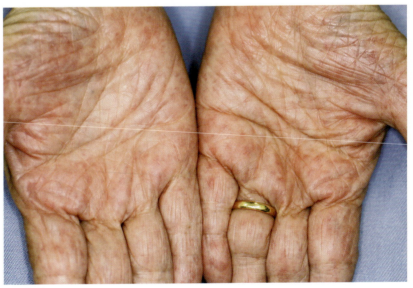

手掌紅斑

病因
紅斑という病名だが，実際は手掌の血管拡張．肝疾患，妊娠，膠原病，慢性肺疾患に伴ってみられることがある．遺伝的に本症がみられることもある．

症状
手掌，とくに拇指球部，小指球部に対称性にみられるびまん性の紅斑．自覚症状を欠く．

鑑別診断
接触皮膚炎，柑皮症

検査
肝機能，肝炎ウイルス検査，膠原病(SLE や成人 Still 病)，抗リン脂質抗体症候群などの精査

治療
放置

注意
肝疾患の合併が疑われるときは，他の箇所の毛細血管拡張の有無を確認する．

3. 紅斑症・紅皮症

6）Sweet 病（症候群）
Sweet's disease（Sweet's syndrome）

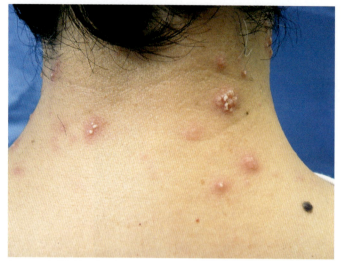

Sweet 病（薬剤による）

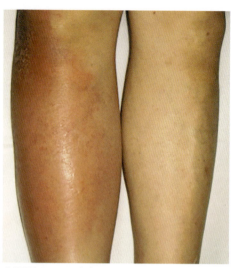

皮下型 Sweet 病（MDS にみられる）

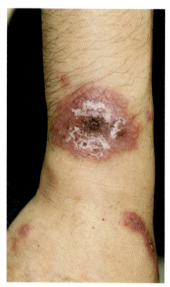

Sweet 病

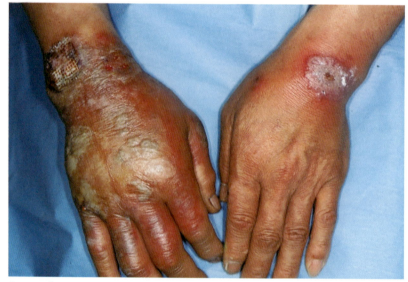

Sweet 病

病因
感染症（上気道感染），薬剤，妊娠，基礎疾患〔骨髄異形成症候群（MDS）などの血液系疾患，内臓悪性腫瘍，関節リウマチ〕などを契機に発症する．HLA-B54 との関連が指摘されている．

症状
発熱と共に，圧痛を伴う隆起性紅斑が出現する．顔面，頸部，両上肢に好発する．表在性の小膿疱を伴う臨床像が典型的であるが，実際は膿疱が目立たない症例も多い（好中球性紅斑）．膿疱は無菌性．水疱形成や，皮下型のタイプもある．組織学的には，真皮上層の浮腫と，真皮内の好中球とその核塵からなる稠密な細胞浸潤を認める．最近，組織球の浸潤を伴う histiocytoid Sweet 症候群が注目されている．皮膚外病変として，関節，肺，消化管，中枢神経，などにも病変がみられることがある．

鑑別診断
結節性紅斑，凍瘡様紅斑，蕁麻疹，虫刺症，多形紅斑，持久性隆起性紅斑

検査所見
白血球（特に好中球），赤沈の CRP を測定．

治療
副腎皮質ステロイド薬内服

注意
入院のうえ，基礎疾患の有無を検索する．

7) ベーチェット病
Behçet's disease

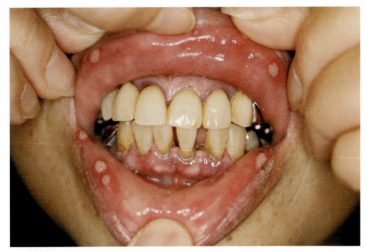

再発性アフタ

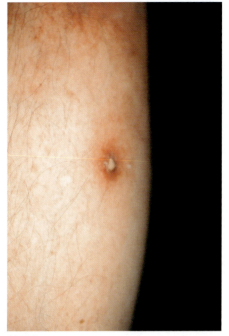

針反応

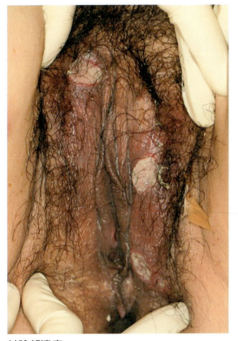

外陰部潰瘍

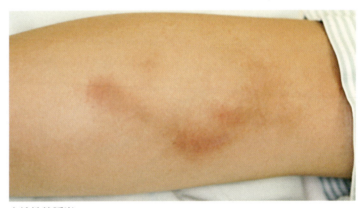

血栓性静脈炎

病因
中東から日本に至るシルクロード沿いに多発し，日本では北海道や東北地方に多い．遺伝的素因としてHLA-B51との関連が知られている．

症状
口腔アフタ，結節性紅斑，毛嚢炎，外陰部潰瘍，血栓性静脈炎．他に関節痛，発熱がみられることもある．眼，皮膚，粘膜，関節，場合によっては，腸管，神経，血管などにも病変がみられる．口内炎や毛嚢炎は非特異的であり，ベーチェット(Behçet)病に伴うものとそうでないものとを区別することはできない．

鑑別診断
Sweet病．粘膜疹はヘルペス感染症や，急性外陰部潰瘍（Lipschütz潰瘍）．血栓性静脈炎は皮膚型結節性多発動脈炎．

検査
針反応

治療
コルヒチン，ミノサイクリン，非ステロイド系消炎鎮痛剤，免疫抑制剤

注意
皮膚粘膜症状や眼症状は同時には揃わないことも多く，結節性紅斑の数年後にBehçet病の他症状が出現することもある．

3. 紅斑症・紅皮症

8) 成人発症 Still 病
adult-onset Still's disease

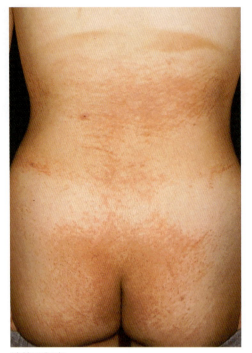

線状の紅斑

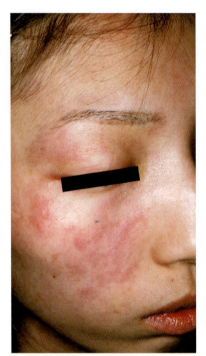

持続する紅斑

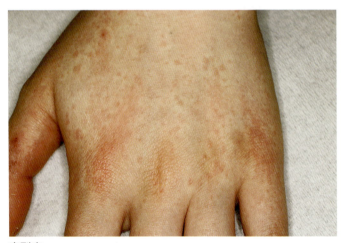

定型疹

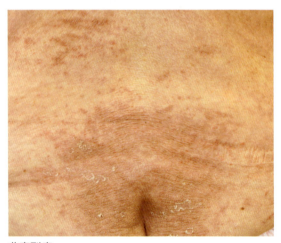

非定型疹

病因
不明．最近は自己炎症症候群と考えられている．

症状
肝腎障害，胸膜炎，心膜炎，心嚢液貯留や血球貪食症候群といった重篤な症状を伴うこともある．定型疹と呼ばれるものは，比較的小型の淡い紅斑で，大腿によくみられる．浸潤はなく，組織像もそれに対応して，真皮上層の血管周囲性の軽度の炎症細胞浸潤がみられる程度である．最大の特徴は発熱に伴い出現し，解熱とともに消褪するという点である．最近，定型疹以外にも蕁麻疹を始め様々な非定型疹がみられることがわかってきた．とくに最近注目されているのが，persistent pruritic papules and plaques と呼ばれる，茶褐色調の斑状～線状の局面である．これは持続性で痒みを伴い，体幹の腰背部，上背部，前胸部などに好発してみられ，表面が少しザラザラすることもある．組織学的には，角層，一部表皮内にも好酸性に染まる個細胞角化の像がみられることが特徴とされている．真皮には好中球を含む炎症細胞浸潤がみられる．

鑑別診断
蕁麻疹，蕁麻疹様紅斑，薬疹，悪性リンパ腫，細菌感染症

検査
白血球，CRP，フェリチン

治療
副腎皮質ステロイド薬，免疫抑制剤

9）丘疹-紅皮症
papulo erythroderma

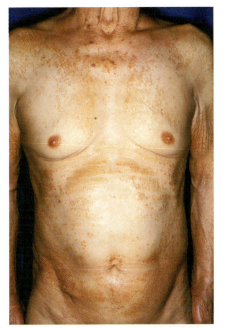

紅皮症

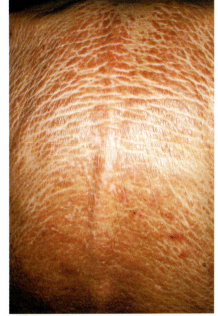

紅皮症

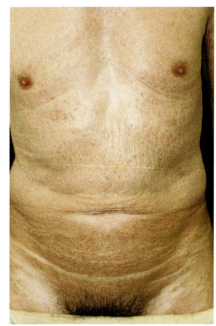

紅皮症

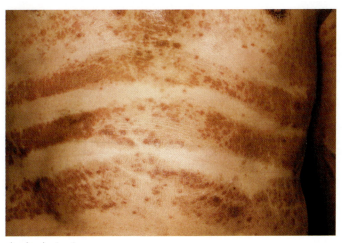

deck chair sign

病因
太藤により提唱された概念で，痒疹丘疹が多発，集簇し(grouping prurigo)，紅斑は次第に融合し紅皮症状態を呈する．苔癬型紅皮症とほぼ同義とされる．内臓悪性腫瘍との関連が示唆されている．

症状
原疾患に続発して全身の皮膚が，びまん性に潮紅を呈し，落屑も伴う．胸腹部の皺壁を避ける(deck chair sign)．ただし，deck chair sign があるから丘疹-紅皮症というのは正しくない．赤みを欠き，茶褐色調を呈することもある．熱発，悪寒，表在性リンパ節腫脹を伴う．経過は長い．しばしば内臓悪性腫瘍がみつかることもある．

鑑別診断
悪性リンパ腫，薬疹，アトピー性皮膚炎など，紅皮症を呈する他の疾患．

検査
IgE，末梢血好酸球，腫瘍マーカーなど

治療
補液，副腎皮質ステロイド薬外用・内服，原疾患の治療．

注意
入院しての精査，加療．

4. 薬疹

1) 紅斑丘疹型薬疹
maculopapular type drug eruption

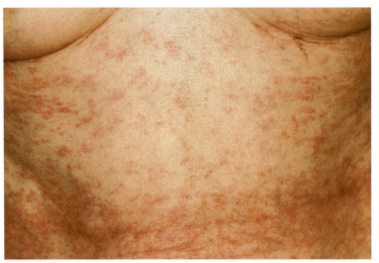

紅斑丘疹型薬疹：腹部の皮疹

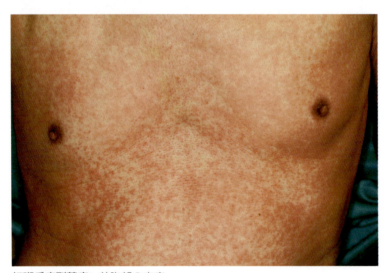

紅斑丘疹型薬疹：前胸部の皮疹

病因
内服や注射の薬剤のアレルギー反応によるものを薬疹（drug eruption）という．紅斑丘疹型は薬疹の1型で，最も頻度の高いものである．全ての種類の薬剤によって起こりうる．薬剤の既往歴がない場合は中毒疹と診断することが多い．

症状
薬剤の摂取後に，ほぼ全身に紅斑や紅色丘疹が多発・拡大する．発熱や肝機能障害を伴うことがある．痒みはある場合とない場合がある．粘膜症状はみられない．

鑑別診断
中毒疹，ウイルス性発疹症

検査
被疑薬剤のパッチテスト，リンパ球幼弱化試験（drug lymphocyte stimulation test：DLST）．偽陰性や偽陽性があることに注意する．

治療
軽症であれば副腎皮質ステロイド薬の外用．重症時は入院において副腎皮質ステロイド薬の内服または点滴．

注意
発熱が続く場合，皮膚症状が悪化したり遷延化する場合は，Stevens-Johnson症候群，TEN，薬剤性過敏症症候群の発症に注意する．

2) Stevens-Johnson 症候群
Stevens-Johnson syndrome (SJS)

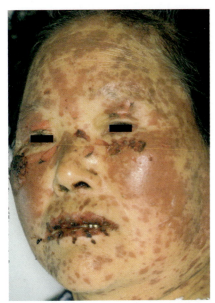
Stevens-Johnson 症候群：顔面の皮疹

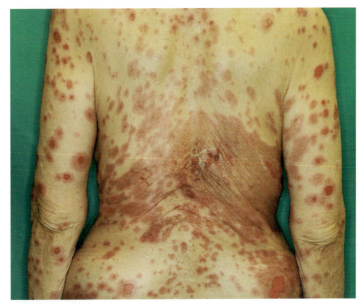
Stevens-Johnson 症候群：体幹の皮疹

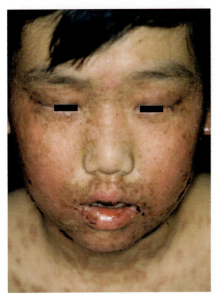
Stevens-Johnson 症候群：顔面の皮疹

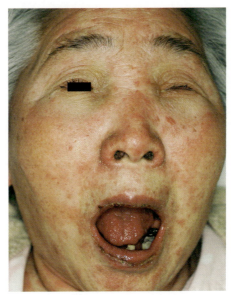
Stevens-Johnson 症候群：顔面の皮疹

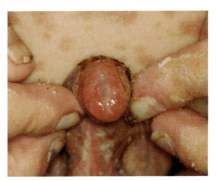
Stevens-Johnson 症候群：陰部の皮疹

病因
皮膚粘膜眼症候群(mucocutaneous-ocular syndrome type)ともいう．重症で生命予後に関わることが多い．死亡率は3%，後遺症は11%である．薬剤摂取のある場合とない場合がある．薬剤が原因であるものはStevens-Johnson 症候群型薬疹(Stevens-Johnson syndrome type drug eruption)ともいう．原因薬剤としては抗菌薬・解熱鎮痛消炎剤・抗てんかん薬などの報告が多い．一部の薬剤によるSJS/TEN(後述)ではHLA class I と相関する．

症状
ほぼ全身に紅斑・水疱・びらんが多発・拡大する．水疱・びらんが体表面積の10%以下のものをいう．紅斑は典型的な標的様紅斑とは異なる(flat atypical target lesion)．発熱や倦怠感を伴う．口腔・眼・外陰部などの粘膜に水疱・びらんがみられる．

鑑別診断
TEN，多形滲出性紅斑，SSSS，中毒疹，ウイルス性発疹症

検査
被疑薬剤のリンパ球幼弱化試験(drug lymphocyte stimulation test：DLST)，パッチテストを行う．

治療
入院において副腎皮質ステロイド薬の内服または点滴．重症の場合は後述のTENに準じる．

注意
皮膚症状が拡大するとTEN(水疱・びらんが体表面積の10%以上のもの)に移行する．

3) 中毒性表皮壊死症
toxic epidermal necrosis (TEN)

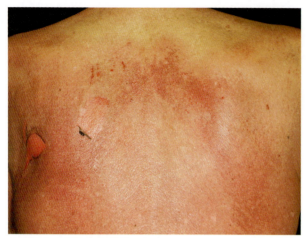
中毒性表皮壊死症：背部の皮疹

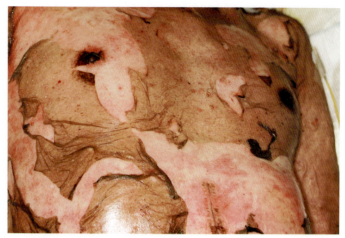
中毒性表皮壊死症：体幹の皮疹

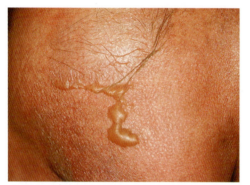
中毒性表皮壊死症：殿部の皮疹

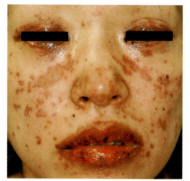
中毒性表皮壊死症：顔面の皮疹

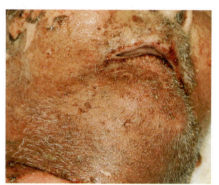
中毒性表皮壊死症：顔面の皮疹

病因
中毒性表皮壊死症型薬疹ともいう．最重症薬疹で，死亡率は19％，後遺症は31％である．原因薬剤としては抗菌薬，解熱鎮痛消炎剤，循環器疾患治療薬などの報告が多い．Fas-Fasリガンドやグラニュライシンの関与が考えられている．

症状
全身にびまん性の紅斑・水疱・びらんが多発・拡大する．正常にみえる皮膚を擦過すると容易にびらんを生じる（Nikolsky現象）．水疱・びらんが体表面積の10％以上のものをいう．口腔・眼・外陰部などの粘膜に広範囲にびらんがみられる．発熱や倦怠感を伴う．

鑑別診断
多形滲出性紅斑，中毒疹，ウイルス性発疹症，熱傷

検査
被疑薬剤のリンパ球幼弱化試験(drug lymphocyte stimulation test: DLST)，パッチテストを行う．

治療
入院において副腎皮質ステロイド薬のパルス療法，免疫グロブリン大量静注療法，血漿交換．

注意
視力障害，ドライアイ，閉塞性細気管支炎などの後遺症を残すことがある．

4) 固定薬疹
fixed drug eruption

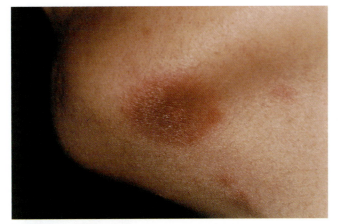

固定薬疹：下顎部の皮疹

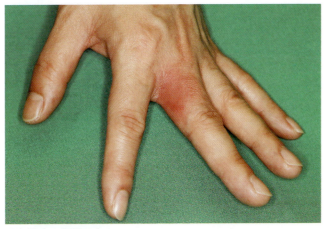

固定薬疹：指間の皮疹

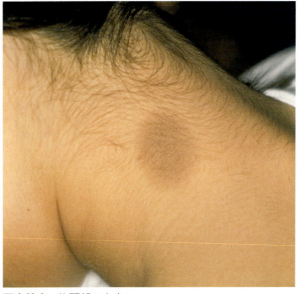

固定薬疹：後頚部の皮疹

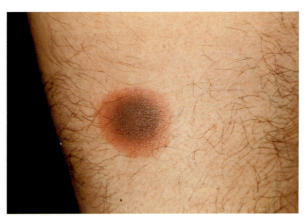

固定薬疹：大腿部の皮疹

病因
薬疹の一型で，同一薬剤を摂取するたびに，同一の部位に同様の皮膚症状が出現するのが特徴である．原因薬剤としては解熱鎮痛消炎剤・総合感冒薬・NSAIDs・抗菌薬の報告が多い．表皮基底層の $CD8^+T$ 細胞の活性化が関与する．

症状
口唇・亀頭などの皮膚粘膜移行部，四肢，体幹に円形～楕円形の紅斑がみられる．紅斑部に水疱やびらんを伴うこともある．痒みや灼熱感を伴う．1週間程度で褐色～灰黒色の色素沈着となる．

鑑別診断
多発の場合は多形滲出性紅斑，SJS，TEN．

検査
被疑薬剤のパッチテストを皮疹部で行う．

治療
副腎皮質ステロイド薬の外用．

注意
まれにSJS/TENに移行することがある．

5) 抗がん剤による皮膚障害
cutaneous adverse drug reaction due to cancer chemotherapy

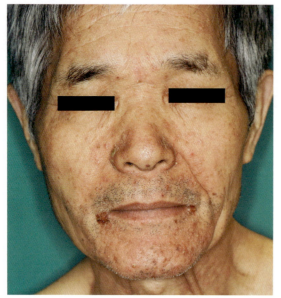

エルロチニブによる脂漏性皮膚炎と痤瘡様皮疹

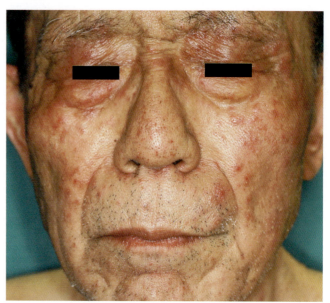

エルロチニブによる痤瘡様皮疹

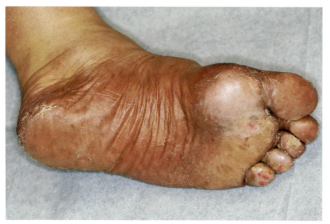

カペシタビンによる手足症候群

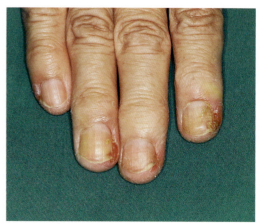

アファチニブによる爪郭炎

病因
抗がん剤のうち分子標的薬(キナーゼ阻害薬,EGFR阻害薬)や免疫チェックポイント阻害薬の投与によって生じた皮膚病変を総称したものである.免疫チェックポイント阻害薬によるものは皮膚以外の反応を合わせて免疫関連有害事象(immune-related adverse event: irAE)という.多くは病因が不明であり,かつ非アレルギー性である.

症状
手足症候群,痤瘡様皮疹,爪囲炎,皮膚乾燥と亀裂,脂漏性皮膚炎様皮疹,脱毛症などがよくみられる.手足症候群では手掌・足底・指趾に痛みを伴う発赤・水疱・びらん・角化がみられる.通常の薬疹(紅斑丘疹型,SJS/TEN型)もみられることがある.

鑑別診断
手足症候群は慢性湿疹,凍瘡,足白癬.

治療
手足症候群には副腎皮質ステロイド薬や保湿剤を外用.痤瘡様皮疹には副腎皮質ステロイド薬外用,抗菌薬の外用や内服.

6) 急性 GVHD
acute graft-versus-host disease

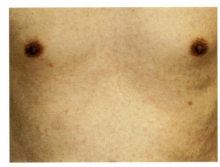
急性 GVHD：前胸部の皮疹

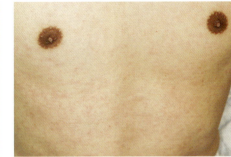
急性 GVHD：前胸部の皮疹

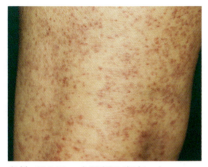
急性 GVHD：大腿部の皮疹

病因
移植片対宿主病(graft-versus-host disease：GVHD)とは，骨髄移植，造血幹細胞移植，臓器移植，輸血などの後に，提供者由来のリンパ球が宿主の組織抗原に対して免疫反応を起こしたものである．急性 GVHD と慢性 GVHD がある．急性 GVHD は移植後 2～3 週間に発症することが多い．表皮角化細胞の個細胞壊死(apoptosis)が特徴である．

症状
急性 GVHD では皮膚症状，黄疸，下痢が 3 主徴である．皮膚症状としては紅色丘疹や浮腫性紅斑が多発する．痒みは軽度である．重症になると紅皮症・水疱・びらんがみられる．

鑑別診断
中毒疹，薬疹，ウイルス感染症

検査
病理検査で液状変性，表皮内のリンパ球浸潤，衛星細胞壊死がみられる．

治療
副腎皮質ステロイド薬の外用．重症の場合は副腎皮質ステロイド薬やシクロスポリンの内服．

7) 慢性 GVHD
chronic graft-versus-host disease

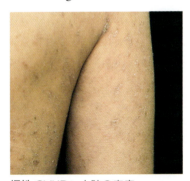
慢性 GVHD：上肢の皮疹

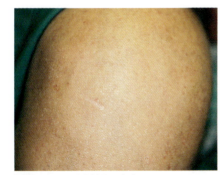
慢性 GVHD：膝部の皮疹

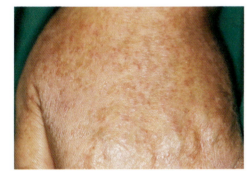
慢性 GVHD：手背の皮疹

病因
移植片対宿主病(graft-versus-host disease)(前述)の 1 つである．移植が安定してキメラ状態になり，自己反応性 T 細胞が自己の臓器を攻撃する．

症状
皮膚症状としては多形皮膚萎縮，紫紅色斑(扁平苔癬様)，皮膚の硬化(全身性強皮症様)がみられる．口腔・眼・肺の病変や肝機能障害を伴う．

鑑別診断
薬疹，アトピー性皮膚炎，扁平苔癬，全身性強皮症

検査
病理検査で真皮のリンパ球浸潤・膠原線維の均一化がみられる．

治療
副腎皮質ステロイド薬やシクロスポリンの内服．

5. 膠原病および類縁疾患

1）全身性エリテマトーデス
systemic lupus erythematosus（SLE）

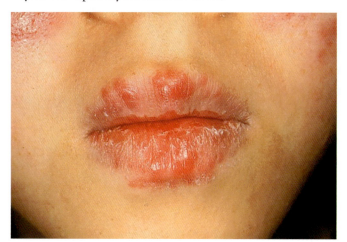
粘膜エリテマトーデス

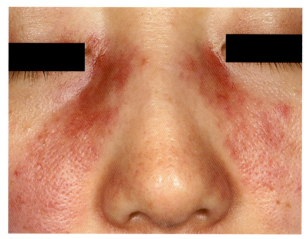
蝶形紅斑

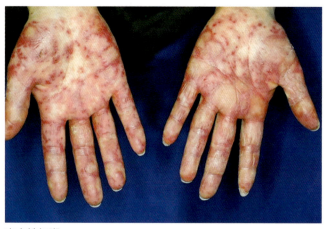
出血性紅斑

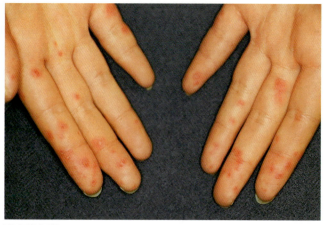
滲出性紅斑

病因
B細胞の異常活性化に伴う自己抗体の産生．

症状
SLEの皮疹は多彩で，蝶形紅斑（頰部紅斑），口腔内潰瘍（硬口蓋の出血性びらん），円板状皮疹，結節性ループスムチノーシス，水疱性エリテマトーデス，深在型エリテマトーデス（皮下硬結や，陥凹病変），凍瘡状エリテマトーデス，新生児エリテマトーデスなどがある．
急性と慢性の中間型である亜急性エリテマトーデスは，環状ないし多環状紅斑（annular polycyclic lesion）と，角化性丘疹ないし乾癬様皮疹（psoriasiform lesion）の2つのパターンがある．露光部位に好発し，DLEとは異なり瘢痕を残さずに治癒する．また，非特異的な皮疹も多く，手指にはアクロチアノーゼ，レイノー症状，凍瘡様紅斑，滲出性紅斑がみられる．四肢にはlivedo（網状皮斑），下腿にはatrophie blanche（白色萎縮症）や潰瘍がしばしばみられる．その他，滲出性紅斑，蕁麻疹様血管炎，脱毛，多発する皮膚線維腫がみられることもある．

鑑別診断
湿疹や接触皮膚炎，酒皶様皮膚炎，光線過敏症などを鑑別する．

検査
補体，抗核抗体，抗DNA抗体，抗Sm抗体

治療
副腎皮質ステロイド薬外用，レクチゾール，ヒドロキシクロロキン製剤

注意
紫外線曝露により誘発ないし悪化するため，遮光を徹底させる．

5. 膠原病および類縁疾患

2）皮膚エリテマトーデス
cutaneous lupus erythematousus（CLE）

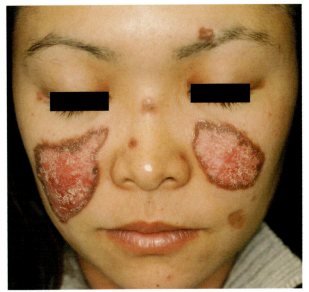

円板状エリテマトーデス

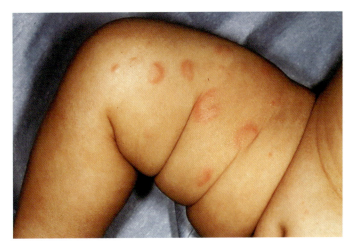

新生児エリテマトーデス

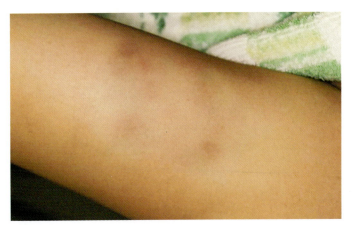

深在性エリテマトーデス

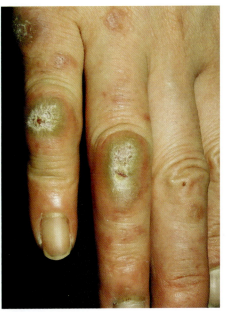

凍瘡状エリテマトーデス

病因
紫外線，外傷，寒冷刺激などにより誘発されることが多い．

症状
全身性エリテマトーデスを背景に生じることも，そうでないこともある．顔面，頭部，耳などの露光部や，上腕外側，背部などに単発ないし多発する．円板状エリテマトーデス（DLE）の典型的な発疹は，境界明瞭な円形ないし類円形を呈する暗赤色調の角化性萎縮性紅斑で，表面に灰白色の鱗屑，痂皮を固着する．角化が強いものを hypertrophic（肥大型）LE と呼ぶこともある．慢性に経過した後，瘢痕様萎縮局面となる．被髪頭部に生じた場合，脱毛を伴うことが多い．

鑑別診断
サルコイドーシス，扁平苔癬，乾癬，尋常性狼瘡，凍瘡，疣贅，瘢痕ケロイド

検査
抗核抗体，抗DNA抗体

治療
副腎皮質ステロイド薬外用，タクロリムス軟膏，レクチゾール，ヒドロキシクロロキン製剤

注意
遮光に留意する．稀に，有棘細胞癌の発生母地となることがある．発疹が広い範囲に分布する widespread DLE は，全身性エリテマトーデスへの移行に注意する．

3） 抗リン脂質抗体症候群
anti phospholipicl syndrome（APS）

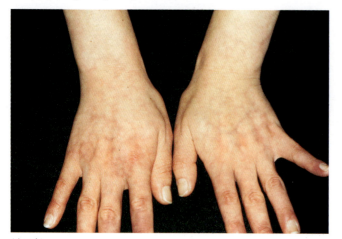
リベド

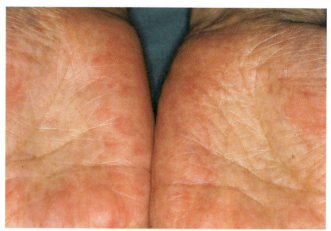
浸潤を触れる紅斑

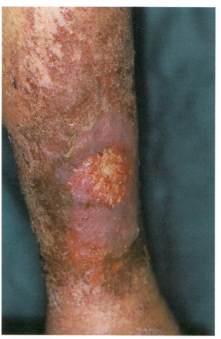
下腿潰瘍

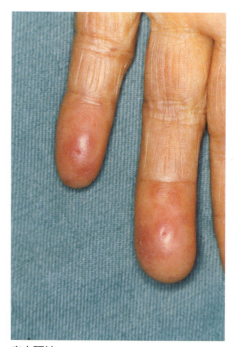
皮内硬結

病因
抗リン脂質抗体（抗カルジオリピン抗体，ループスアンチコアグラント）を有する患者の，血管，内臓諸臓器に血栓症が誘発される．

症状
リベドや下腿潰瘍が多く，紫斑，皮内硬結，皮下結節，壊疽，下腿浮腫などもみられる．手掌や手指に，圧痛を伴う皮内硬結がみられることがあり，微小血栓による．SLEを始めとする他の膠原病と合併することも多い．
他に，血栓症（深部静脈血栓症，肺梗塞，脳梗塞，心筋梗塞），習慣性流産，血小板減少がみられる．

鑑別診断
下腿潰瘍，血管炎，他のリベドを呈する疾患．

検査
抗カリジオリピン抗体，抗β_2グリコプロテインI抗体，ループスアンチコアグラント，画像検査

治療
抗凝固剤の内服．

注意
妊娠時の合併症に注意する．

4）皮膚筋炎
dermatomyositis

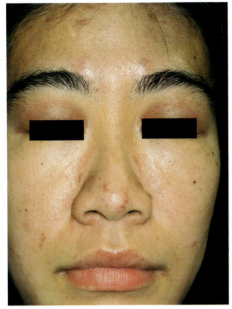

ヘリオトロープ疹

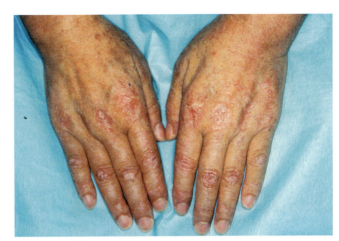

ゴットロン徴候

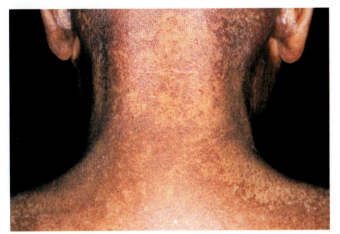

ポイキロデルマ

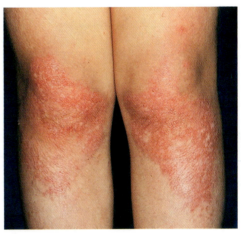

ゴットロン徴候

病因
遺伝的素因，後天的な環境因子（ウイルス，細菌，寄生虫など），免疫異常が関係する．

症状
皮膚症状は非常に多彩である．ヘリオトロープ疹（上眼瞼だけではなく，眼囲の浮腫性紅斑），ゴットロン徴候（手指，肘，膝関節背面の角化性紅斑），手指屈側に角化性紅斑（逆ゴットロン徴候），脂漏性湿疹様顔面紅斑（眉間や鼻唇溝），線状紅斑（鞭打ち様紅斑），前胸部や上背部の紅斑（Vネックサイン，ショールサイン），体幹全体の広範囲に及ぶ紅斑（malignant erythema），メカニックスハンド（手指側や指腹に角化，角質肥厚，紅斑を呈し，第1指の尺側と第2指の橈側に生じることが多い），ポイキロデルマ（紅斑，色素沈着，色素脱失，毛細血管拡張，皮膚萎縮などを混じる局面），爪囲紅斑，ムチン沈着，石灰化（石灰沈着）などがみられる．紅斑は痒みを伴うことが多い．水疱形成（vesiculo-bullous lesions）は，小水疱が少数みられる場合もあれば，播種状にみられる場合もある．水疱が破れたあとのびらん面が散在することも多い．悪性腫瘍の合併が多い．関節背面の深い潰瘍は，急速に進行する肺線維症を伴うことが多い．

鑑別診断
接触皮膚炎，手湿疹，乾癬，薬疹，中毒疹，光線過敏症

検査
筋酵素，抗核抗体，自己抗体〔抗ARS抗体（後述），抗Mi-2抗体，抗MDA5抗体，抗TIF1-γ抗体〕，CT．抗Jo-1抗体を始めとする抗aminoacyl-transfer RNA synthetase（ARS）抗体が陽性で間質性肺炎や関節炎を合併する頻度が高く，抗ARS抗体症候群として注目されている．

治療
副腎皮質ステロイド薬外用，内服，レクチゾール内服

注意
間質性肺炎，内臓悪性腫瘍の精査．

5) 全身性強皮症
systemic sclerosis（SSc）

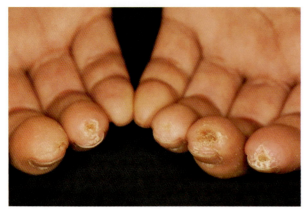

指尖潰瘍

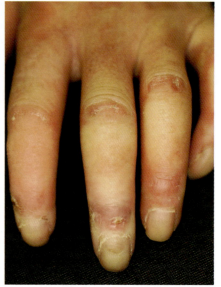

手指の硬化

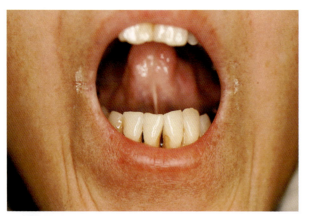

舌小帯の短縮

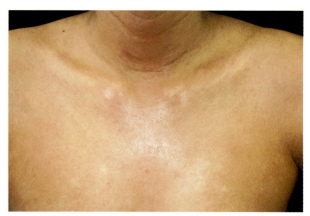

光沢を帯びる硬化

病因
免疫異常を背景に，血管内皮細胞障害が契機となり，最終的に活性化した線維芽細胞から過剰の細胞外基質蛋白が産生される．

症状
循環障害は，レイノー現象が代表的で，他に手指に虫食い状の小潰瘍（digital ulcer）が多発する．手指先端部や指腹には，やや陥凹する瘢痕（pitting scar）がみられる．手指背面・側面に角化性病変がみられることもしばしばである．爪上皮は延長し，後爪郭部に点状出血を伴う．皮膚硬化は，手指末梢から浮腫性腫脹（swollen finger）が左右対称性に始まり，漸次中枢側へと進行する．さらに高度になると，指の屈曲拘縮・伸展障害がみられる．体幹に硬化が及ぶと光沢を帯びてみられる．顔面の皮膚が硬くなると表情が乏しくなり，口囲には放射状の皺ができ，開口障害もみられるため，特有な仮面様顔貌を呈してくる．舌小帯の短縮もみられる．びまん皮膚硬化型患者の皮膚はびまん性に色が黒ずんでくる色素沈着と，部分的な色素脱失をきたし，痒みを伴う．その他の症状としては，斑状ないし点状の毛細血管拡張が顔面頬部，口唇，頸部，胸部，手などにしばしばみられる．石灰化や，骨吸収による手指末端の短縮がみられることもある．

鑑別診断
レイノー病，ウェルナー症候群，好酸球性筋膜炎，Crow-Fukase症候群，薬剤や有機溶媒による強皮症様変化，ガドリニウム造影剤によるnephrogenic systemic fibrosis，浮腫性硬化症，糖尿病による皮膚硬化など．

検査
抗核抗体，自己抗体（抗セントロメア抗体，抗トポイソメラーゼⅠ抗体），内臓諸臓器の精査

治療
副腎皮質ステロイド薬，エンドキサン，エンドセリン受容体拮抗薬内服

注意
抗セントロメア陽性の場合，四肢末端に深い潰瘍がみられることがある．

6）限局性強皮症（モルフェア）
localiged scleroderma (morphea)

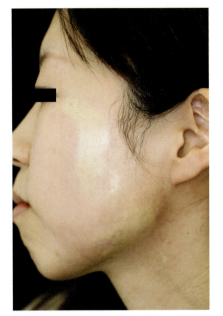
線状強皮症

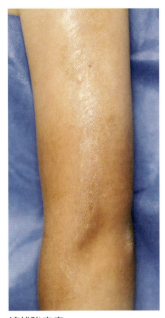
線状強皮症

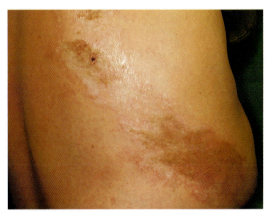
体幹の白色萎縮局面：周囲にライラックリングを伴う

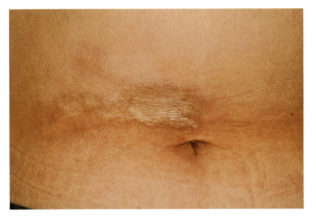
モルフェア

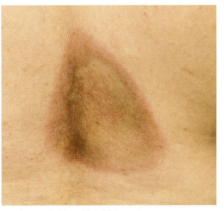
ライラックリングを伴うモルフェア

病因
不明だが，体細胞モザイクに対する自己免疫の可能性も推測されている．

症状
斑状強皮症（モルフェア），線状強皮症，滴状強皮症，結節状強皮症，深在性強皮症，剣創状強皮症などの亜型がある．斑状強皮症が最も多く，比較的境界明瞭な斑状硬化局面がみられる．初期には，局面の辺縁に紅斑がみられることがあり，ライラックリングと呼ばれる．病変が完成してくると，光沢を帯びた，やや黄色調になってくる．複数箇所（概ね4箇所以上）多発したものを generalized morphea と呼ぶ．線状，列序性に硬化性病変が配列することもあり，線状強皮症（linear scleroderma）と呼ばれる．剣創状強皮症（scleroderma en coup de sabre）は，若年者の前額部に好発し縦方向に走る帯状の硬化局面を呈する．Linear scleroderma の一型と考えられることもある．表面が紅色を呈する場合もあれば，常色でやや陥凹し萎縮性局面を呈することもある．頭部に病変が及ぶと脱毛を呈する．顔面片側の筋肉萎縮を伴うことがあり，facial hemiatrophy と呼ばれる．てんかんや痙攣の既往，脳波異常や脳室石灰化，骨病変を伴うこともある．

鑑別診断
ケロイド

検査
抗核抗体，MRI，CT，脳波

治療
副腎皮質ステロイド薬の外用，副腎皮質ステロイド薬，免疫抑制剤，メトトレキサートの内服．

注意
Linear morphea は深在性のことも多く，副腎皮質ステロイド薬内服が必要である．

7）シェーグレン症候群
Sjögren's syndrome

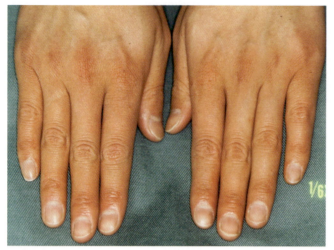
凍瘡様紅斑

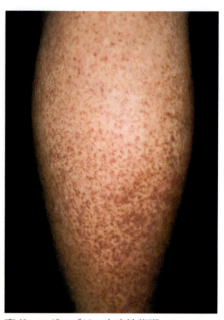
高ガンマグロブリン血症性紫斑

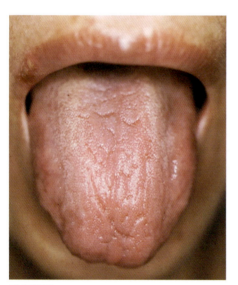
舌の乾燥

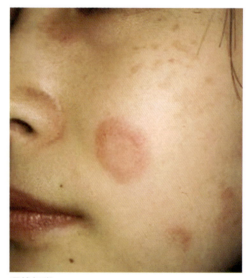
環状紅斑

病因
種々の免疫異常を背景に，非常に多彩な皮膚症状を呈する．

症状
舌は乾燥し，赤く平らな舌を呈する．口内乾燥に伴う口角炎や，口角の亀裂もしばしばみられる．眼瞼炎は，絶えず手でこすることにより色素沈着を伴ってみられる．粘膜の他に，皮膚も全体に乾燥傾向がみられる．代表的な皮膚症状は高ガンマグロブリン血症性紫斑と，環状紅斑が挙げられる．後者は，顔面，頸部，手指などに環状の紅斑がみられ，臨床的に，辺縁が隆起して中央が平坦化する環状を呈するもの，U字型ないし馬蹄型を呈するもの，浸潤を欠くもの，表面に鱗屑がみられるもの，環状を呈さない小型の浸潤性紅斑，などいくつかのバリエーションがある．この他，リンパ腫や偽リンパ腫，尋常性白斑，サルコイドーシス，扁平苔癬，萎縮性結節性皮膚アミロイドーシスなどもみられる．循環障害はシェーグレン症候群にもみられ，手指の凍瘡様紅斑もよくみられ，爪カンジダ症を合併することも多い．慢性蕁麻疹，脱毛，接触皮膚炎，薬疹，ウイルス感染症などもしばしばみられる．

鑑別診断
環状を呈する紅斑，血管炎．

検査
抗核抗体，抗SS-A抗体，抗SS-B抗体，眼科的検査

治療
それぞれの症状にあわせての対症療法．

注意
高ガンマグロブリン血症性紫斑は下肢に負荷が加わったあとに再発することが多い．

8) 関節リウマチ
rheumatoid arthritis（RA）

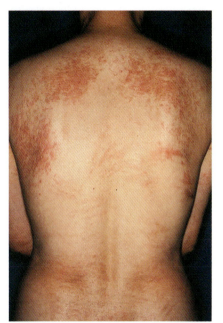
Rheumatoid neutrophilic dermatosis

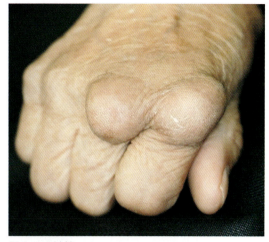
リウマチ結節

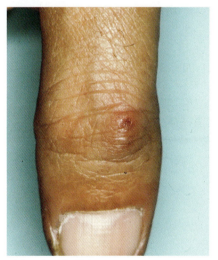
リウマトイド丘疹

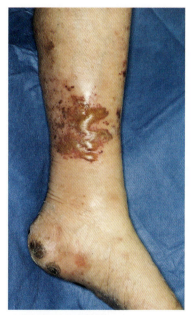
リウマトイド血管炎

病因
複数の遺伝的素因および後天的な環境因子によって発症する．

症状
特異的な皮膚症状の代表がリウマチ結節(rheumatoid nodule: RN)で，肘，手，足，指趾を始め，仙骨部，後頭部など外的刺激を受けやすく，下床にすぐ骨がある部位に好発する．まれに潰瘍化することもあり，ulcerating または perforating RN と呼ばれる．組織は特徴的な三層構造をとり，中央に膠原線維の類壊死性病変があり，それを取り囲むように CD68 陽性のマクロファージが柵状に配列し，さらにその外方には CD3 陽性 T 細胞と，血管の増生がみられる．リウマトイド結節に対し，耳や手指に生じる丘疹状のものをリウマトイド丘疹という．Rheumatoid neutrophilic dermatosis は，体幹，四肢に浸潤を伴う紅斑，蕁麻疹様の紅斑，充実性の固い丘疹(痒疹丘疹)，環状を呈する紅斑，あるいは水疱，びらんなど多彩な臨床像をとる．組織は，真皮内に核破壊を伴う好中球の稠密な浸潤を認める．

鑑別診断
石灰沈着症，薬疹

検査
リウマチ因子，抗 CCP 抗体，MMP-3

治療
切除，レクチゾール

注意
足趾の変形による皮膚症状も多く，フットケアにも留意する．

9) 再発性多発軟骨炎
relapsing polychondritis

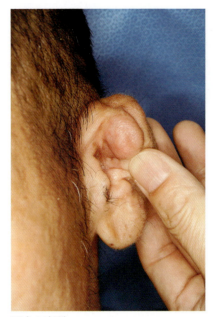
耳介の変形

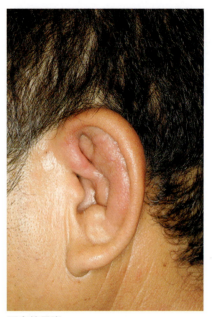
耳介軟骨炎

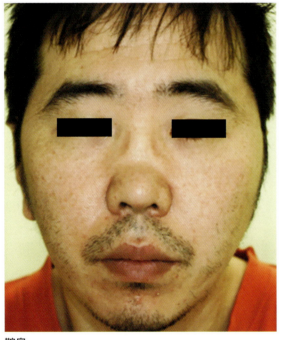
鞍鼻

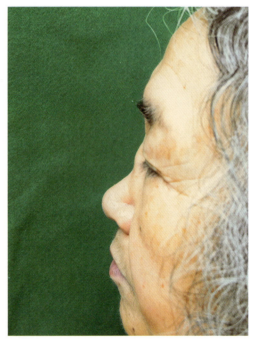
鞍鼻

病因
II型コラーゲンに対する自己免疫機序が想定されている．

症状
全身の軟骨組織を系統的に侵す疾患．耳介，鼻，気道，関節，眼などが侵される．
好中球の浸潤を伴う皮疹，軟骨炎，鞍鼻，耳症状（内耳・蝸牛・前庭障害），眼症状（強膜炎，ブドウ膜炎）に加え，多発性関節炎を伴う．

鑑別診断
耳介偽囊腫，丹毒

検査
CRP，γグロブリン，II型コラーゲンに対する抗体．

治療
副腎皮質ステロイド薬内服，免疫抑制剤，生物学的製剤

注意
瘢痕化すると，組織は線維化が主体となる．

10) 壊疽性膿皮症
pyoderma gangrenosum

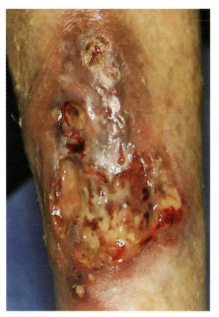

潰瘍型

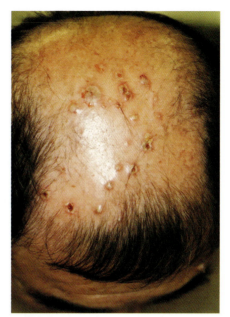

膿疱型

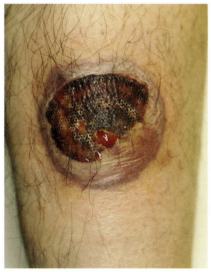

水疱型

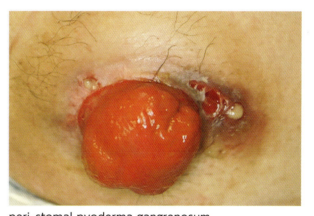

peri-stomal pyoderma gangrenosum

病因
不明

症状
急速に，遠心性に拡大する，増殖性，壊疽性の深い潰瘍．始まりは無菌性小膿疱だが，急速に潰瘍化するため，表面には膿苔が付着し細菌が二次的に検出されることも多い．辺縁は堤防状に軽度隆起し，さらにその周辺には浮腫を伴う．下腿伸側に好発するが，他にも頭部，耳，体幹，膝，外陰部，足趾などにもみられる．臨床的には，潰瘍型，水疱型，膿疱型，表在型に分かれ，潰瘍型が最も多いが，いくつかのタイプが混在することもある．
病理組織学的には，特徴的な所見はなく，非特異的な慢性炎症像で，好中球，単核球の浸潤がみられる．臨床検査所見も，一般的な炎症のマーカー以外に，特異的なものはない．基礎疾患として，炎症性腸疾患，関節リウマチ，血液系悪性腫瘍，大動脈炎症候群がある．また，外傷や侵襲を契機に本症が誘発されることがあり(pathergy)，ストーマ周囲の壊疽性膿皮症が知られている．

鑑別診断
下腿潰瘍，深在性真菌症，抗酸菌感染症

検査
CRP，白血球

治療
副腎皮質ステロイド薬内服，免疫抑制剤，植皮術，(基礎疾患に対する)生物学的製剤．

注意
入院のうえ加療する．

5. 膠原病および類縁疾患

11）好酸球性筋膜炎
eosinophilic fasciitis

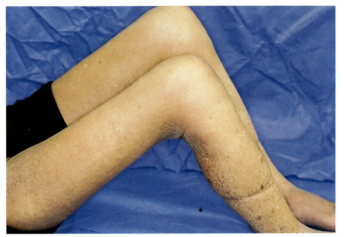

下肢の拘縮

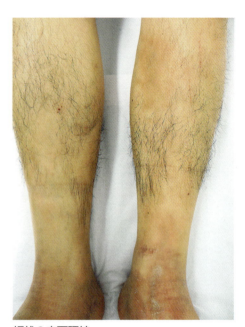

板状の皮下硬結

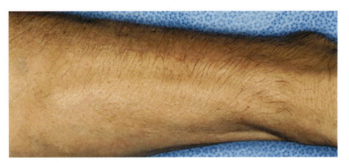

groove sign

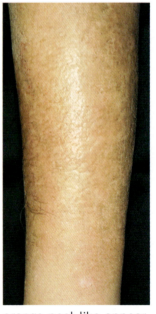

orange peel-like appearance

病因
不明

症状
前腕，下腿を中心とする板状の皮下硬結が最大の特徴である．激しい運動を契機に誘発されることがある．境界不明瞭にかなり強い硬化がみられ，上肢なら前腕から上腕，下肢なら下腿から大腿にかけて連続性にびまん性の硬化が認められる．手指の浮腫性硬化やレイノー現象を欠く．硬化した皮膚の表面の毛孔が開大しオレンジの皮様と表現される orange peel-like appearance や，硬化した皮膚においては表在静脈に沿ってその上の皮膚が軽度陥凹する groove sign がみられることもある．

鑑別診断
全身性強皮症，有機溶媒による皮膚硬化，Crow-Fukase 症候群，eosinoplilia-myalgia 症候群，好酸球増多症候群，好酸球性多発血管炎性肉芽腫症．

検査
末梢血好酸球，赤沈，CRP，血清アルドラーゼ値，IgG，などを測定．

治療
副腎皮質ステロイド薬，免疫抑制剤の内服．

注意
治療が遅れると痺れが残ることがある．

12) 化膿性汗腺炎
hidradenitis suppurativa

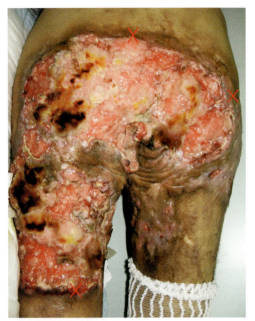
有棘細胞癌の続発

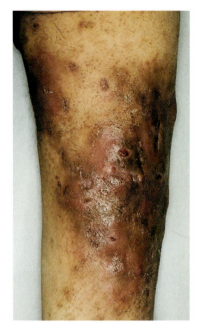
化膿性汗腺炎(大腿)

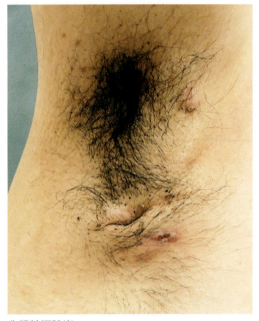
化膿性汗腺炎

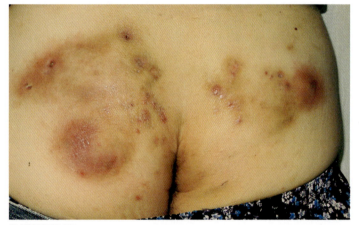
化膿性汗腺炎

病因
以前は殿部慢性膿皮症と呼ばれたが、近年は化膿性汗腺炎と呼ばれることが多い。汗腺炎という病名であるが、本態は毛包漏斗部の閉塞と過角化、毛包周囲の炎症によるもので、瘻孔が皮下で交通する。

症状
殿部が圧倒的に多く、他に腋窩や鼠径部に、結節、硬結、潰瘍が多発し、熱感や疼痛を伴う。多発する瘻孔は皮下で交通し、二次感染を伴う。時間が経つと瘢痕を残して略治するが、また新しい病変の出現を繰り返す慢性の難治性疾患である。Acne inversa とも呼ばれる。重症の痤瘡、壊疽性膿皮症、無菌性関節炎などの症状を伴うと自己炎症性疾患に近くなる。

鑑別診断
毛囊炎、せつ

治療
抗菌薬、外科的手術、生物学的製剤(アダリムマブ)

注意
二次的に悪性腫瘍(有棘細胞癌)が発生することがある。

6. 水疱症・膿疱症

1）尋常性天疱瘡
pemphigus vulgaris

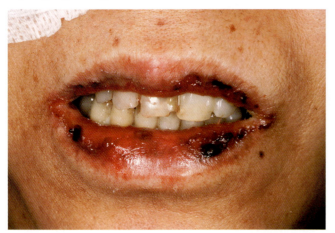
口唇のびらん

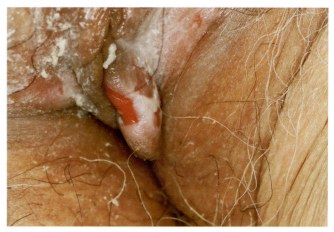
増殖性天疱瘡

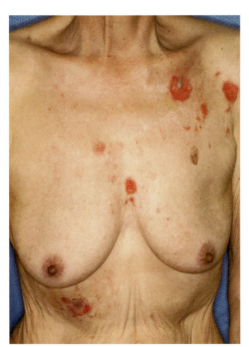
体幹のびらん

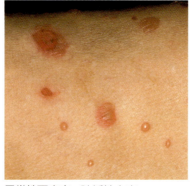
尋常性天疱瘡：弛緩性水疱

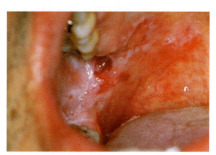
頬粘膜のびらん

病因
デスモグレイン3に対するIgG抗体が，表皮細胞間接着障害を引き起こす．粘膜優位型と粘膜皮膚型に分類される．

症状
口腔内，体幹，四肢に弛緩性水疱とびらんが多発する．一見健常にみえる皮膚を強く擦ると容易にびらんを生じる(Nikolsky現象)．粘膜優位型と，粘膜皮膚型に分かれ，前者では抗デスモグレイン3 IgG抗体のみが，後者では抗デスモグレイン3と1両方のIgG抗体が検出される．H-E組織標本では基底層直上で棘融解細胞がみられ，蛍光抗体直接法では表皮細胞間橋にIgGとC3が沈着する．

特殊なタイプとして，間擦部（鼠径部や腋窩）に増殖性のびらんを生じる増殖性天疱瘡（Neumann型とHallopeau型がある）や，疱疹状天疱瘡がある．

鑑別診断
扁平苔癬，ヘルペスなど

治療
副腎皮質ステロイド薬，免疫抑制剤の内服，免疫グロブリン大量静注療法，血漿交換．

注意
悪性リンパ腫にみられる腫瘍随伴性天疱瘡で閉塞性細気管支炎を発症すると予後不良である．

2) 落葉状天疱瘡
pemphigus foliaceus

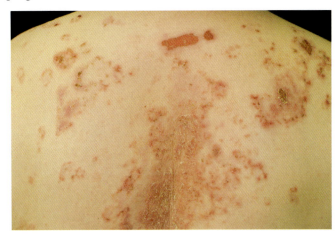

落葉状天疱瘡

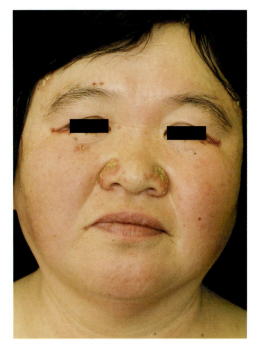

鼻唇溝の痂皮をのせる紅斑

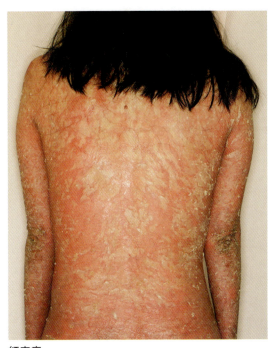

紅皮症

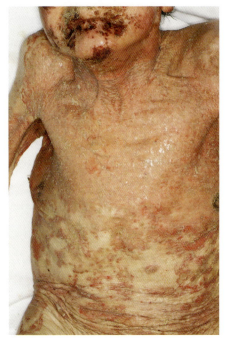

紅皮症

病因
デスモグレイン1に対する自己抗体.

症状
表皮の浅いところ(角層直下)に裂隙が生じる.浅い水疱のためすぐに破れ,臨床は痂皮が主体.頭部,顔面,体幹正中に好発する.口腔粘膜疹はみられない.紅斑性天疱瘡(Senear-Usher)はほぼ同義だが,頰部や鼻唇溝に紅斑がみられる.

鑑別診断
膿痂疹,脂漏性湿疹,薬疹

検査
抗デスモグレイン1抗体

治療
レクチゾール内服,副腎皮質ステロイド薬の内服.

注意
軽症例ばかりではなく,紅皮症を呈する重症例もある.

3）水疱性類天疱瘡
bullous pemphigid

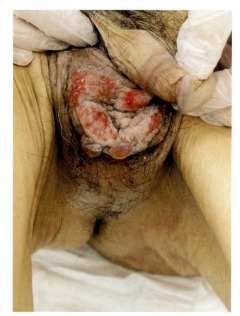
水疱性類天疱瘡

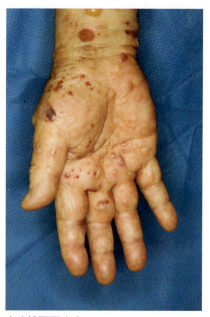
水疱性類天疱瘡

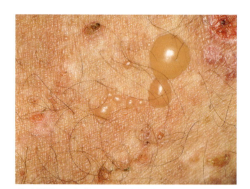
水疱性類天疱瘡：緊満性水疱

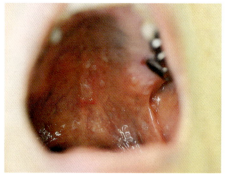
口腔粘膜疹

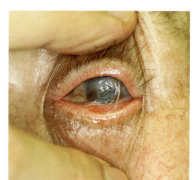
粘膜類天疱瘡

病因
表皮基底膜部抗原（ヘミデスモゾーム構成蛋白であるBP180とBP230）に対する自己抗体により，表皮下水疱が形成される．

症状
緊満性水疱だけでなく炎症が強く，痒みの強い浮腫性紅斑も同時にみられ，口腔粘膜疹がみられることもある．H-Eでは表皮化の裂隙に好酸球の多数の浸潤を認める．蛍光抗体直接法では，基底膜にIgG，C3が線状に沈着する．天疱瘡に比べ高齢者に多く，内臓悪性腫瘍や薬剤との関連が示唆される．また，湿疹や多形紅斑を始めとする種々の前駆病変（prodrome）から，経過中に水疱性類天疱瘡を発症することもある．

臨床的にいくつかのタイプがあり，vesicular pemphigoid，結節性類天疱瘡，増殖性．治癒後に稗粒腫が多発してみられることもある．

鑑別診断
熱傷，虫刺され

検査
IgE，末梢血好酸球，抗BP180抗体，抗BP230抗体

治療
副腎皮質ステロイド薬，免疫抑制剤の内服，免疫グロブリン大量静注療法．

注意
糖尿病薬によって誘発されることがあり，内服薬を確認する．

4) 妊娠性疱疹
herpes gestationis

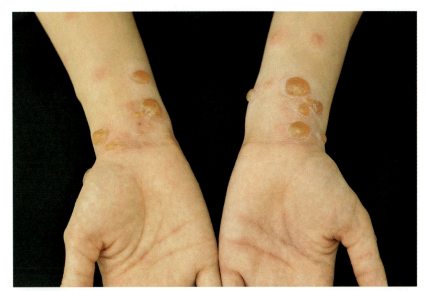
妊娠性疱疹

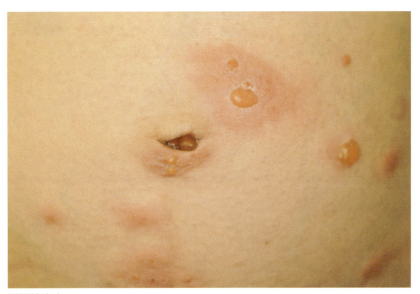
妊娠性疱疹

病因
妊婦にみられる水疱性類天疱瘡．妊娠や出産に伴う．水疱性類天疱瘡の発症誘因として，紫外線，放射線，熱傷，薬剤，外傷・外的刺激などがあり，その一つが妊娠である．

症状
妊娠後期〜産褥期に発症する．体幹，四肢に紅斑，緊満性の水疱が多発し，痒みが強い．

鑑別診断
妊娠性痒疹，pruritic urticarial papules and plaques of pregnancy，疱疹状皮膚炎

検査
蛍光抗体法

治療
副腎皮質ステロイド薬の内服．出産後に軽快する．

注意
分娩後までしっかり経過をみていく．

5) ジューリング疱疹状皮膚炎
dermatitis herpetiformis Duhring

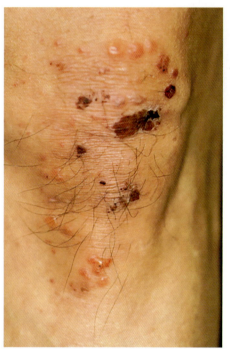

ジューリング疱疹状皮膚炎

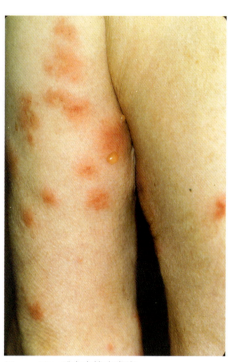

ジューリング疱疹状皮膚炎

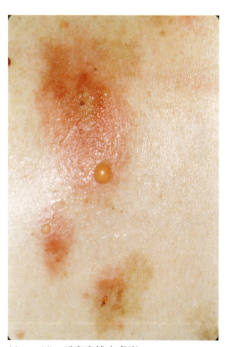

ジューリング疱疹状皮膚炎

病因
IgA クラスの抗表皮トランスグルタミナーゼ抗体が病態に関与していると考えられている．本症は本邦人には少なく欧米の患者に検出される HLA-B8DR4 や，グルテン過敏性腸炎も本邦人ではみられない．

症状
紅斑の辺縁上に小水疱が環状に配列する．
肘頭部，膝蓋部，殿部に好発し，痒みが強い．粘膜疹はみられない．

病理組織像は，表皮直下に好中球性の微小膿瘍がみられる．蛍光抗体直接法では，表皮真皮境界部に IgA の顆粒状沈着を認める．

鑑別診断
水疱性類天疱瘡，線状 IgA 水疱性皮膚症

検査
蛍光抗体法

治療
レクチゾール内服，副腎皮質ステロイド薬内服

6) 線状 IgA 水疱性皮膚症
linear IgA bullous dermatosis

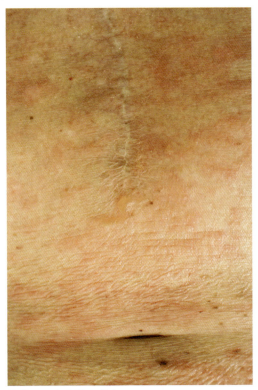

線状 IgA 水疱性皮膚症

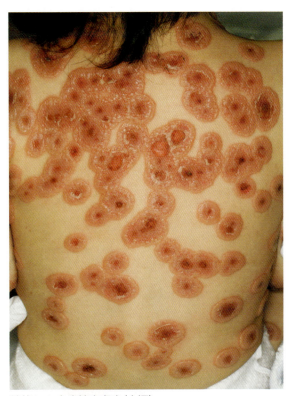

線状 IgA 水疱性皮膚症（小児）

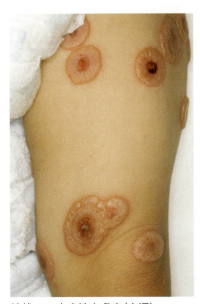

線状 IgA 水疱性皮膚症（小児）

病因
IgA 自己抗体

症状
臨床的に，紅斑の辺縁に小水疱が乗る疱疹状皮膚炎と似る場合や，水疱性類天疱瘡に似た，紅斑や緊満性水疱が多発する場合があり，痒みを伴う．小児（10歳未満発症）にも成人にもみられる．部分的に小水疱が出没を繰り返す軽症もあれば，全身に皮疹が出現し入院加療を要する重症もある．薬剤が原因のこともあり，バンコマイシンが有名．病理組織は，真皮乳頭層に好中球性微小膿瘍がみられる．蛍光抗体直接法では，表皮真皮境界部に IgA の線状の沈着を認める．

鑑別診断
ジューリング疱疹状皮膚炎

検査
免疫グロブリン

治療
レクチゾール内服，副腎皮質ステロイド薬内服

7) 後天性表皮水疱症
epidermolysis bullosa acquisita

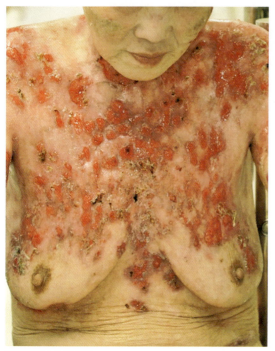
後天性表皮水疱症

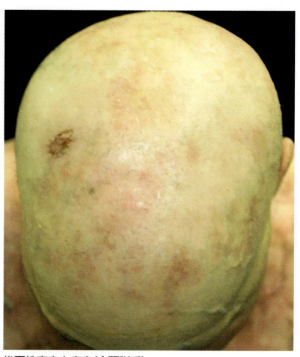
後天性表皮水疱症（全頭脱毛）

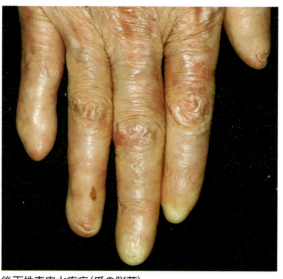
後天性表皮水疱症（爪の脱落）

病因
係留線維（anchoring fibril）の主成分であるVII型コラーゲンに対する自己抗体による．

症状
外的刺激を受ける部位に水疱を繰り返し生じる非炎症型（古典型）と，水疱性類天疱瘡に似た，瘙痒を伴う紅斑を伴う炎症型とがある．H-E染色像では，表皮下水疱を認め，蛍光抗体直接法では表皮基底膜部にIgG，C3の線条沈着が認められる．生検皮膚を1モル食塩水処理後に蛍光抗体間接法で真皮側の境界部に陽性となる．口腔粘膜疹，瘢痕性脱毛，爪の変形・萎縮・脱落，炎症後色素沈着・色素脱失をしばしば伴う．水疱が上皮化した後に稗粒腫が多発することもある．

鑑別診断
水疱性類天疱瘡

検査
蛍光抗体法

治療
副腎皮質ステロイド薬，免疫抑制剤，レクチゾール，コルヒチンの内服．治療抵抗例では，ステロイドパルス療法，免疫グロブリン大量静注，血漿交換などが施行される．

8) 先天性表皮水疱症
epidermolysis bullosa hereditaria

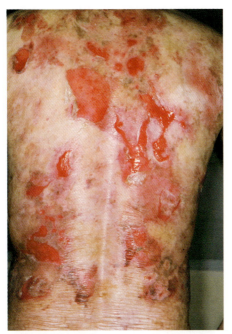

先天性表皮水疱症

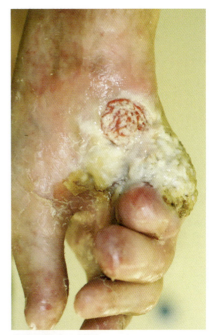

有棘細胞癌の続発

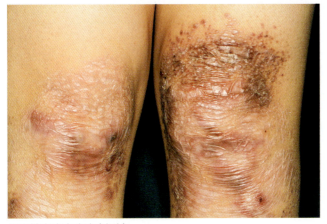

先天性表皮水疱症（瘢痕）

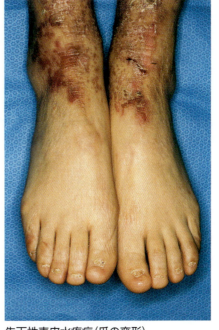

先天性表皮水疱症（爪の変形）

病因
表皮-真皮の境界部を構成する構造タンパク質をコードする遺伝子の変異により、微細な外的刺激により容易に水疱を生じる遺伝性疾患。単純型、接合部型、栄養障害型（優性、劣性）、Kindler症候群に分類されている。

症状
新生児からみられ、些細な外的刺激により水疱が形成されるのを繰り返す。瘢痕治癒を繰り返すうちに、稗粒腫も出現する。

単純型：外力により表皮内に水疱ができる。

栄養障害型：優性遺伝性は、出生時から四肢優位に水疱や潰瘍を繰り返す。劣性遺伝型のうち劣性重症汎発型は、指趾の棍棒状変化、癒着、食道粘膜の瘢痕治癒による狭窄、摂食不良、脱水、貧血、視力障害など種々の全身症状を併発する。

治療
外用薬、被覆保護剤、栄養剤

注意
重症汎発型は、二次的に有棘細胞癌が高率にみられるようになる。

6. 水疱症・膿疱症

9) 掌蹠膿疱症
palmoplantar pustulosis

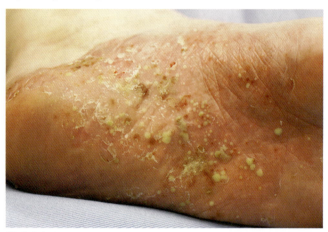
掌蹠膿疱症

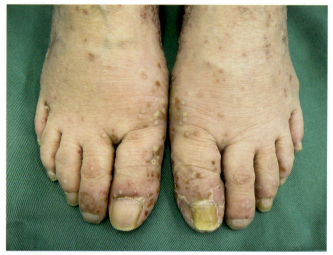
掌蹠膿疱症(急性の掌蹠外病変)

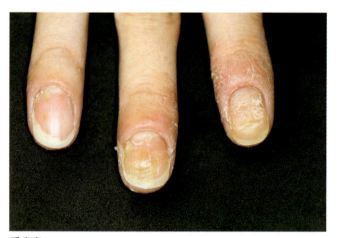
爪病変

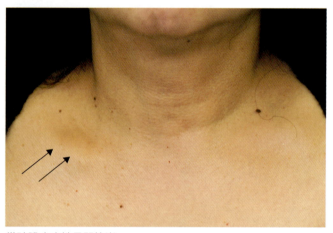
掌蹠膿疱症性骨関節炎

病因
本邦に多くみられ，病巣感染(扁桃，副鼻腔，歯性感染症)との関連が高い．

症状
手掌・足底に無菌性の小水疱，小膿疱を多発する疾患で，慢性に経過するうちに，落屑性紅斑局面が形成され，鱗屑，膿疱などが混在してみられてくる．爪にも爪下の膿疱，点状陥凹などが高率にみられる．通常，手掌，足底が選択的に侵されるが，手関節，足関節を越えて，前腕，肘頭，足背から下腿，膝，あるいは殿部や体幹に，乾癬に類似する，軽度角化性紅斑が散在してみられることがあり，掌蹠膿疱症の掌蹠外病変と呼ばれている．胸骨，肋骨，鎖骨に関節炎をきたすことも多く，掌蹠膿疱症性骨関節炎と呼ばれる．

鑑別診断
異汗性湿疹，カンジダ症，急性汎発性膿疱性細菌疹

治療
病巣感染巣の治療が根治療法．副腎皮質ステロイド薬，ビタミンD_3製剤の外用．紫外線照射，生物学的製剤(グセルクマブ)．

注意
禁煙が必要．

10）アロポー稽留性肢端皮膚炎
acrodermatitis continua Hallopeau

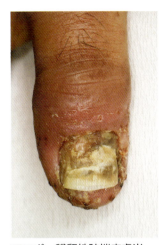
アロポー稽留性肢端皮膚炎

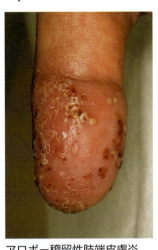
アロポー稽留性肢端皮膚炎

病因
フランス人のHallopeauが記載した，指趾を特異的に侵す慢性の疾患で，膿疱性乾癬の限局型と考えられる．

症状
手指，足趾末端の紅斑，落屑，膿疱が混在してみられる．とくに爪囲や爪床の炎症，膿疱が長い間限局して（稽留）みられるもの．爪甲の変形や脱落をきたす．X線像で骨の萎縮や融解像がみられることもある．膿疱を生検すると，Kogojの海綿状膿疱の所見がみられる．

鑑別診断
感染症（細菌，ウイルス，真菌），掌蹠膿疱症

治療
エトレチナート内服，生物学的製剤（保険適用外）

注意
ごくまれに，汎発化してくることがあるとされ，その場合は汎発性膿疱性乾癬に含まれる．

11）角層下膿疱症
subcorneal pustular dermatosis

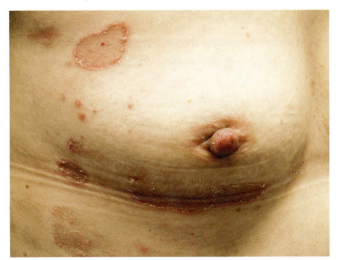
角層下膿疱症

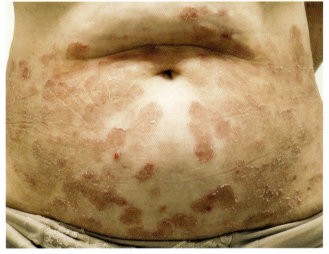
角層下膿疱症

病因
不明．角層下に無菌性の小膿疱を生じる．肉眼的に膿疱が目立たないことも多い．

症状
中年女性の胸腹部，腋窩，殿部，鼠径部に紅斑～褐色斑がみられ，その上に鱗屑，小膿疱を乗せる．膿疱は表在性ですぐに破れ，鱗屑が紅斑の内側に環状にみられる．自然消退傾向もあるが，再発を繰り返す例もある．

鑑別診断
カンジダ症，体部白癬，膿疱性乾癬，IgA天疱瘡，落葉状天疱瘡，膿痂疹，壊死性遊走性紅斑

治療
副腎皮質ステロイド薬外用，レクチゾール内服

注意
関節リウマチ，血液系の異常（パラプロテイン血症）が背景にみられることもある．

12）疱疹状膿痂疹
impetigo henpetiformis

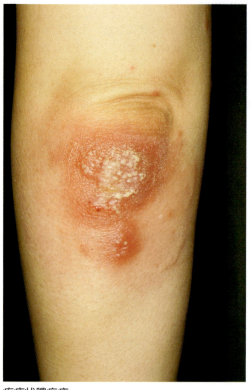

疱疹状膿痂疹

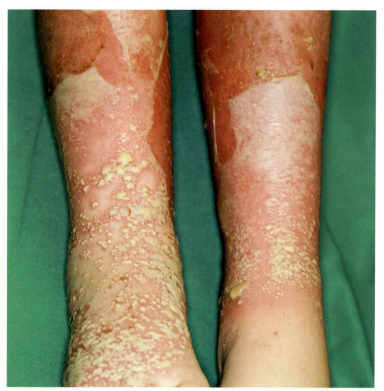

下腿に膿疱が多発し融合している

病因
膿疱性乾癬の悪化因子の一つに妊娠がある．妊娠による免疫バランスの異常や性ホルモンの異常により誘発されると推測されている．

症状
原著によると，妊娠，出産に伴い，小膿疱が集簇，環状に配列，または孤立性に多発する．
どこにも乾癬という文字は出てこないが，膿疱からの生検像では，Kogojの海綿状膿疱の所見がみられる．現在は膿疱性乾癬の特殊型(乾癬の既往歴がなく，妊娠を契機に発症した膿疱性乾癬)と考えられている．一部の免疫では IL-36RN の遺伝子異常がある．

鑑別診断
ヘルペスウイルス感染症，伝染性膿痂疹，膿疱性細菌疹，急性汎発性発疹性膿疱症，妊娠性疱疹，pruritic urticarial papules and plaques of pregnancy，角層下膿疱症

検査
白血球，CRP，アルブミン

治療
副腎皮質ステロイド薬外用・内服

注意
出産まで注意深く観察する．

13) 好酸球性膿疱性毛包炎
eosinophilic pustular folliculitis

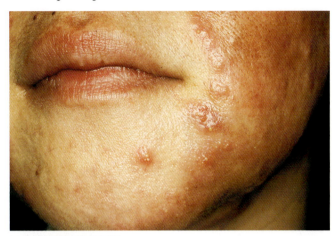
好酸球性膿疱性毛包炎

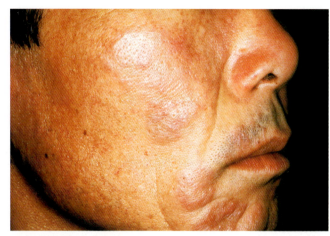
好酸球性膿疱性毛包炎

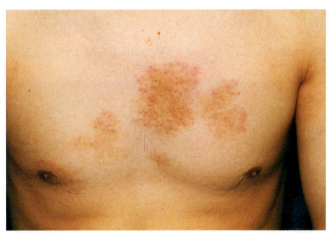
好酸球性膿疱性毛包炎（体幹）

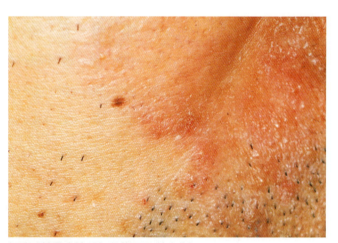
好酸球性膿疱性毛包炎（顔面の拡大像）

病因
何らかの抗原刺激によるものと推測されているが，不明．

症状
紅斑の辺縁に小膿疱が環状に配列する．痒みを伴い，遠心性に拡大していく．顔面（額，頰部），前胸部に好発するが，毛のない掌蹠にも生じることがある．HIV 感染患者に，痒みの強い紅色調の痒疹丘疹がみられることがあり，肉眼的に膿疱がみられないことも多いが，好酸球性膿疱性毛包炎の一型と考えられている．病理組織は真皮内に好酸球が多数浸潤し，とくに脂腺組織内へ浸潤してみられるのが特徴的である．

鑑別診断
白癬，脂漏性湿疹，酒皶様皮膚炎，膿疱性痤瘡，毛包虫性痤瘡

検査
末梢血好酸球，HIV

治療
インドメサシンが奏効することが多い．他に，レクチゾール内服，塩酸ミノサイクリン内服，副腎皮質ステロイド薬外用

注意
原著で報告された太藤病を古典型とし，さらに免疫抑制関連型と小児に生じる特殊型とを含めて拡大解釈する考えが提唱されている．

7. 腫瘍-上皮性腫瘍

1) 脂漏性角化症
seborrheic keratosis

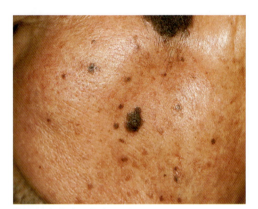
脂漏性角化症：頬部の結節

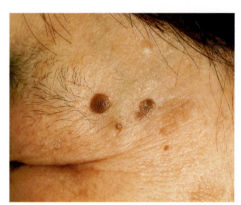
脂漏性角化症：外眼角上部の結節

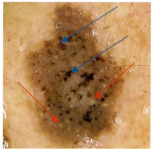
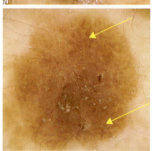
脂漏性角化症のダーモスコピー

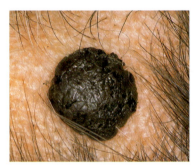
脂漏性角化症：頭部の結節
ブロッホ良性非母斑性黒色上皮腫Ⅱ型

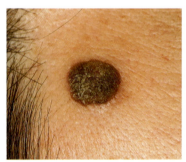
脂漏性角化症：顔面の結節

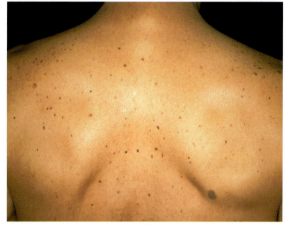
レーザー・トレラ症候群

病因
老人性疣贅ともいう．表皮ケラチノサイト（角化細胞）由来の良性腫瘍である．

症状
高齢者の顔面・前胸部・背部に好発する．褐色～黒色の，扁平あるいは半球状に隆起した結節や局面としてみられる．疣状，表面が粗糙なもの，平滑なもの，多数の小陥凹がみられるもの，などがある．黒いボタンを皮膚に置いたような黒色の結節をブロッホ良性非母斑性黒色上皮腫Ⅱ型という．脂漏性角化症が急激に多発したものをレーザー・トレラ（Leser-Trélat）症候群といい，時に内臓悪性腫瘍を合併する．

鑑別診断
老人性色素斑，尋常性疣贅，色素性母斑，基底細胞癌，悪性黒色腫

検査
ダーモスコピーで面皰様開口（comedo-like openings）（青矢印），稗粒腫様嚢腫（milia-like cysts）（赤矢印），脳回転様外観（brain-like appearance）（黄矢印），指紋様構造（fingerprint-like structures）を認める．病理検査で角質増殖・表皮肥厚・乳頭腫症がみられる．

治療
必要に応じ外科的切除・液体窒素による冷凍凝固術・炭酸ガスレーザーによる焼灼．

7. 腫瘍-上皮性腫瘍

2)-1 粉瘤/皮様嚢腫/外毛根鞘嚢腫
atheroma/dermoid cyst/trichilemmal cyst

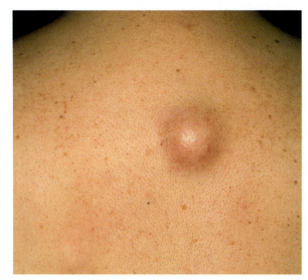

粉瘤：背部の結節

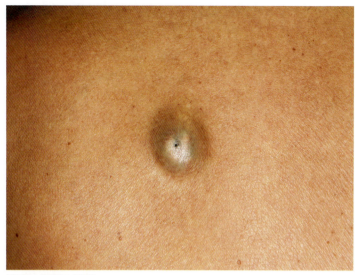

粉瘤：背部の結節
巨大面皰がみられる

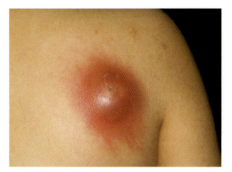

炎症性粉瘤：背部の結節

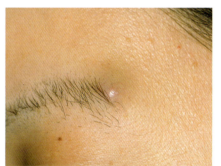

皮様嚢腫：眉毛部の結節

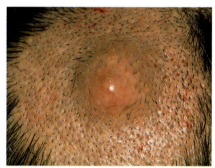

外毛根鞘嚢腫：頭部の結節

病因
表皮嚢腫（epidermal cyst），類表皮嚢腫（epidermoid cyst）ともいう．表皮，毛囊漏斗部，脂腺排出管由来の角質囊腫である．有毛部に生じる．

症状
中年以降の顔面・頭部・前胸部・背部に好発する．皮膚色または淡青色の，指頭大～鶏卵大で，表面が平滑，半球状に隆起する皮内の囊腫である．中心に黒点様の開口部を示す（面皰）ことが多い．被覆表皮と癒着し，下床と可動性がある．内容物は粥状物質で悪臭を伴う．自覚症状はない．細菌感染を伴うと，発赤・化膿・疼痛を生じ，炎症性粉瘤（inflammatory atheroma）という．

鑑別診断
巨大面皰，脂肪腫，石灰化上皮腫

検査
病理検査で真皮内に単房性の囊腫がみられる．囊腫壁は表皮と同様の分化を示す．囊腫内に角質が充満する．

治療
必要に応じ外科的切除・切開して囊腫壁を摘出（くり抜き法）．

皮様嚢腫（dermoid cyst）
臨床的には粉瘤とほぼ同様の皮内の囊腫である．若年者の顔面，特に眉毛周囲に好発する．

外毛根鞘嚢腫（trichilemmal cyst）
臨床的には粉瘤とほぼ同様の皮内の囊腫である．中年以降の頭部に好発する．囊腫壁は外毛根鞘角化を示す．

2)-2 多発性脂腺嚢腫/発疹性毳毛嚢腫/稗粒腫/面皰/Favre-Racouchot症候群

steatocystoma multiplex/eruptive vellus hair cyst/milium/comedo/Favre-Racouchot syndrome

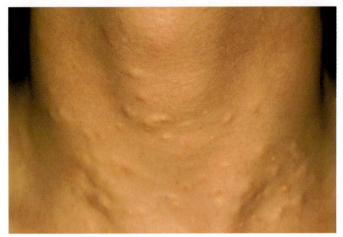

多発性脂腺嚢腫：頸部の多発性の淡黄色皮内結節

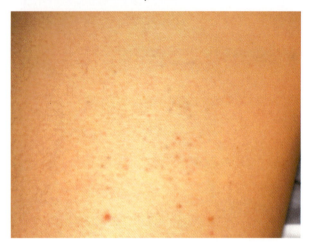

発疹性毳毛嚢腫：大腿部の多発性の青黒色皮内結節

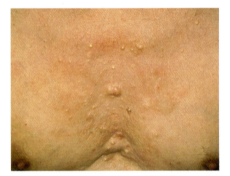

稗粒腫：前胸部の多発性の皮内結節

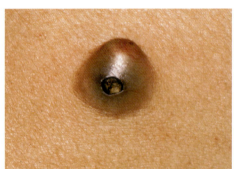

巨大面皰

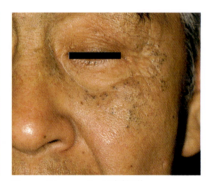

Favre-Racouchot症候群

多発性脂腺嚢腫（steatocystoma multiplex）
臨床的には5〜10 mm程度とやや小型であるが，粉瘤とほぼ同様の皮内の嚢腫である．若年から中年の前胸部・腋窩に淡黄色の結節が多発する．嚢腫壁は複雑に入り組み，壁またはその近くに皮脂腺がみられる．

発疹性毳毛嚢腫（eruptive vellus hair cyst）
2〜3 mm程度の小型の皮内の嚢腫である．青年期の前胸部・大腿部・上肢に多発する．色調は赤褐色〜青黒色調である．嚢腫内に毳毛を入れる．

稗粒腫（milium）
若年〜中年の顔面の眼周囲に多発する．1〜2 mm大の白色または黄白色の丘疹．病理検査では表皮嚢腫と同様の所見である．治療は皮内針を用いて角質塊を除去する．

面皰（comedo）
顔面や体幹に好発する．中心に黒色の開口部を示す皮内結節で，大型のものは巨大面皰という．内容は角質と皮脂の混在したものである．尋常性痤瘡の皮膚症状としてみられるものは1〜2 mm大と小型で白色面皰と黒色面皰がある．

Favre-Racouchot症候群
慢性に日光に曝露された高齢者の顔面（光老化皮膚）に，老人性色素斑，深いシワ，多数の面皰・表皮嚢腫がみられるものをいう．

3）耳前嚢腫/側頸嚢腫
preauricular cyst/cervical cyst

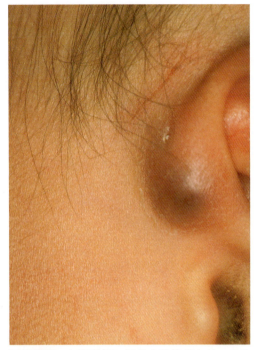

耳前嚢腫：左耳前部に紅色の結節があり，その上方に瘻孔がみられる

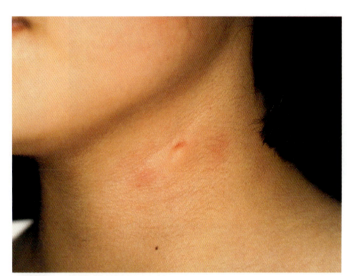

側頸嚢腫：左頸部に皮内結節がみられる

病因
胎生5週頃に第1鰓弓と第2鰓弓に耳介結節が癒合して耳介が形成される時に生じた嚢腫を耳前嚢腫という．耳前嚢腫で瘻孔を形成しているものを耳前瘻孔(preauricular fistula)という．胎生2〜3週頃に第2鰓裂が閉鎖せずに遺残して生じた嚢腫を側頸嚢腫(cervical cyst)という．側頸嚢腫で瘻孔を形成しているものを側頸瘻(cervical fistula)という．類似疾患として甲状舌管の遺残による正中頸嚢腫(median cervical cyst, thyroglossal duct cyst)がある．

症状
耳前嚢腫は10歳以下の小児の耳前部に好発する．5〜10mm大の，軟かい皮内結節で，耳介軟骨まで達する．側頸嚢腫は10歳以下の小児の側頸部に好発する．5〜10mm大の，軟かい皮内結節である．

鑑別診断
粉瘤，脂肪腫

検査
必要に応じてエコー，CT，MRIを行う．

治療
必要に応じて外科的切除．

7. 腫瘍-上皮性腫瘍

4) 多発性丘疹状毛包上皮腫/毛包腫
trichoepithelioma papulosum multiplex/trichofolliculoma

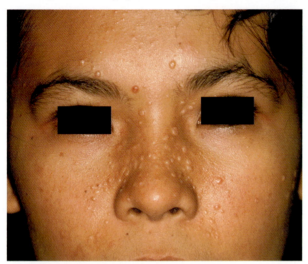
多発性丘疹状毛包上皮腫：顔面の多数の丘疹

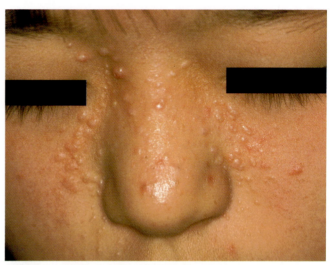
多発性丘疹状毛包上皮腫：顔面の多数の丘疹

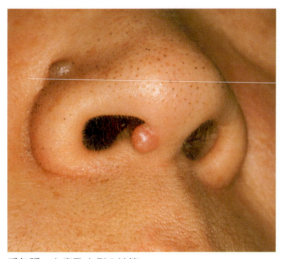
毛包腫：右鼻孔内側の結節

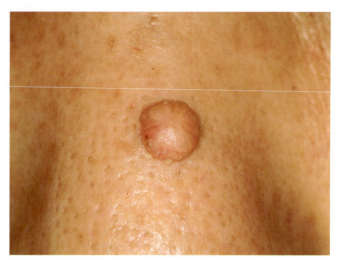
毛包腫：鼻背部の結節

病因
毛嚢由来の良性腫瘍で、常染色体優性遺伝で家族内発生する。CYLD遺伝子（clindromatosis gene）異常による。単発のものは遺伝傾向がない。

症状
女性にやや多い。小児から若年の顔面、特に鼻翼の付け根の両側・口囲・眼瞼に好発する。2〜3 mm大の小型の皮膚色の丘疹が多発集簇する。時にてんかん、血管腫、表皮母斑を合併する。

鑑別診断
結節性硬化症にみられる血管線維腫。

検査
病理検査で真皮内に小型の角質嚢腫をもった、基底細胞様細胞から成る腫瘍塊が多数みられる。

治療
必要に応じ炭酸ガスレーザーで焼灼。

関連疾患
毛包腫（trichofolliculoma） 顔面の鼻部・頬部に単発する。5〜10 mm程度の皮膚色の半球状の結節としてみられる。中央に小孔があり、時に幼弱な毛がみられる。病理検査で中央に一次毛嚢とそこから放射状に延びた多数の二次毛包がみられる。

5) 毛母腫
pilomatricoma

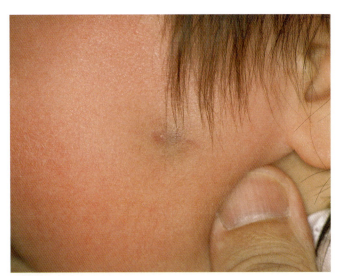
毛母腫：もみあげ部の皮内結節

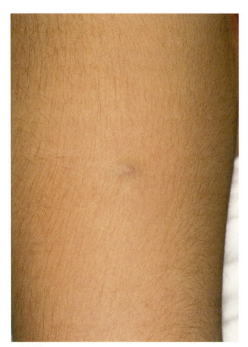
毛母腫：上腕の皮内結節

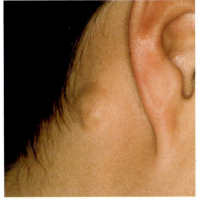
毛母腫：耳後部の結節

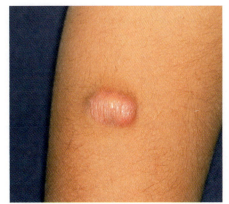
毛母腫：上腕の結節

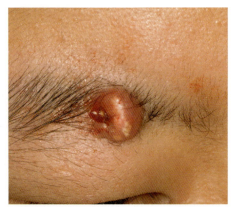
毛母腫：眉毛部の結節

病因
石灰化上皮腫（calcifying epithelioma）ともいう．原始上皮芽細胞あるいは毛母細胞由来の過誤腫で，βカテニン遺伝子の異常のものがある．

症状
10歳以下の小児の顔面・頚部・上肢に好発する．5～30 mm大の，弾性硬の単発生の皮下結節である．被覆表皮は皮膚色から青色で，時に水疱様外観を示す．

鑑別診断
粉瘤，脂肪腫

検査
必要に応じてエコー，CT，MRIを行う．病理検査で真皮内に好塩基性細胞，陰影細胞，移行細胞からなる腫瘍塊がみられる．腫瘤内部に石灰化や骨化がみられる．

治療
必要に応じて外科的切除．

7. 腫瘍-上皮性腫瘍

6) 老人性脂腺増殖症/フォアダイス状態
senile sebaceous hyperplasia/Fordyce's condition

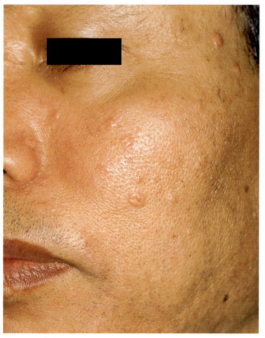
老人性脂腺増殖症：頬部の丘疹

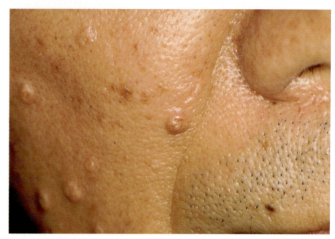
老人性脂腺増殖症：頬部の丘疹

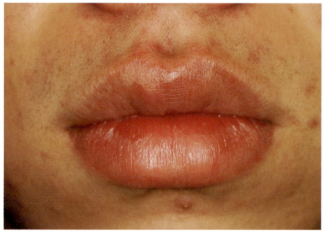
フォアダイス状態：上口唇やや右に黄色の丘疹が集簇

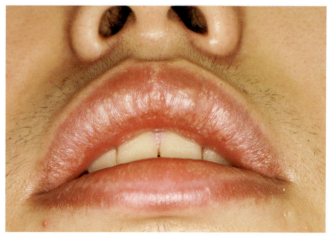
フォアダイス状態：上口唇に黄色の丘疹が集簇

病因
脂腺増殖症(sebaceous hyperplasia)ともいう．成熟した脂腺が増殖したものである．

症状
高齢男性の顔面に好発する．3〜5mm大の扁平な黄色の丘疹が散在性に多発する．

鑑別診断
扁平疣贅

治療
必要に応じて炭酸ガスレーザーによる焼灼．

関連疾患
フォアダイス状態(Fordyce's condition)　独立脂腺の増殖による．若年者の口唇部・頬粘膜・亀頭・冠状溝・大小陰唇部に好発する．1〜2mm程度の扁平な黄色丘疹が多発集簇する．

7) 汗管腫/エクリン汗嚢腫
syringoma/eccrine hidrocystoma

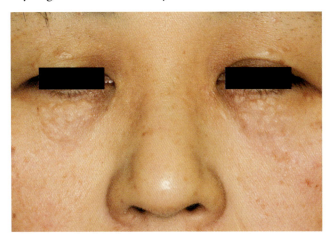

汗管腫：上下眼瞼の丘疹

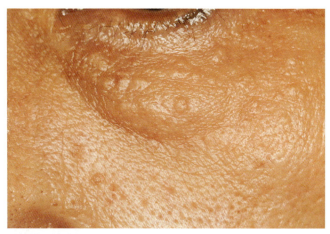

汗管腫：拡大像

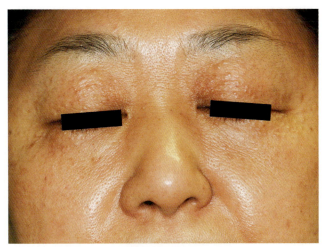

エクリン汗嚢腫：上下眼瞼の丘疹

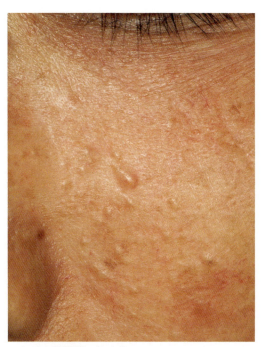

エクリン汗嚢腫：拡大像

病因
エクリン汗腺の真皮内導管の増殖による．

症状
中年女性の顔面，特に上下眼瞼に好発する．1～3 mm大の扁平な淡黄色の丘疹が多発する．若年者の体幹に多発するものを発疹性汗管腫（eruptive syringoma）という．

鑑別診断
エクリン汗嚢腫，稗粒腫，顔面播種性粟粒性狼瘡

検査
病理検査で真皮上層に管腔構造と索状構造がみられる．

治療
必要に応じて炭酸ガスレーザーによる焼灼．

関連疾患
エクリン汗嚢腫（eccrine hidrocystoma） エクリン汗管の貯留嚢腫である．中年女性の上下眼瞼に好発する．夏に悪化し，冬に軽快する．1～2 mm程度の扁平な黄白色丘疹が密に多発する．

7. 腫瘍-上皮性腫瘍

8) エクリン汗孔腫/エクリン汗孔癌
eccrine poroma/eccrine porocarcinoma

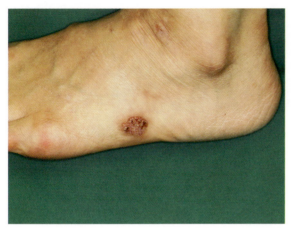
エクリン汗孔腫：足外側の結節

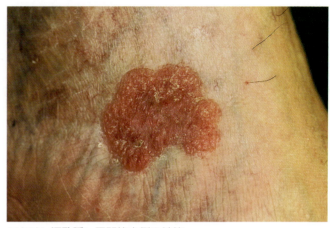
エクリン汗孔腫：足関節内側の結節

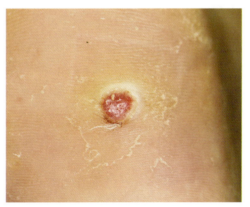
エクリン汗孔腫：足底の結節

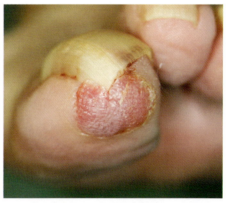
エクリン汗孔腫：趾尖部の結節

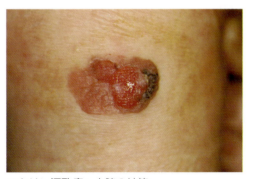
エクリン汗孔癌：上腕の結節
(川田 暁, 他. よくわかる皮膚病理アトラス. 金原出版; 2008)

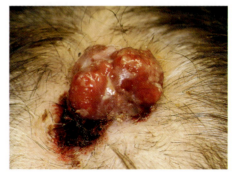
エクリン汗孔癌：頭部の腫瘤

病因
エクリン汗腺の表皮内導管由来の良性腫瘍である．

症状
足底・手掌・下腿に好発する．1〜3cm大の広基有茎性で扁平な赤色結節が単発する．表面はびらん化して易出血性のことが多い．時に褐色で表面が粗糙(そぞう)となる．

鑑別診断
血管拡張性肉芽腫，血管腫，脂漏性角化症

検査
ダーモスコピーで白い網目状構造(irregular whitish network)がみられる．病理検査で表皮から真皮にかけて小型の腫瘍細胞(poroid cell)が増殖する．

治療
外科的切除

関連疾患
エクリン汗孔癌(eccrine porocarcinoma) エクリン汗孔腫が癌化したものをいう．高齢者の下肢・体幹に好発する．大型の紅褐色の結節で，表面が潰瘍化する．

9）皮膚混合腫瘍
mixed tumor of the skin

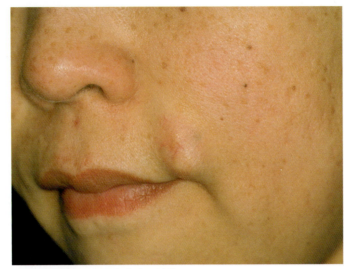

皮膚混合腫瘍：左口角上方の結節

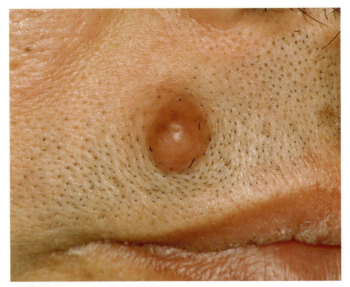

皮膚混合腫瘍：上口唇皮膚の結節

病因
軟骨様汗管腫(chondroid syringoma)ともいう．エクリンおよびアポクリン汗器官由来の良性腫瘍である．

症状
青年から中年の顔面，特に鼻部・頬部・頭部・口唇に好発する．1〜2cm大の皮膚色〜淡紅色の半球状に隆起した硬い皮下結節が単発する．

鑑別診断
粉瘤，毛包腫

検査
病理検査で，真皮に管腔を有する上皮性組織と粘液様または軟骨様の間葉系組織がみられる．

治療
外科的切除

10) 日光角化症
solar keratosis

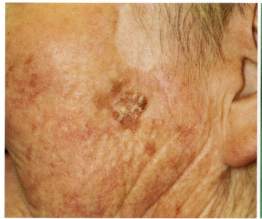
日光角化症：頰部の皮疹

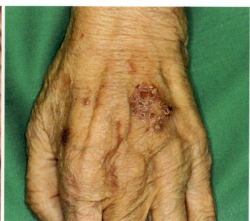
日光角化症：手背部の皮疹

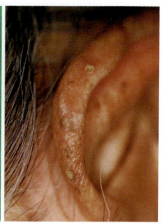
日光角化症：耳介部の多発性結節

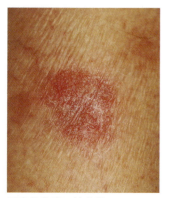
日光角化症：拡大像

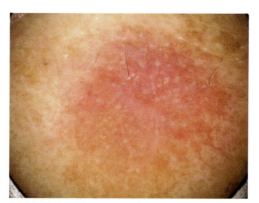
日光角化症：ダーモスコピー

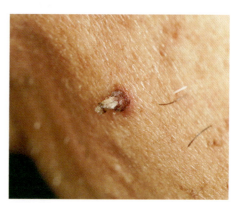
顔面に生じた皮角

病因
老人性角化腫(keratoma senile)，老人性角化症(senile keratosis)ともいう．表皮ケラチノサイト由来の前癌病変である．長期の紫外線曝露が発症に関与する．悪性化すると有棘細胞癌となる．

症状
高齢者の顔面，耳介，手背，四肢などの露光部に好発する．5〜10 mm大の紅色の軽度隆起した，角化性丘疹か鱗屑を伴った紅斑としてみられる．単発することが多いが，時に多発する．

鑑別診断
脂漏性角化症，尋常性疣贅，有棘細胞癌

検査
ダーモスコピーで苺状表面(strawberry pattern)（下段中央図），環状顆粒状構造(annular-granular structures)がみられる．病理検査で，表皮内に異型ケラチノサイトの増殖がみられる．

治療
外科的切除，イミキモド外用，液体窒素冷凍凝固術

関連疾患
皮角(cutaneous horn)　角化性丘疹または結節で，径よりも高さが大きいものをいう．基礎疾患として日光角化症が多いが，尋常性疣贅やケラトアカントーマであることもあり，切除または生検が必要となる．

11）ボーエン病
Bowen's disease

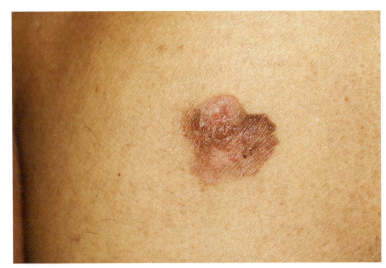

殿部の皮疹

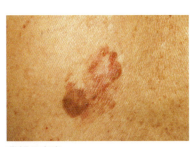

背部の皮疹

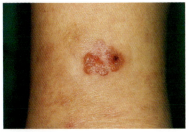

上腕の皮疹

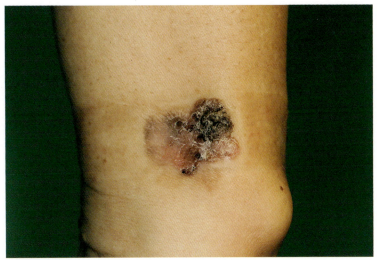

手関節の皮疹

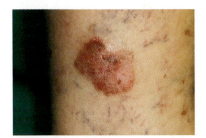

下腿の皮疹

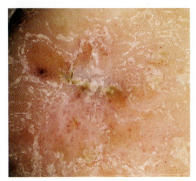

ダーモスコピー

病因
表皮ケラチノサイト由来の前癌病変である．ヒト乳頭腫ウイルス（HPV-16, 18），ヒ素の長期摂取が発症に関与する．悪性化すると有棘細胞癌となる．

症状
高齢者の体幹，四肢に好発する．稀に手指や爪床に発症する．2〜10 cm 大の，紅褐色や黒褐色の軽度隆起した境界明瞭な局面としてみられる．形は楕円形で多連圏性（polycyclic）を示す．中央部に正常皮膚様の部分もみられる．鱗屑や痂皮を付着する．単発することが多い．

鑑別診断
脂漏性角化症，色素性母斑，有棘細胞癌

検査
ダーモスコピーでやや大型の糸球体様血管（glomerular vessels），小型の小点状血管（dotted vessels），白色雲母状の乱反射がみられる（右下図）．病理検査で，表皮内に異型角化細胞の増殖・個細胞角化・clumping cell・細胞の多核化がみられる．

治療
外科的切除

7. 腫瘍-上皮性腫瘍

12) 乳房外パジェット病/乳房パジェット病
extramammary Paget's disease/mammary Paget's disease

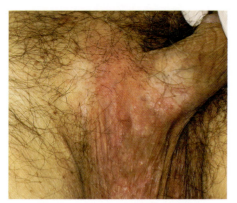
乳房外パジェット病：陰茎基部の皮疹

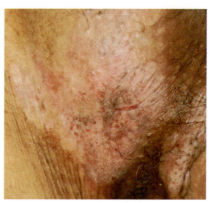
乳房外パジェット病：拡大像

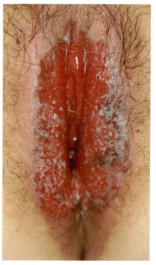
乳房外パジェット病：陰部の皮疹

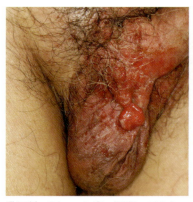
乳房外パジェット病：紅斑・びらん・結節

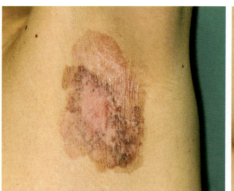
乳房外パジェット病：腋窩の皮疹

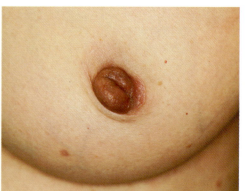
乳房パジェット病：乳頭部の皮疹

病因
アポクリン腺由来の前癌病変である．乳房以外の皮膚に生じたものをいう．稀に直腸癌や子宮頚癌の皮膚転移のことがある．しばしば悪性化し「パジェット癌」となる．高率にリンパ節転移をきたし，予後不良のことが多い．

症状
高齢者の外陰部・肛門周囲・腋窩に好発する．男性では鼠径部・陰茎・陰嚢に，女性では恥丘部・大陰唇・小陰唇に好発する．外陰部と両腋窩に同時に発生したものを triple extramammary Paget's disease という．境界明瞭な湿潤した紅斑局面を示し，鱗屑やびらんを伴うことも多い．湿疹と誤診されやすい．進展すると紅色の結節もみられる．

鑑別診断
急性湿疹，カンジダ性間擦疹，股部白癬

検査
病理検査で，表皮内に細胞質が淡明で大型の細胞が胞巣を形成して増殖する．

治療
外科的切除

関連疾患
乳房パジェット病（mammary Paget's disease） 乳管上皮由来の乳癌である．初期病変は乳頭部・乳暈部にびらんや結節としてみられる．治療も乳癌に準じて行う．

13) 白板症/ケイラット紅色肥厚症
leukoplakia/erythroplasia of Queyrat

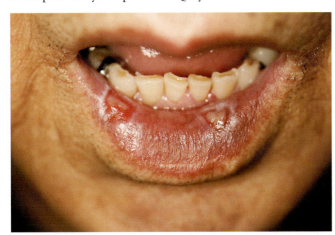
白板症：下口唇の皮疹

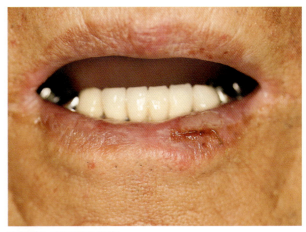
白板症：下口唇の皮疹

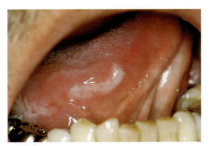
白板症：舌側縁の皮疹

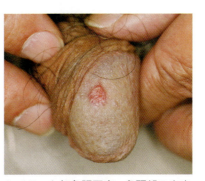
ケイラット紅色肥厚症：亀頭部の皮疹
(川田 暁, 他. よくわかる皮膚病理アトラス. 金原出版；2008)

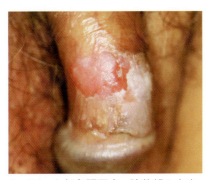
ケイラット紅色肥厚症：陰茎部の皮疹

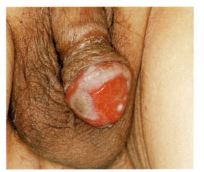
ケイラット紅色肥厚症：亀頭部の皮疹

病因
粘膜や皮膚粘膜移行部の表皮ケラチノサイト由来の前癌病変である．悪性化して有棘細胞癌となる．扁平苔癬，慢性円板状エリテマトーデス，カンジダ症などでも類似の臨床症状を呈するため，これらの良性病変も含めて広義の白板症ということもある．本章では前癌病変として扱う．喫煙・虫歯などの慢性刺激によっても生じる．

症状
中高年の口唇・口腔粘膜に好発するが，包皮・亀頭部・陰核・小陰唇にも発生する．境界明瞭な，わずかに隆起した白色局面で，びらんや痂皮を伴うこともある．

鑑別診断
口唇炎，アフタ性口内炎

検査
病理検査で，表皮内に異型ケラチノサイトが増殖する．

治療
外科的切除

関連疾患
ケイラット紅色肥厚症(erythroplasia of Queyrat)　白板症と同様の粘膜・皮膚粘膜移行部の表皮ケラチノサイト由来の前癌病変である．好発部位は亀頭部・包皮・陰茎である．境界明瞭で，わずかに隆起した紅色の結節で，表面がビロード状である．

7. 腫瘍-上皮性腫瘍

14)-1　有棘細胞癌
squamous cell carcinoma（SCC）

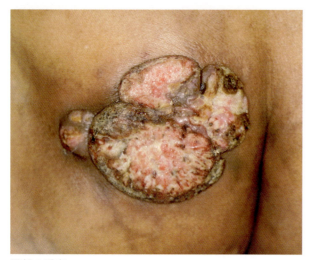

殿部の腫瘍

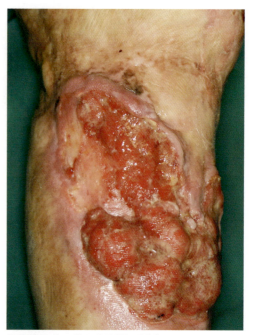

熱傷瘢痕上に生じた下腿の腫瘍
（川田　暁，他．チャート医師国家試験対策　カラー皮膚科．
医学評論社；2010）

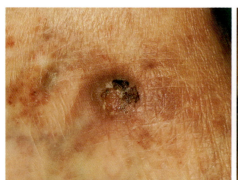

足の内側の結節

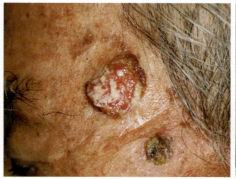

日光角化症から生じた顔面の結節

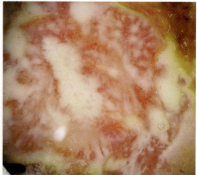

ダーモスコピー

病因
表皮ケラチノサイト由来の癌である．発生母地としては，外傷，熱傷瘢痕，日光角化症，ボーエン病，白板症，放射線皮膚炎，色素性乾皮症，慢性円板状エリテマトーデス，尋常性狼瘡，汗孔角化症，疣贅状表皮発育異常症，陰門萎縮症などがある．紫外線，ヒ素，タール，放射線が発症に関与する．

症状
高齢者の顔面・頭部・四肢に好発する．1～5 cm大の単発性の結節・腫瘍が，乳頭状またはカリフラワー状に発育・増殖する．しばしば潰瘍化する．

鑑別診断
脂漏性角化症，尋常性疣贅，血管拡張性肉芽腫，皮膚潰瘍

検査
病理検査で，表皮から真皮に連続して異型ケラチノサイトが増殖する．個細胞角化（individual cell keratinization）や角質真珠（horn peral）を伴う．ダーモスコピーで白色の潰瘍底と毛細血管拡張がみられる（下段右図）．

治療
外科的切除とリンパ節郭清．病期に応じて放射線治療や化学療法．

14)-2 疣状癌
ゆうじょうがん

verrucous carcinoma

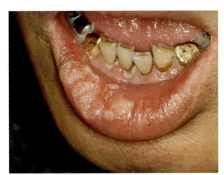
下口唇に生じた局面

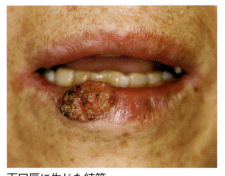
下口唇に生じた結節
（川田 暁，他．よくわかる皮膚病理アトラス．金原出版；2008）

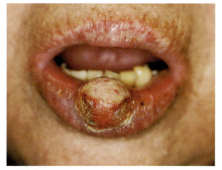
下口唇に生じた結節

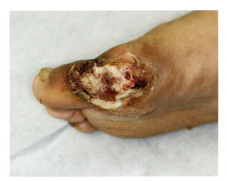
母趾内側に生じた結節

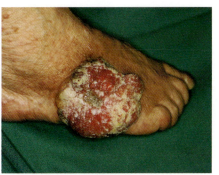
足外側に生じた結節
（川田 暁，他．よくわかる皮膚病理アトラス．金原出版；2008）

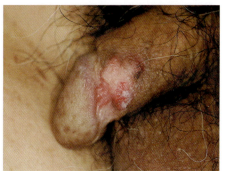
陰茎に生じた結節
（川田 暁，他．よくわかる皮膚病理アトラス．金原出版；2008）

定義
有棘細胞癌のうち，後述する部位に生じ，かつ臨床的に疣状を示すものをいう．口角や口腔内に生じたものは oral florid papillomatosis，足底に生じたものは epithelioma cuniculatum，外陰部に生じたものは giant condyloma accuminatum などと呼ばれる．

症状
中高年者にみられる．好発部位は口唇・足底・外陰部・陰茎である．境界明瞭で，疣状・乳頭状・カリフラワー状の白色または皮膚色の結節・局面としてみられる．

治療
外科的切除を行う．

注意
尋常性疣贅としばしば誤診される．疣贅を考えて治療している際に治療抵抗性の場合は，生検をする必要がある．

7. 腫瘍-上皮性腫瘍

15）ケラトアカントーマ
keratoacanthoma

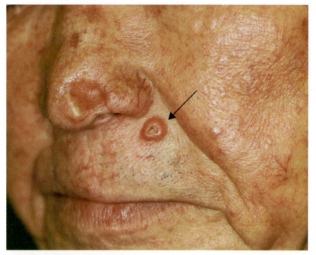
上口唇皮膚の結節（矢印）

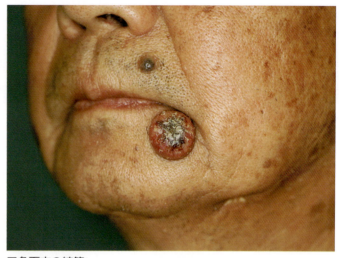
口角下方の結節

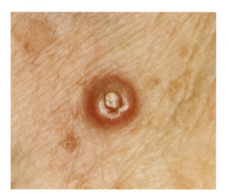
拡大像

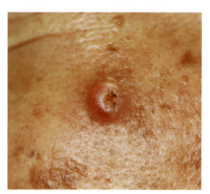
拡大像

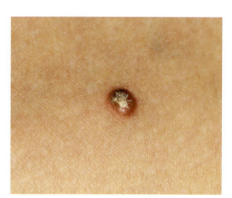
拡大像

病因
表皮ケラチノサイト由来の腫瘍である．自然消退することもあるが，時に悪性化して有棘細胞癌となる．

症状
中高年の顔面・四肢に突然出現し，急激に増大する．5〜10 mm大の円形で半球状に隆起した紅褐色の結節が単発する．中央は陥凹し，角栓を入れる．

鑑別診断
脂漏性角化症，尋常性疣贅，有棘細胞癌

検査
病理検査で，角質肥厚・表皮肥厚・乳頭腫症がみられ，すりガラス状の細胞質をもったケラチノサイトが増殖する．

治療
外科的切除

7. 腫瘍-上皮性腫瘍

16）基底細胞癌
basal cell carcinoma（BCC）

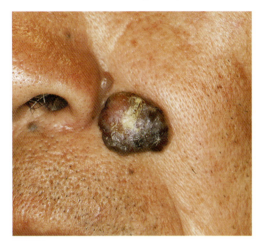
結節型

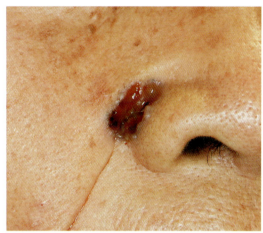
潰瘍型

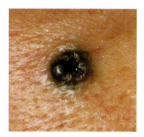
結節潰瘍型

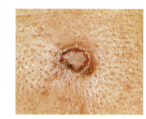
扁平瘢痕型

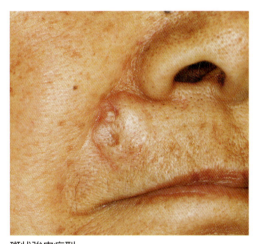
斑状強皮症型
（川田 暁，他．よくわかる皮膚病理アトラス．金原出版：2008）

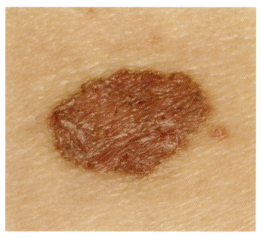
表在型

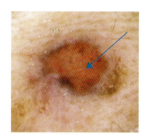
ダーモスコピー1

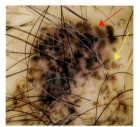
ダーモスコピー2

病因
表皮ケラチノサイト由来の癌である．*PTCH1*（hedgehogシグナル伝達経路の構成蛋白の遺伝子）遺伝子の異常によるものがある．顔面の胎生期顔裂線に沿って発生する．発生母地は紫外線障害，脂腺母斑，基底細胞母斑症候群，慢性放射線皮膚炎，色素性乾皮症などである．

症状
40代以降の中高年に多いが，20～30歳代でも発症する．顔面に好発し，頭部や体幹にもみられる．5～20 mm大の半球状に隆起した，黒色～皮膚色の境界明瞭な光沢のある結節が単発する．中央は潰瘍化し（rodent ulcer），辺縁部を小結節が縁取りをする（pearly border）．臨床型として結節型，潰瘍型，扁平瘢痕型，斑状強皮症型，表在型がある．

鑑別診断
脂漏性角化症，色素性母斑，悪性黒色腫

検査
ダーモスコピーで，潰瘍（ulceration），樹枝状血管（arborizing vessels）（右図青矢印），葉状領域（leaf-like areas）（右図黄矢印），大型青灰色卵円形胞巣（large blue-gray ovoid nests）（右図赤矢印），多発性青灰色小球（multiple blue-gray globules），車軸状領域（spoke wheel areas）がみられる．病理検査で，表皮と連続した腫瘍巣が真皮にみられる．腫瘍巣は基底細胞様の細胞から構成され，辺縁に柵状配列がみられる．

治療
外科的切除

17) 脂腺癌
sebaceous carcinoma

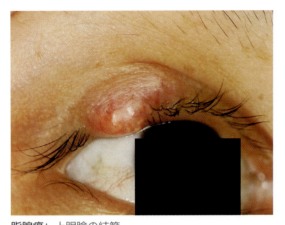

脂腺癌：上眼瞼の結節
(川田 曉, 他. よくわかる皮膚病理アトラス. 金原出版; 2008)

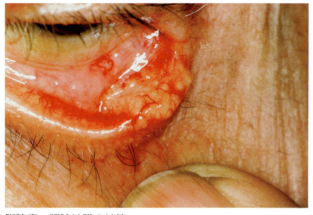

脂腺癌：眼瞼結膜の結節
(久木田淳, 監修. 皮膚腫瘍カラーアトラス. 防衛医科大学校皮膚科学教室; 1990)

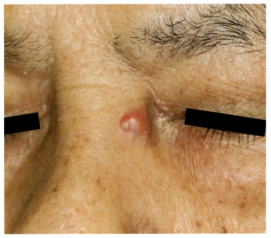

脂腺癌：内眼角部の結節

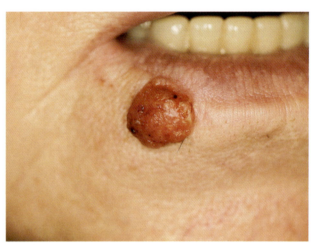

脂腺癌：口唇下方の結節

病因
脂腺由来の癌である．Muir-Torre 症候群に合併することがある．

症状
中高年の女性に多い．単発性である．眼瞼に生じるもの(ocular type)と，眼瞼以外に生じるもの(extraocular type)に分けられる．眼瞼では上眼瞼に好発し，Meibom 腺由来が多く，Zeiss 腺由来のものは少ない．眼瞼以外では頭頸部や外陰部にみられる．初期は霰粒腫様の皮下の小結節として発症する．増大すると，結膜面が凹凸不整となり，皮膚面にもびらんや潰瘍がみられる．その後，10〜30 mm 大の半球状〜ドーム状に隆起した，黄色〜淡紅色の境界明瞭な結節となる．

鑑別診断
霰粒腫，麦粒腫，血管腫，黄色腫

検査
病理検査で，表皮と連続した腫瘍巣が真皮にみられる．腫瘍巣は泡沫細胞と基底細胞様の細胞から構成される．

治療
外科的切除

8. 腫瘍-間葉系腫瘍(1)

1) 皮膚線維腫
dermatofibroma

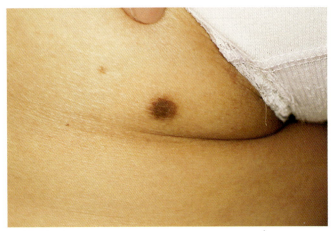
皮膚線維腫

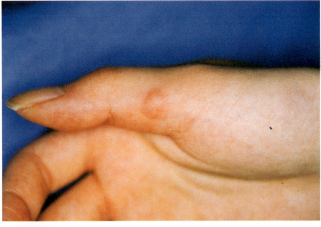
皮膚線維腫

ダーモスコピー像

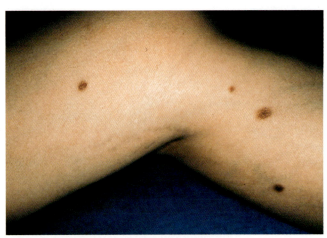
多発する皮膚線維腫（SLEでみられた症例）

病因
虫刺されや微小な外傷などを契機に出現する．線維芽細胞の真の腫瘍とする説と，反応性の増殖とする説とがある．

症状
四肢や殿部に褐色調皮内結節が単発ないし数個散在する．膠原病や自己免疫性疾患を背景に十個近く，またはそれ以上多発してみられることがある．基礎疾患は全身性エリテマトーデスが代表的であるが，副腎皮質ステロイド薬や免疫抑制剤内服中に多発することもある．そのような場合は線維芽細胞の反応性の増殖と考えられている．ダーモスコピーでは，褐色調の網目模様（delicate pigment network）がみられ，中央に白色斑（central white patch）がみられることもある．組織は真皮内に線維芽細胞様細胞の増殖と，被覆表皮の肥厚，basal pigmentationがみられる．被覆表皮は毛包への分化を示唆する所見や，脂漏性角化症様の所見がみられることもある．
線維性組織球腫（fibrous histiocytoma）の表在型とする考えもある．

鑑別診断
黒色調を呈する場合は悪性黒色腫との鑑別を要する．

治療
切除．基礎疾患に付随してみられるタイプは自然退縮することもある．

注意
深くまで線維芽細胞様細胞が入り込むタイプでは局所再発に注意する．

8. 腫瘍-間葉系腫瘍(1)

2）軟性線維腫
soft fibroma

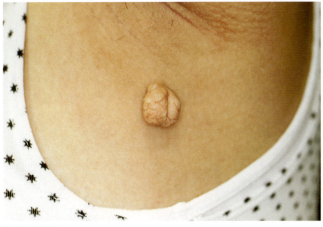
軟性線維腫

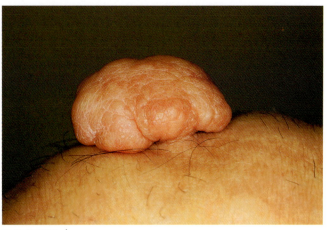
軟性線維腫

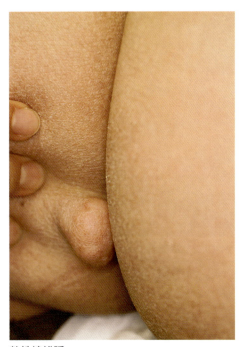
軟性線維腫

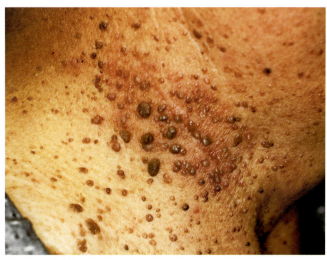
アクロコルドン

病因
加齢，素因，外的刺激などにより生じる．

症状
有茎性の軟らかい常色〜褐色調の小結節が殿部や腋窩にみられる．肥満の患者に多い．頚部に多発するものは skin tag, achrochordon とも呼ばれる．糖尿病患者にもしばしばみられる．部位によって臨床型はやや異なり，例えば腋窩や鼠径などの間擦部だと平べったい形態を呈する．

鑑別
脂漏性角化症，神経線維腫

治療
有茎性のものは剪刀で切除．電気焼灼．液体窒素

注意
頚部に多発する skin tag に液体窒素療法を実施する際には，色素沈着を防ぐため周囲に当たらないようにする．

3) 肥厚性瘢痕/ケロイド
hypertrophic scar/keloid

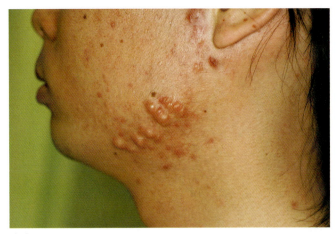
痤瘡ケロイド

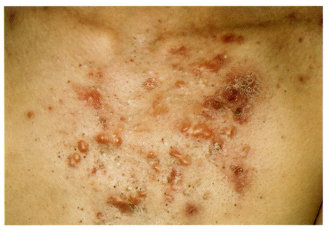
痤瘡ケロイド

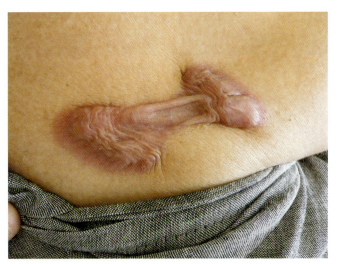
ケロイド

病因
創傷治癒過程における膠原線維の過剰な増生により隆起性皮膚病変を形成したものである．

症状
手術縫合やBCG接種などを始めとする外的刺激が誘因となる．ケロイドは傷害部位を越えて拡大し，時に融合しカニの足様に突起を伸ばすのに対し，肥厚性瘢痕は傷害範囲内に止まる．同一患者に両者が混在することもしばしば見られる．肥厚性瘢痕は手術縫合，熱傷瘢痕，帯状疱疹，痤瘡などに続発するのに対し，ケロイドは虫刺されなどの微小な外傷や，はっきりとした誘因がないにも関わらず発症する．前胸部，肩，恥骨部，耳朶，上背部などに好発する．ケロイド・肥厚性瘢痕ともに側圧痛や，頑固な痒みを訴える場合がある．

鑑別診断
線維性腫瘍

治療
副腎皮質ステロイド含有テープ剤貼付．ケナコルト局注．切除後に電子線照射．

注意
切除・縫縮だけでは再発する．

8. 腫瘍-間葉系腫瘍(1)

4) 手掌足底線維腫症
palmo-plantar fibromatosis

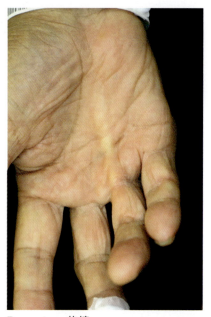

Dupuytren 拘縮

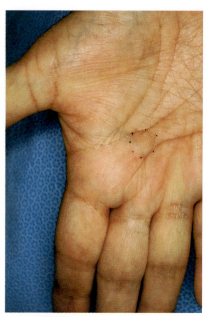

手掌線維腫症

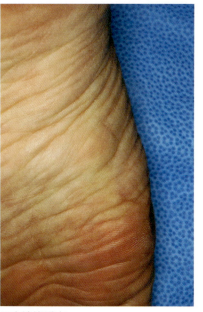

足底線維腫症

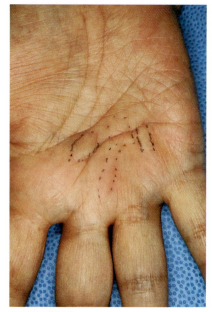

手掌線維腫症

病因
不明．糖尿病患者に見られることが多く，微小血管障害（microangiopathy）により生じる虚血性変化が考えられている．

症状
手のひら，足底に常色～黄白色調の索状の皮内硬結が単発～数個みられる．下床と癒着し，可動性に乏しい．進行すると二次性拘縮（Dupuytren の拘縮）をきたす場合もある．組織は線維芽細胞の反応性増殖（palmo-plantar fibromatosis）．

鑑別診断
線維性腫瘍，若年性（石灰化）腱膜線維症

検査
糖尿病の精査．

治療
切除，コラゲナーゼの注射製剤，副腎皮質ステロイド薬局注．

注意
進行すると拘縮をきたすことがある．

5) 粘液囊腫
mucous cyst

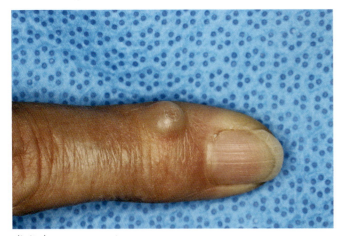
digital mucous cyst

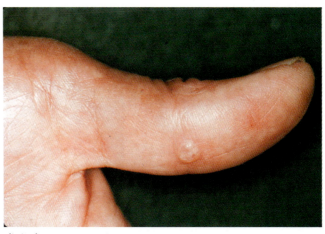
digital mucous cyst

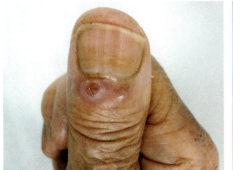
digital mucous cyst

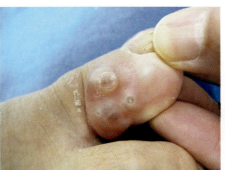
digital mucous cyst

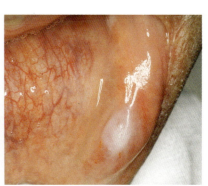
oral mucous cyst

病因
口腔にできるものと，指趾にできるものとがある．前者は，外傷や炎症により唾液分泌腺が閉塞することによる嚢腫形成と考えられている．後者は，関節囊(ガングリオンの末梢型)，線維芽細胞からの過剰なヒアルロン酸産生による機序が考えられている．いずれも嚢腫壁を欠く(偽囊腫)．

症状
Oral mucous cyst(mucocele)は，口唇，頬粘膜，口蓋底に透明な嚢腫がみられる．口蓋底の大型のものはガマ腫と呼ばれ，シェーグレン症候群に伴うこともある．
Digital mucous(myxoid)cystは，指趾の爪母付近に好発する．圧痛を伴うこともある．爪の変形をきたすこともある．囊腫内に関節液が溜まり，注射針で穿刺，圧排するとゼリー状の液体が排泄されるが，またすぐに溜まる．DIP関節にヘバーデン結節が見られることも多い．

鑑別診断
他の良性腫瘍．

検査
とくに不要．

治療
口腔内にできた小型のものは自然消退する．切除以外に，穿刺後に液体窒素や，テーピングで再発を防ぐ工夫がされている．

注意
穿刺しただけではまたすぐに元に戻る．

6) 耳介偽嚢腫
pseudocyst of the auricle

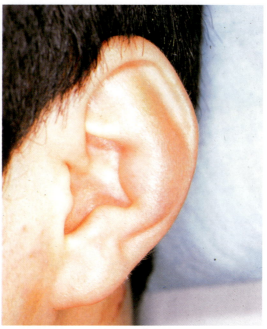

耳介偽嚢腫（耳介内側中央の偽嚢腫）

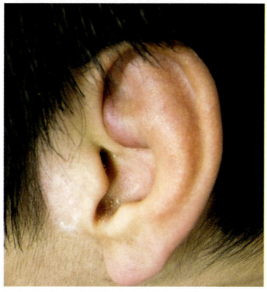

耳介偽嚢腫（耳介内側やや上方の偽嚢腫）

病因
外的な刺激が誘因になることがあり，柔道やレスリングをやっている人に多い．

皮膚症状
耳介上部に柔らかい嚢腫状に触れる．通常片側性だが，両側性にみられることもある．嚢腫は上皮性の嚢腫壁を持たない偽嚢腫である．注射器で吸引すると，黄色調の透明な液体がひける．

鑑別診断
外傷性血腫，再発性多発軟骨炎

検査
とくに不要．

治療
手術，ケナコルト局注などが行われる．

注意
単に内容液を吸引しただけではすぐに再発する．

7) 隆起性皮膚線維肉腫
dermatofibrosarcoma protuberans

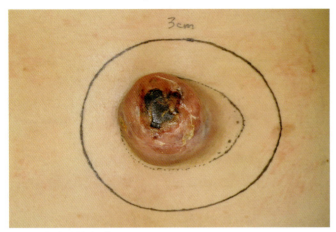
隆起性皮膚線維肉腫

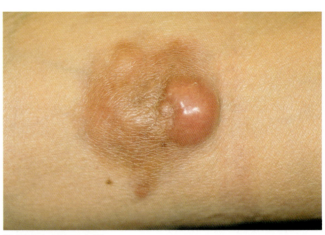
隆起性皮膚線維肉腫

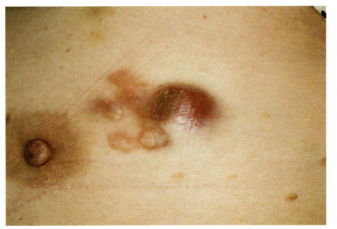
隆起性皮膚線維肉腫

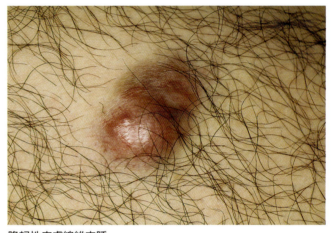
隆起性皮膚線維肉腫

成因
不明

症状
臨床的に粉瘤やケロイド，瘢痕に似た外観や萎縮性局面を呈することもある．境界は比較的明瞭なことが多い．組織は皮下脂肪織内に，CD34 陽性線維芽細胞様細胞が密に増殖し，花むしろ状に配列，皮下脂肪織に浸潤する．
遺伝子検査では，相互転座による 17 番染色体上の *COL1A1* gene と 22 番染色体上の *PDGFB* gene との融合により新たな遺伝子産物が生じる．

鑑別診断
ケロイド，瘢痕，粉瘤

治療
拡大切除

注意
転移は稀だが局所再発に注意する．

8) 脂肪腫
lipoma

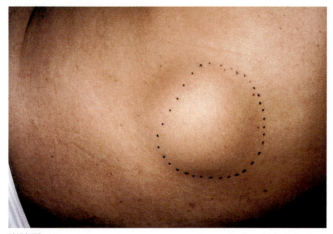

脂肪腫

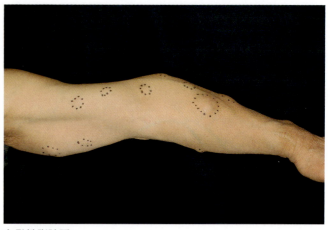

多発性脂肪腫

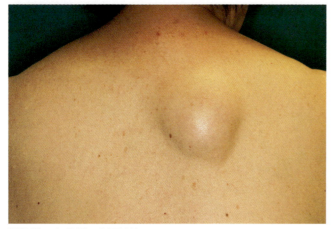

脂肪腫：右背部の皮下結節

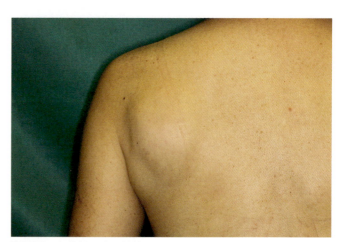

脂肪腫：左背部の皮下結節

病因
脂肪細胞の限局性の増殖．

症状
額，上腕，項部，背部，腹部などによくみられる柔らかい腫瘤で，10 cm以上に増大することもある．また，上肢や体幹に多発することもある．血管成分が多いと，圧痛を伴う(angiolipoma)．良性(lipoma)と悪性(liposarcoma)の間に，atypical lipomatous tumorと診断されるタイプもある．

検査
MRI，超音波

鑑別診断
粉瘤

治療
切除，放置

9）皮膚平滑筋腫
cutaneous leiomyoma

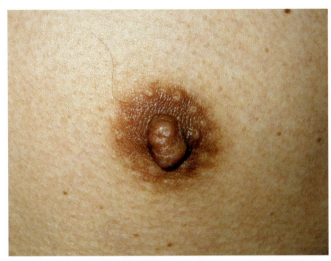
単発型の皮膚平滑筋腫（乳頭部）

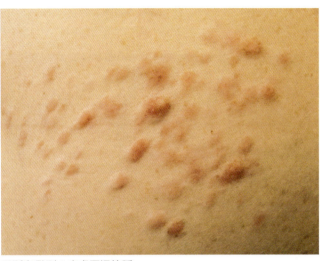
局所多発型の皮膚平滑筋腫

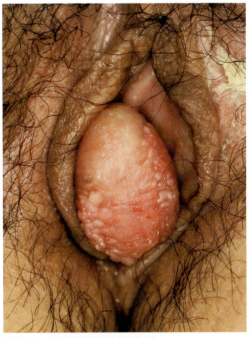
単発型の皮膚平滑筋腫（外陰部）

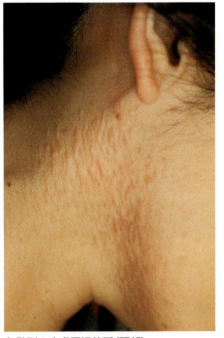
多発型の皮膚平滑筋腫（頚部）

病因
不明

症状
平滑筋の由来により以下の3つに分かれる．
①立毛筋由来の平滑筋腫は単発性のものと，局所多発性のものとどちらもある．圧痛を伴い，寒冷，機械的刺激などにより発作性の痛みが誘発されることもある．
②単発性陰部平滑筋腫：陰囊，陰茎，陰唇，乳頭，乳輪に生じる．
③血管平滑筋腫：血管壁平滑筋由来．組織学的にスリット状の多数の血管を混じる．

鑑別診断
圧痛を伴う他の腫瘍を鑑別する．

検査
他臓器の平滑筋腫瘍．

治療
切除

注意
平滑筋腫，腎臓の腫瘍，子宮筋腫を発症するReed症候群がある．癌抑制遺伝子であるフマル酸ヒドラターゼをコードする遺伝子の変異による．デルマドロームの一つで，皮膚の平滑筋腫が多発する場合は，上記を疑って精査する．

8. 腫瘍-間葉系腫瘍(1)

10) 爪下外骨腫/皮膚骨腫
subungual exostosis/osteoma cutis

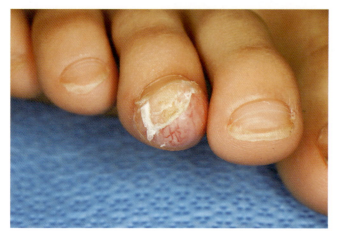

爪下外骨腫:右足趾の先端の結節

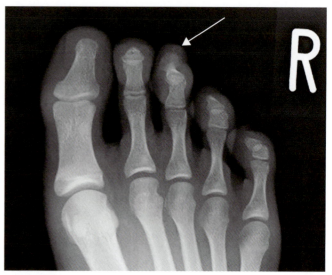

単純X線像(矢印部に骨腫がみられる)

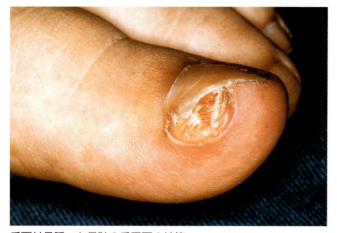

爪下外骨腫:左母趾の爪甲下の結節

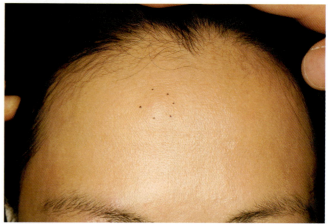

皮膚骨腫

病因
慢性の機械的刺激が爪下外骨腫の発症に関与している可能性がある.

症状
爪下外骨腫 足趾の爪甲下に骨様硬の結節が単発性に生じ,爪を下から押し上げる.第一趾が多いが,他の趾にできることもある.単純X線でも末梢骨基部に骨陰影がみられる.
皮膚骨腫 前額部に好発し,下床と癒着する骨様硬の皮下腫瘍.別な腫瘍(石灰化上皮腫,基底細胞癌,粉瘤,mixed tumor)に二次的に骨化がみられることもある.

鑑別診断
爪下外骨腫 subungual fibrokeratoma,疣贅,グロームス腫瘍など
皮膚骨腫 石灰化上皮腫,皮膚転移,骨母斑など

検査
単純X線撮影,MRI

治療
切除

11) 殿部苔癬化
anosacral cutaneous amyloidosis

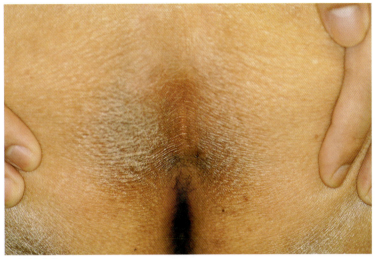

殿部苔癬化

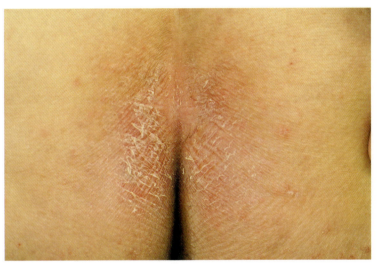

殿部苔癬化

病因
高齢者の殿部にみられる苔癬化局面で，加齢，物理的刺激による生理的な変化．

症状
殿裂部に，左右対称性に褐色調の過角化を呈する局面がみられる．組織学的にアミロイド沈着がみられ，肛門仙骨部皮膚アミロイドーシスとも呼ばれる．

鑑別診断
乾癬，接触皮膚炎

治療
外用薬は効果が乏しい．

注意
皮膚の老化に伴う変性で心配ないが，痛みを訴えることがある．二次的に真菌感染がみられることもある．

9. 腫瘍-間葉系腫瘍(2)

1) 毛細血管拡張性肉芽腫（化膿性肉芽腫）
granuloma telangiectaticum（granuloma pyogenicum）

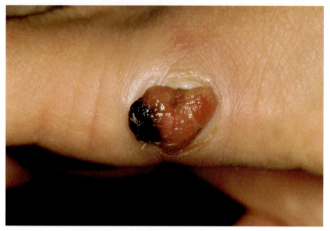

手指に生じた血管拡張性肉芽腫

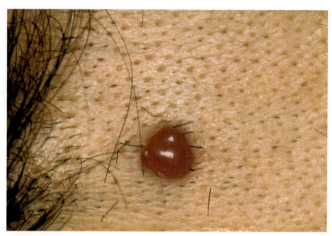

頭部に生じた血管拡張性肉芽腫

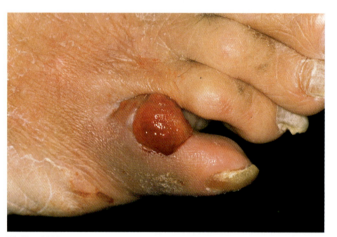

趾背の結節

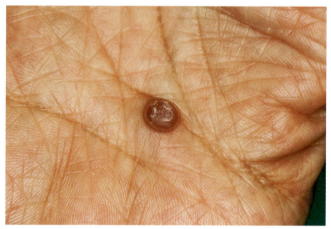

手掌の結節

病因
毛細血管の塊状の増殖からなり，外傷などによる反応性の病変と考えられる．

症状
手指や頭部，胸背部などに多くみられる．径1cm程度の広基性または有茎性紅色結節．易出血性でしばしば湿潤．

鑑別診断
エクリン汗孔腫，無色素性メラノーマ，老人性血管腫

検査
切除生検による組織診断．表皮直下に多数の毛細血管と内皮細胞の増生が塊状にみられ，しばしば結合織の梁柱によって分葉される．表皮は辺縁で内方に延長し epidermal collarette を形成．

治療
切除，液体窒素療法など

2) 単純性血管腫（ポートワイン母斑，正中部母斑，ウンナ母斑）

hemangioma simplex (portwine stain, salmon patch, Unna nevus)

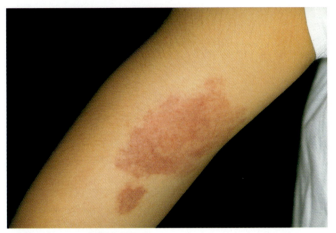
上腕にみられた単純性血管腫

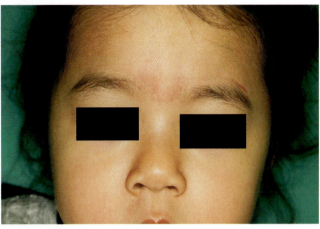
前額中央部のサーモンパッチ

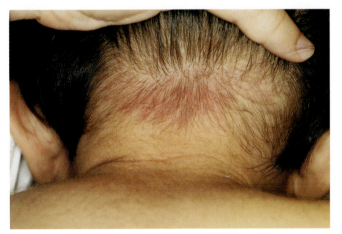
乳児項部のウンナ母斑

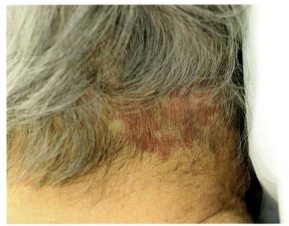
高齢者の項部にみられたウンナ母斑

病因
胎生期における真皮毛細血管の増殖・拡張などの形成異常によるが，明らかな要因や原因遺伝子は不明．ISSVA分類では capillary malformation (CM) の一型に分類されている．

症状
出生時からみられる斑状，境界明瞭な隆起しない赤色斑．ポートワイン血管腫（母斑）は片側性に三叉神経1または2枝領域や四肢などに片側性にみられる．自然消退はない．正中部母斑のうちサーモンパッチは顔面正中部にみられる淡紅色斑で，泣いたり体温上昇時に明瞭になる．1〜2歳頃までに消退することが多い．ウンナ母斑は項部にみられるもので，消退を期待できるが約半数は成人になっても残るとされてきた．しかし本邦のある調査では小児期までに一旦消退するものがかなりあり，その一方で70歳頃から再び目立ってくる傾向のあることがわかっている．

鑑別診断
臨床所見から診断は容易．

検査
硝子圧にて消退する．

治療
色素レーザーによる治療．とくに顔面の病変では考慮．サーモンパッチでも1歳を過ぎて残存しているときは考慮する．

注意
加齢に伴って一部隆起して結節を形成することがある．三叉神経領域ではスタージ・ウエバー症候群，四肢ではクリッペル・ウエバー症候群に注意する．

3) イチゴ状血管腫（乳児血管腫）
strawberry mark (infantile hemangioma)

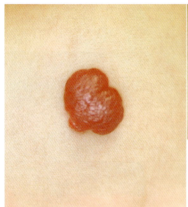
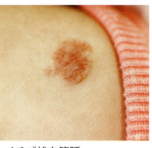

イチゴ状血管腫
右：プロプラノロール治療7か月後

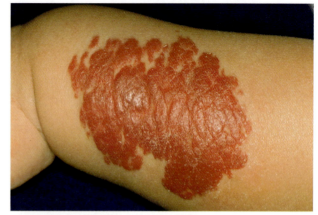

大きな局面を形成したイチゴ状血管腫

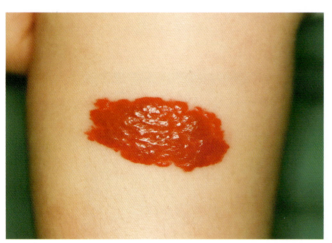

下腿伸側の結節
（川田　暁，他．チャート医師国家試験対策　カラー皮膚科．医学評論社；2010）

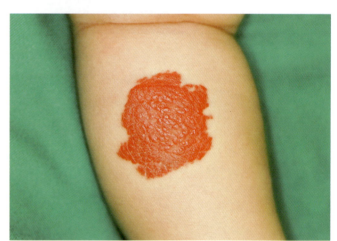

下腿屈側の結節
（川田　暁，他．チャート医師国家試験対策　カラー皮膚科．医学評論社；2010）

病因
未熟な血管内皮細胞の増生による．

症状
生後数週頃から鮮紅色の結節がみられるようになり隆起．多くは半年から1歳頃まで増大する．その後ゆっくりと自然消退．結節から腫瘤を形成するものや隆起性局面を形成するものなどもある．また深さによって表在型，深在型，混合型（または局面型，腫瘤型，皮下型）に分けられる．表在型（局面型）は表面が紅色で小さな凹凸を形成するが皮下型では表面の変化に乏しい．5から7歳頃までに7割程度は退縮するとされる．軽い毛細血管拡張，しわや皮膚のたるみを残すことが多い．腫瘤型は退縮しにくくまたその速度も遅いうえに退縮後の変形やたるみも目立つ．

鑑別診断
ポートワイン母斑，血管拡張性肉芽腫，血管芽細胞腫

検査
臨床診断困難な場合に生検．
免疫組織染色でGLUT1陽性．

治療
自然退縮を待つのが基本だが，結節ないし腫瘤を形成しているものほど治癒後に皮膚の萎縮，瘢痕やたるみを残しやすい．眼瞼や口唇周囲にみられるもの，大きなものや増大傾向の目立つものは色素レーザー治療やプロプラノロール内服．他に副腎皮質ステロイド薬局注や全身投与など．

注意
巨大な血管腫では稀にKasabach-Merritt症候群を起こすことがあり，定期的に血小板数，凝固・線溶系マーカーを検査する．

9. 腫瘍-間葉系腫瘍(2)

4)-1　被角血管腫
angiokeratoma

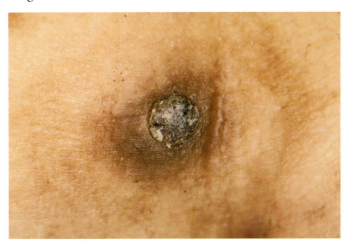

単発型被角血管腫

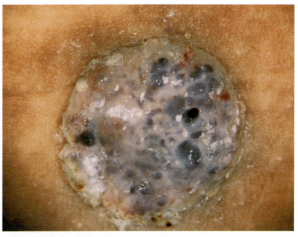

単発型被角血管腫のダーモスコピー

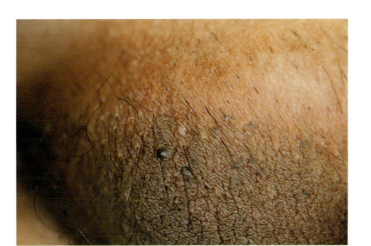

陰嚢被角血管腫

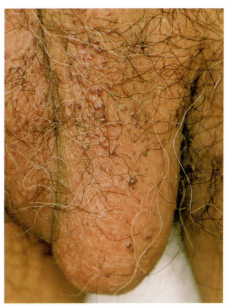

陰嚢被角血管腫

病因
乳頭層血管の拡張とそれを取り囲む過角化を呈する表皮からなる病変．外傷が誘因の一つとされる単発性被角血管腫，遺伝的要因を背景に凍瘡が誘因となるミベリ(Mibelli)被角血管腫，加齢や局所静脈圧亢進などが関与する陰嚢被角血管腫，出生時からみられ母斑の一つである母斑様限局性被角血管腫，先天性代謝異常によるリソゾーム蓄積症でみられるびまん性体幹被角血管腫(ファブリ病：別項)に分けられる．

症状
単発性被角血管腫は赤黒色から黒褐色の疣贅状の角化性結節．ダーモスコピー(右上図)で拡張した血管による lacunae ないし lagoon の集合としてみられる．ミベリ被角血管腫は手指背，足趾背に小さな暗紅色角化性結節が多発してみられる．
陰嚢被角血管腫は陰嚢だけでなく陰唇にも生じ，数 mm ほどの暗赤色ないし赤黒色小結節がみられる．中年以降に生じやすい．母斑様限局性被角血管腫は出生時から四肢や体幹の片側性に点状から数 mm ほどまでの暗赤色から赤褐色小結節が集簇した局面を列序性に生じる．

鑑別診断
単発性では悪性黒色腫．

検査
一般検査では異常を認めない．
生検による組織診断．

治療
単発型や陰嚢被角血管腫では必要に応じて切除．

4)-2 ファブリー病
Fabry disease

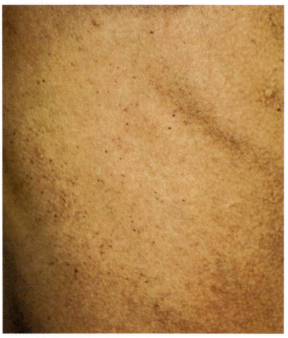

びまん性体幹被角血管腫：体幹に毛細血管拡張からなる半米粒大暗赤色小結節が多発している
（大阪大学皮膚科金田眞理先生より提供）

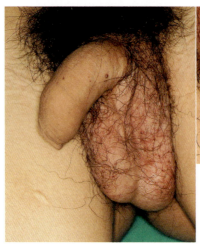
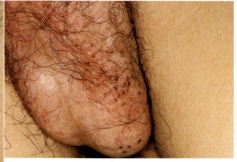

小児期からみられた陰嚢，陰茎の被角血管腫

病因
X染色体長腕Xq22.1に存在するαガラクトシダーゼ遺伝子（*GLA*）の変異によりグロボトリアオシルセラミド（GL-3）やガラビオシルセラミド（Ga2）などの糖脂質が全身臓器に沈着しさまざまな臨床症状を呈する疾患．

症状
体幹，四肢，陰部に多発する被角血管腫（びまん性体幹被角血管腫），学童期の頃からみられる発汗低下や無汗，周期性に繰り返し数分から数時間持続する四肢の疼痛発作．臓器症状としては心肥大や不整脈などの心症状，腎機能障害，脳血管障害，聴力障害，渦巻き状角膜，網膜血管異常，水晶体混濁などの眼症状などがみられる．

鑑別診断
他のリソソーム沈着症に伴う被角血管腫，特発性後天性全身性無汗症．

検査
血管腫の生検．また電顕にて細胞内に電子密度の高い輪状，縞状構造物の確認．
尿沈査でマルベリー小体の確認．
αガラクトシダーゼ活性測定および遺伝子検査．
その他，心機能，腎機能，眼科的，耳鼻科的検索．

治療
酵素補充療法やシャペロン療法（ミガーラスタット内服）などが行われる．

9. 腫瘍-間葉系腫瘍(2)

5) クモ状血管腫
vascular spider

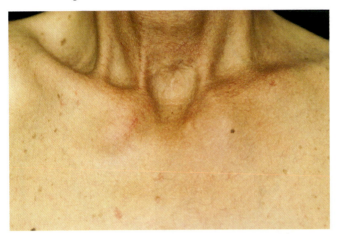

肝硬変患者の下頸部，鎖骨部周囲にみられたクモ状血管腫
(佐藤貴浩．クモ状血管腫　実践皮膚病変のみかた．日本医師会雑誌．2005；134（特別号2）：114)

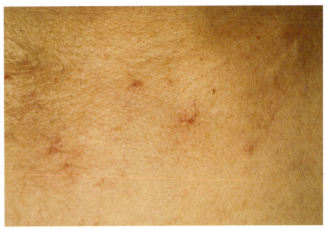

中央が点状に隆起し周囲に蛇行状または放射状に伸びる拡張した毛細血管がみられる

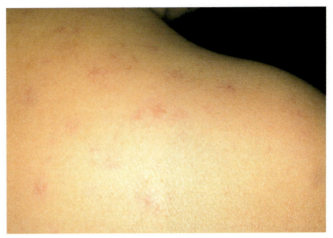

上背部から肩にかけてみられたクモ状血管腫

病因
肝障害や妊娠時にみられることからエストロゲン上昇が関与して生じるといわれている．

症状
中央が点状小結節状に隆起し周囲に放射状に毛細血管が伸びてクモが足を伸ばしたような形態となる．中央の隆起する部分を圧迫すると放射状に伸びた毛細血管は見えなくなる．なお，中央の隆起がなく，並列ないし分枝状の走行を示す長さ数mmほどの微細毛細血管拡張からなる境界やや不鮮明な斑や淡褐色色素沈着を伴うものを紙幣状皮膚 (paper money skin) と呼ぶ．

鑑別診断
強皮症に伴う血管拡張．

検査
肝機能や血中エストロゲン値の測定．

治療
妊娠によるものは出産後の消退を期待する．
肝障害などによるものも治療しないことが多いが，あえて治療の希望があれば，電気焼却や色素レーザーなど．

9. 腫瘍-間葉系腫瘍(2)

6）海綿状血管腫
cavernous hemangioma, venous malformation

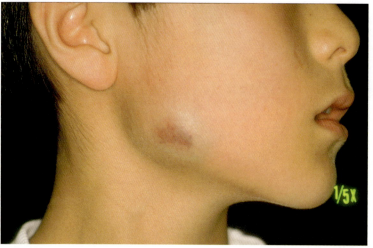

下顎角部にみられた海綿状血管腫

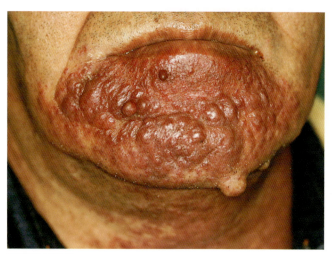

下顎部の結節
（川田 暁，他．チャート医師国家試験対策 カラー皮膚科．医学評論社；2010）

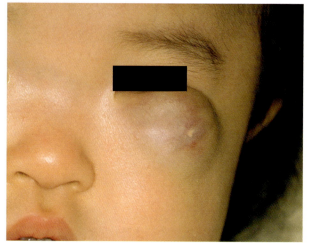

下眼瞼の結節

病因
拡張した異常な静脈が真皮下層から皮下に塊状に増殖したもの．

症状
出生時からみられることが多い．青紫調で軽度隆起する皮内から皮下にかけての腫瘤で，拡張した静脈のため押すと"ぷよぷよ"して触れる．

鑑別診断
Arteriovenous malformation

検査
ドップラー超音波検査
MRI検査

治療
小さなものは切除．大きなものは硬化塞栓療法．

9. 腫瘍-間葉系腫瘍(2)

7) 静脈湖
venous lake

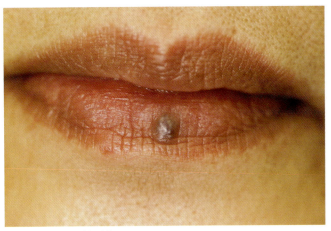

下口唇に生じた静脈湖

病因
静脈の拡張からなる結節であり，加齢や物理的外傷などが誘因として推測されているが明確な成因は不明．

症状
中年以降の主に口唇，まれに耳介にみられる赤紫色ないし紫黒色のドーム状から半球状に隆起する結節．

鑑別診断
悪性黒色腫，色素性母斑，青色母斑

検査
ダーモスコピーで red-blue lacunae がみられる．
切除生検による組織学的診断．表皮直下に大きく拡張して互いに交通した血管腔がみられる．

治療
切除

8) グロムス腫瘍
glomus tumor

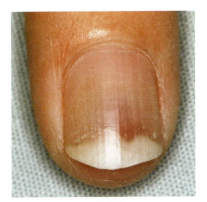

爪甲下のグロムス腫瘍

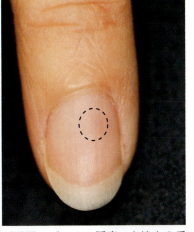

爪甲下のグロムス腫瘍：点線内の爪甲下に淡い暗赤色結節が透見され圧痛がある

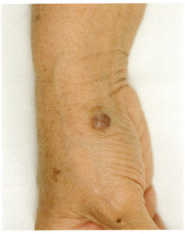

母指球部に生じたグロムス腫瘍

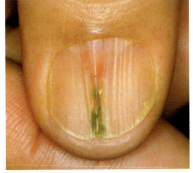

爪甲下に生じたグロムス腫瘍-紅色部分

病因
皮膚末梢動静脈吻合のグロムス装置に由来するとされる血管腫．単発型と多発型がある．

症状
四肢とくに手指爪甲下に好発する．径数mmほどの青紫色の皮下結節で，同部を圧迫すると強い痛みを伴う．爪甲を押し上げて変形をきたすこともある．

鑑別診断
血管平滑筋腫，神経腫，指趾粘液嚢腫，海綿状血管腫

検査
皮膚超音波検査，MRI
生検：真皮に扁平な内皮細胞に囲まれた血管腔がみられ，その周囲に小型円形の均一な核と明るい好酸性胞体をもつグロムス細胞が数層に重なって増殖．このような充実性の定型的なもの(glomus tumor proper)に加え，拡張した血管腔が目立つ glomangioma，平滑筋の増生を伴う glomangiomyoma がある．

治療
外科的切除

9. 腫瘍-間葉系腫瘍(2)

9)-1 老人性血管腫
senile angioma, cherry angioma

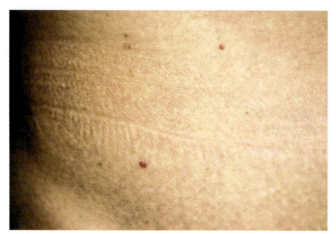
体幹にみられた老人性血管腫

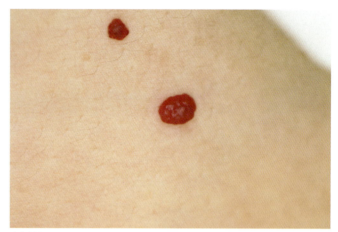
広基性にやや突出した老人性血管腫

病因
加齢に伴って生じる既存の血管の拡張，増殖と考えられる．

症状
体幹に多くみられるドーム状ないし半球状に隆起する数mmから1cm程度までの鮮紅色結節．

鑑別診断
血管拡張性肉芽腫，いちご状血管腫
POEMS症候群などにみる糸球体様血管腫．

検査
臨床から診断可能だが，判断に迷う場合は切除による組織学的診断．限局性に隆起した病変で菲薄化した表皮に覆われ，真皮内に拡張した毛細血管が多数みられる．

治療
一般に治療不要．希望する場合は切除．

9)-2 老人性白斑
leukoderma senile, idiopathic guttate hypomelanosis

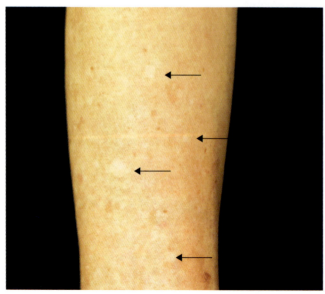
淡褐色の老人性色素斑とともに淡い脱色素斑が多発している

病因
高齢者によくみられる脱色素斑で加齢性変化によるメラノサイトの機能低下によると考えられている．

症状
高齢者の背部，腰部，下肢などにみられる径数mmから1cmほどの円形ないし不正形の不完全脱色素斑．辺縁の色素増強を伴わないため，やや境界不明瞭であったり目立ちにくかったりすることもある．

鑑別診断
尋常性白斑，硬化性萎縮性苔癬，癜風

検査
特にない．

治療
有効な治療法はない．

9)-3 老人性紫斑
senile purpura

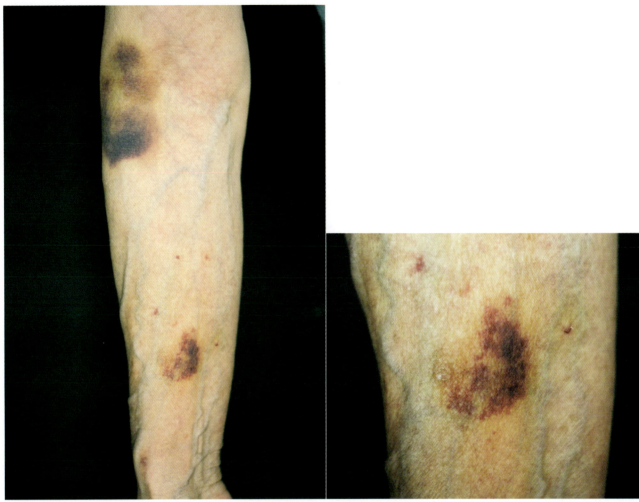

前腕に赤紫から赤黒色で斑状の紫斑が散在：辺縁は赤黄色となっている

病因
加齢性変化および紫外線などの物理的作用によって，血管壁を含めた皮膚組織の脆弱性のために，軽微な外力で出血をきたすと考えられる．

症状
機械的刺激をうけやすい前腕や下腿伸側にみられる斑状の紫斑．境界明瞭で不正形．早期は赤紫色だが時間とともに赤黄色調となり黒褐色色素沈着となる．

鑑別診断
ステロイド性紫斑
凝固異常を伴う疾患や抗凝固剤による紫斑．

検査
凝固・線溶系マーカーおよび血小板数のスクリーニングなど．

治療
治療は要さない．

10）限局性リンパ管腫
lymphangioma circumscriptum

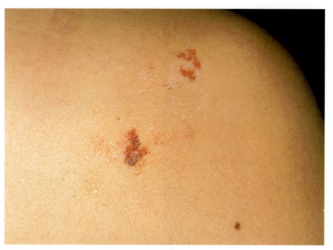

肩甲部にみられた限局性リンパ管腫

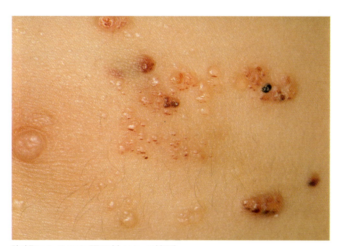

胸部にみられた限局性リンパ管腫

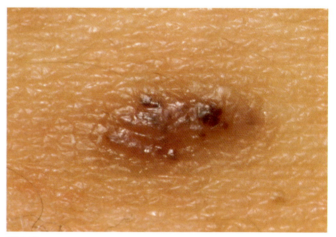

拡大像

病因
病変部より中枢側に位置する集合リンパ管の形成異常のためにリンパ液の貯留を生じ，流域末梢のリンパ管が拡張したものと考えられている．

症状
径数mm程度の円形で常色やや透明感のある小結節もしくは水疱様，カエルの卵様外観を呈する病変が散在または集簇してみられる．内腔に赤血球を混じると赤色から赤黒色などになる．頸部，胸腹部，上肢などに好発．なお，手術・放射線・外傷など後天的要因によってリンパ管の通過障害とリンパ流のうっ滞を生じて表在リンパ管が限局性に拡張したものは後天性リンパ管腫(acquired lymphangioma)とよばれる．

鑑別診断
被角血管腫

検査
MRIまたはリンパ管造影．

治療
拡張したリンパ管を広範囲に切除する．しかし形成異常を呈した中枢側のリンパ管の処理が行われない限り再発しやすい．

11）血管肉腫（脈管肉腫）
angiosarcoma

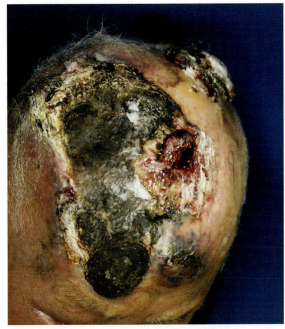

頭部全体に拡大し，赤黒色結節や厚い血痂を伴った易出血性の潰瘍，その辺縁に紫紅色局面がみられる

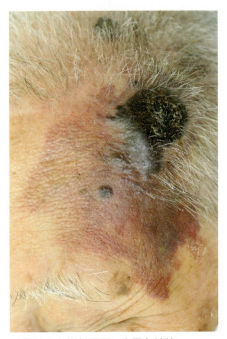

前額部の赤紫色局面と赤黒色結節

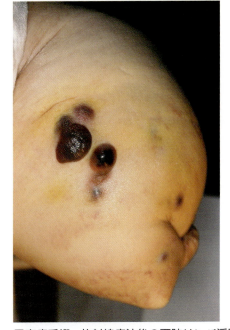

子宮癌手術，放射線療法後の下肢リンパ浮腫に続発した脈管肉腫（Stewart-Treves症候群）：下腿切断術後の断端部周囲に暗赤色毛結節が再発

病因
成因不明だが，頭部血管肉腫では外傷の既往を有する例が多い．四肢では慢性リンパ浮腫が発生母地となることがある（Stewart-Treves症候群）．

症状
頭部血管肉腫では斑状の紅色ないし紫紅色の紫斑を伴った局面ではじまり，やがて易出血性で血痂を伴う結節や潰瘍となる．

鑑別診断
外傷性血腫，老人性紫斑，転移性皮膚癌，悪性黒色腫

検査
皮膚生検．肺転移（とくに胸膜転移），肝転移，骨転移を呈することが多いため，CTなどによる画像検索．

治療
腫瘍径の小さなものは外科的切除．放射線療法とタキサン系薬剤による化学療法の併用．

12) カポジ肉腫
Kaposi's sarcoma

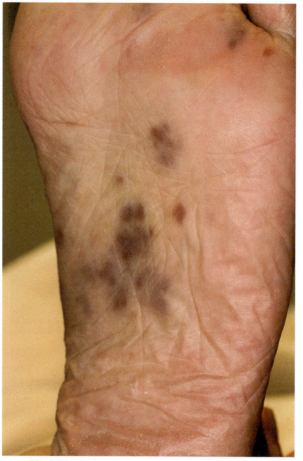

HIV感染患者の足底にみられたカポジ肉腫

病因
血管内皮細胞に由来する悪性腫瘍で，ヒト8型ヘルペスウイルス(HHV-8)が発症に深く関わっていると考えられている．古典型，アフリカ型，免疫抑制状態の患者に発症する医原性型，AIDS関連型がある．

症状
古典型では四肢とくに下腿，足底に好発するが，医原性型，AIDS関連型では体幹などにも多くみられる．淡い赤色斑状局面からやがて紫紅色から暗紫色局面，さらには結節を形成．皮膚以外にも口腔粘膜や内臓諸臓器に発生する．

鑑別診断
老人性紫斑，頭部血管肉腫，血管芽細胞腫，隆起性皮膚線維肉腫

検査
皮膚生検，病変部 HHV-8 遺伝子検出
免疫組織にて LANA-1 (latency-associated nuclear antigen) 検出．
CTなど画像検査による諸臓器病変の検索．

治療
AIDS関連型では抗レトロウイルス療法，医原性型では免疫抑制療法の中止，その他，放射線療法，化学療法．

13) 若年性黄色肉芽腫
juvenile xanthogranuloma

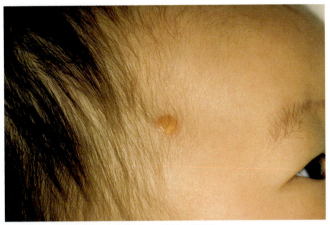

こめかみに黄色調で表面平滑な結節が単発

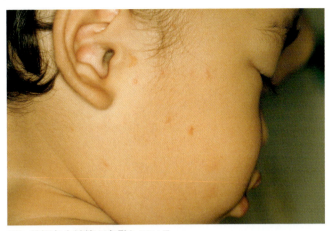

頬に黄褐色小結節が多発している

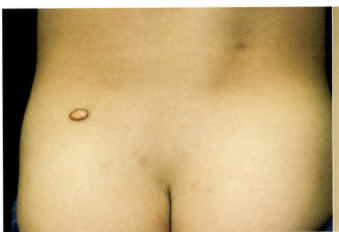

左臀部上方に単発してみられた症例

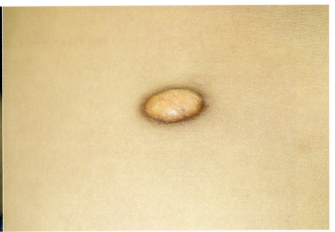

拡大像

病因
非ランゲルハンス細胞性組織球症の一型で，CD68陽性組織球の増殖とTouton型多核巨細胞，泡沫細胞，少数の好酸球浸潤などからなる．

症状
乳幼児の頭部，顔面に好発．単発または多発する径数mmから1cm程度の紅褐色から黄褐色の結節．稀ながら皮膚以外の臓器が侵されることがあり，とくに眼病変には注意する．

鑑別診断
伝染性軟属腫，benign cephalic histiocytosis, congenital self-healing histiocytosis

検査
生検による診断．
眼科的検索

治療
学童期までに消退することが多いため経過観察．単発ないし少数で消退しないものは切除．

9. 腫瘍-間葉系腫瘍(2)

14) ランゲルハンス細胞組織球症
Langerhans cell histiocytosis（LCH）

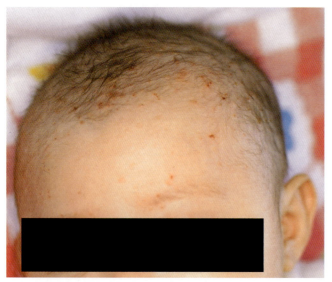
頭部や顔面に血痂付す小丘疹が多発

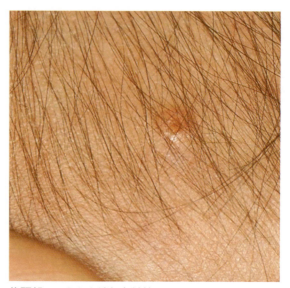
後頭部にみられた淡紅色結節

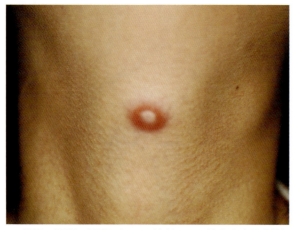
12歳児の頚部に単発したLCH（急性リンパ性白血病治療後）
（古江増隆，他編．子どもの良性・悪性皮膚腫瘍の実践診療．診断と治療社；2009. p.155）

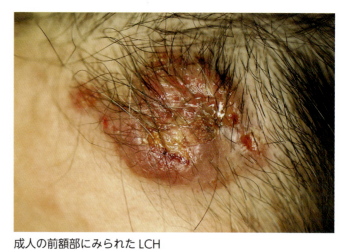
成人の前額部にみられたLCH
（新保和花子，他．前額部に生じたLangerhans cell histiocytosisの1例．皮膚臨床. 2009; 51: 415-8）

病因
ランゲルハンス細胞のクローン性増殖による．かつてLetterer-Siwe病（脂漏性皮膚炎様病変と多臓器病変），Hand-Schüller-Christian病（多発骨欠損，尿崩症，眼球突出の三徴），eosinophilic granuloma（年長児の多発骨病変）などの臨床病型として知られた疾患の総称．*BRAF*遺伝子変異のみられる例が近年相次いでいる．

症状
腋窩などの間擦部や頭部，体幹などに鱗屑や痂皮を付す赤色でしばしば出血性の小丘疹が多発．頭部，顔面では脂漏性皮膚炎を思わせる落屑性紅斑性局面のこともある．その他，単発や多発する結節，潰瘍など．陰部や爪甲などにみられる例もある．
皮膚以外では，骨，リンパ節，肝臓，脾臓，肺，骨髄，中枢神経病変などがある．

鑑別診断
乳児脂漏性湿疹，若年性黄色肉芽腫，congenital self-healing histiocytosis，伝染性軟属腫，成人の腋窩では化膿性汗腺炎など．

検査
生検．主に真皮に腎臓型の核を持つCD1a（＋），CD207（＋）の腫瘍細胞が増殖．電顕では細胞内にバーベック顆粒がみられる．
全身骨単純X線，CT

治療
単一臓器単発であれば外科的切除や放射線療法，多発例では多剤化学療法．

15) 肥満細胞症
mastocytosis

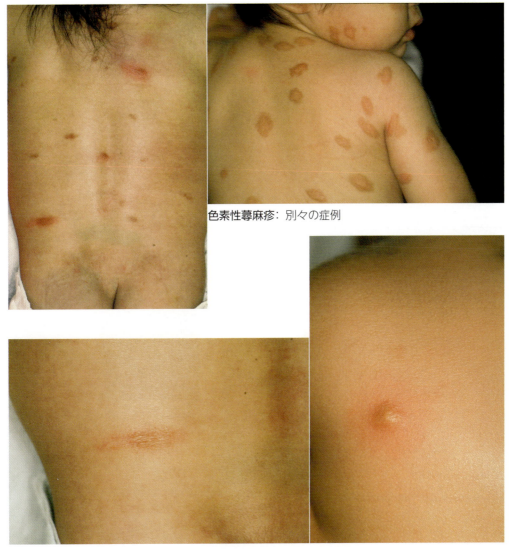

色素性蕁麻疹：別々の症例

ダリエー徴候：病変部の掻破によって膨疹が出現

病因
皮膚および諸臓器に肥満細胞が増殖する疾患．皮膚肥満細胞症には色素性蕁麻疹，肥満細胞腫，びまん性皮膚肥満細胞症，持久隆起性斑状毛細血管拡張症がある．骨髄や消化管など皮膚以外の臓器に病変があるものは全身性肥満細胞症に分類される．成人発症の全身性肥満細胞症のほとんどにc-kitをコードする*KIT* codon 816 遺伝子変異が検出される．小児発症の皮膚肥満細胞症においても同様に変異が検出される例があるものの，その頻度は成人に比して低い．

症状
色素性蕁麻疹は最もよくみられる病型で，体幹や四肢に爪甲大から母指頭大程度の円形から楕円形淡褐色色素斑ないし軽度隆起する結節が多発．病変部をこすると同部に膨疹と痒みが出現する（ダリエー徴候）．2歳程度までに出現するが成人例もある．肥満細胞腫は乳児期までにみられる単発，まれに多発する淡紅褐色結節．水疱が形成されることもある．びまん性皮膚肥満細胞症は皮膚の肥厚やミカンの皮様の外観と淡い潮紅があり，発作性または摩擦によって膨疹がみられる．持久隆起性斑状毛細血管拡張症は成人に多く，紅褐色斑ないし丘疹が広範囲にみられ密に集簇，癒合，さらには毛細血管拡張を伴う．全身性肥満細胞症は成人に多い．

広範囲に肥満細胞が脱顆粒すると，紅潮，下痢，血圧低下，ショックなどに陥ることがある．

鑑別診断
皮膚形質細胞症，神経線維腫症Ⅰ型，多発固定薬疹，Ashy dermatosis など

検査
生検，血清トリプターゼ測定，骨髄穿刺，全身 CT

治療
副腎皮質ステロイド薬外用，抗ヒスタミン薬内服，紫外線療法．小児発症例は自然消退する例が多いが，成人発症例は慢性経過をたどることが多い．

16）木村病，好酸球を伴う血管リンパ様過形成
Kimura's disease, angiolymphoid hyperplasia with eosinophilia（ALHE）

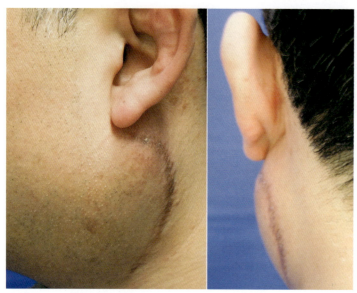

木村病：下顎部に皮下腫瘤がみられる．かつて切除を試みられたが再発した症例

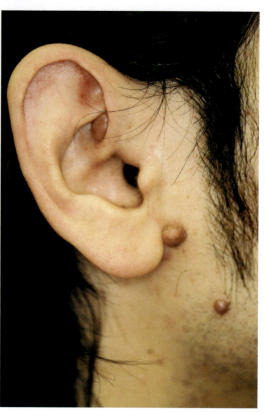

ALHE：半球状に隆起する暗赤色結節が散在

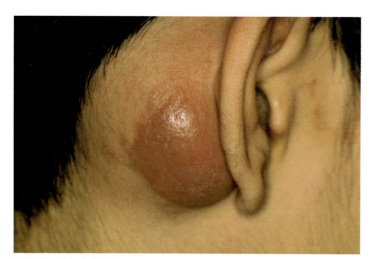

耳後部に生じた木村病

病因
木村病ではIL-4, IL-5, TARC/CCL17, eotaxin-3/CCL26, VEGFなどの産生増加が知られるが，いまだ成因は不明．

症状
木村病は頭頸部とくに耳下腺周囲や耳後部に鶏卵大からときに手拳大におよぶ柔らかな皮下腫瘤で，リンパ節腫脹を伴う．自覚症状はないか，軽い痒みがある程度．日本人をはじめ東洋人の男性に多い．末梢血好酸球数や血清IgE値が高値となる．主に皮下の著明な好酸球浸潤とリンパ濾胞形成を伴うリンパ球浸潤，小血管の増生からなる．好酸球を伴う血管リンパ様過形成（angiolymphoid hyperplasia with eosinophilia: ALHE）は真皮を主病変とした小型の紅色結節を形成することが多く，やや女性に多い．組織学的には好酸球とともに内腔に突出する類上皮細胞様の内皮細胞からなる小血管の増生が特徴的．リンパ濾胞形成は木村病など目立たない．またリンパ節腫脹は伴わないことが主で，末梢好酸球数やIgE値も正常か軽度上昇にとどまる．病態を含め両者の異同についてはいまだ議論の分かれるところであり，区別が困難な症例もしばしば遭遇する．

鑑別診断
悪性リンパ腫，IgG4関連疾患，偽リンパ腫，血管拡張性肉芽腫

検査
生検による組織診断．
末梢好酸球数，IgE

治療
副腎皮質ステロイド薬内服，放射線療法，手術療法などがあるが再発しやすい．その他，インドメタシン，トシル酸スプラタスト，シクロスポリン内服など．ALHEで小型の結節であれば外科的切除．

9. 腫瘍-間葉系腫瘍(2)

17) 良性皮膚リンパ球腫
lymphadenosis benigna cutis, lymphocytoma cutis

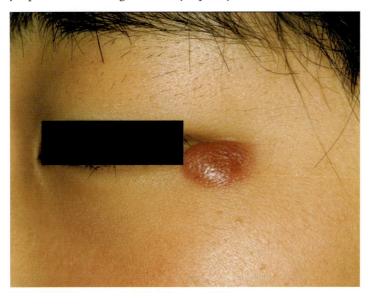
小児の外角部にみられた良性皮膚リンパ球腫

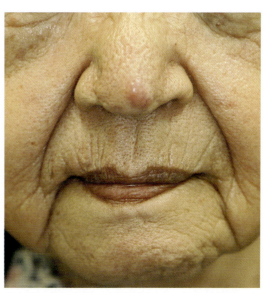
鼻尖部に生じた例：表面光沢のある紅色結節がみられる

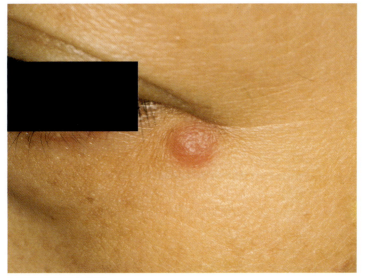
外眼角部の紅色結節

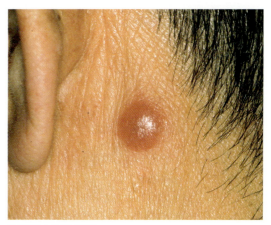
耳後部の紅色結節

病因
虫刺，外傷，金属や刺青などの異物・刺激に対して生じたB細胞主体の反応性リンパ球増殖と推測される．

症状
周囲健常皮膚から境界明瞭にドーム状ないし半球状に隆起する紅色結節．顔面に好発する．

鑑別診断
原発性皮膚濾胞中心リンパ腫や節外性辺縁帯リンパ腫などの皮膚B細胞リンパ腫，angiolymphoid hyperplasia with eosinophilia.

検査
生検による診断．真皮から一部皮下組織にかけて濾胞形成するB細胞とその周囲を取り巻くようにT細胞の増殖がみられる．Top heavyな浸潤形態をとり，表皮との間に浸潤のない層(grenz zone)がみられる．
免疫グロブリン遺伝子のクローン性再構成が陰性．

治療
切除，副腎皮質ステロイド薬局注，放射線療法

18) 皮膚白血病
leukemia cutis

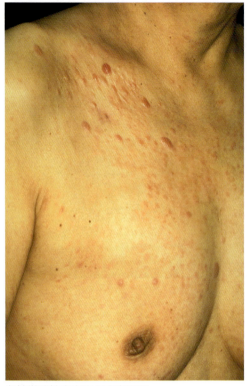
急性単球性白血病の皮膚浸潤

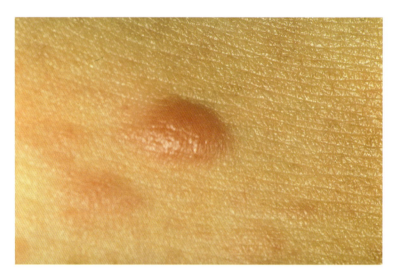
拡大像：表面平滑な紅色結節を形成

病因
白血病細胞の皮膚への浸潤，増殖によって生じた特異疹．

症状
様々な大きさの紅色結節が限局性または広範囲に多発したり，浸潤性紅色局面や腫瘤を形成する．結節表面は比較的平滑だが，潰瘍が形成されることや皮下結節としてみられることもある．急性白血病や慢性白血病の急性転化時など，すでに白血病の診断がなされていることが多いが，皮膚病変が先行し，のちに骨髄や末梢血に白血病細胞がみられることもある（非白血性皮膚白血病）．

鑑別診断
悪性リンパ腫や成人T細胞性白血病/リンパ腫．

検査
生検による組織診断と合わせて，顆粒球系，リンパ球系表面マーカーの染色．

治療
原疾患の白血病の治療．

19）菌状息肉症/セザリー症候群
mycosis fungoides/Sezary syndrome（Sézary syndrome）

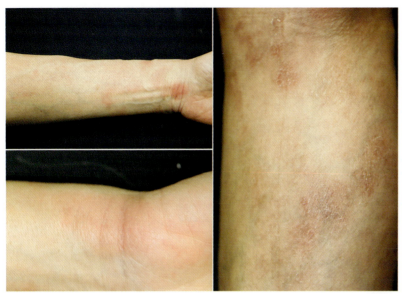

菌状息肉症の紅斑期：平坦な紅斑としてみられ細かな鱗屑を付すものもある

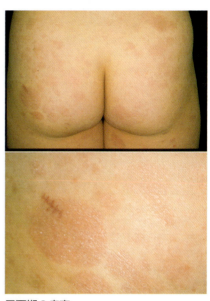

局面期の病変

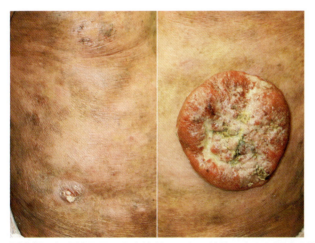

腫瘤期：紅斑性局面や色素沈着とともに結節や大きな腫瘤を形成

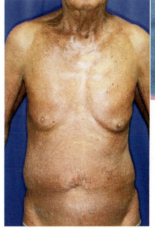

セザリー症候群：全身の潮紅と色素沈着，手掌にも潮紅と過角化，亀裂を生じている

病因
原発性皮膚リンパ腫の一型で主にCD4陽性T細胞の腫瘍化による．菌状息肉症では紅斑局面から腫瘤形成へと進展．一方，セザリー症候群では臨床的に紅皮症を呈し，明らかな白血化がみられる．セザリー症候群は菌状息肉症が紅皮症化した同一範疇の疾患と考えられてきたが，最近では前者がcentral memory T cell由来，後者はskin resident effector memory T cell由来であるともいわれる．

症状
菌状息肉症では境界比較的明瞭な紅色で平坦な紅色斑がみられ，鱗屑やちりめん状の皺を伴う（紅斑期）．これらは色素沈着を残しながら消退や新生をくりかえし，徐々に扁平に隆起し浸潤を伴う局面がみられるようになる（扁平浸潤期または局面期）．さらに進行すると結節や腫瘤が形成されしばしば潰瘍化する（腫瘤期）．セザリー症候群では鱗屑，落屑を伴う紅皮症を呈する．末梢血には異型リンパ球（セザリー細胞）が1000個/μL以上みられる．

鑑別診断
アトピー性皮膚炎，皮脂欠乏性湿疹などの湿疹病変や乾癬，成人T細胞白血病/リンパ腫，種々の疾患による紅皮症．

検査
生検．組織では表皮直下にCD4陽性異型リンパ球が密に浸潤し，表皮向性を呈して特徴的なポートリエ微小膿瘍を形成する．
T細胞受容体遺伝子再構成，末梢血フローサイトメトリー，CTなどによる他臓器病変の検索と病期の評価．

治療
病変と病期に合わせて，副腎皮質ステロイド薬外用，紫外線療法，レチノイド，IFN-γ，ベキサロテン，モガムリズマブ，ボリノスタット，低用量エトポシド，放射線療法，多剤化学療法など．

9. 腫瘍-間葉系腫瘍(2)

20)-1　皮膚B細胞リンパ腫
cutaneous B cell lymphoma

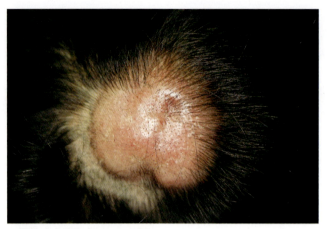

原発性皮膚濾胞中心リンパ腫

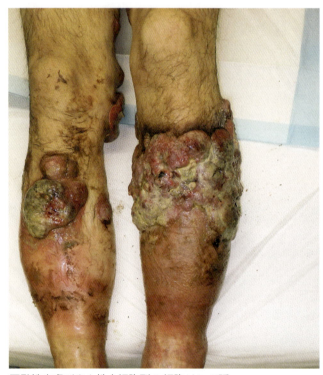

原発性皮膚びまん性大細胞型B細胞リンパ腫

病因
B細胞由来の悪性リンパ腫．原発性皮膚濾胞中心リンパ腫，節外性辺縁帯リンパ腫，原発性皮膚びまん性大細胞型B細胞リンパ腫（下肢型および非特定），血管内大細胞型B細胞リンパ腫などがある．前2者は予後良好のindolent群，後2者は予後不良群に分けられている．

症状
さまざまな大きさの紅色結節が単発または多発してみられる．原発性皮膚濾胞中心リンパ腫は頭部，顔面に多い一方で，原発性皮膚びまん性大細胞型B細胞リンパ腫は下肢に多く（下肢型），急速に増大し潰瘍化することもまれでない．血管内大細胞型B細胞リンパ腫では皮膚に何らの症状がみられないことが多く，ランダム皮膚生検で診断される．

鑑別診断
偽リンパ腫，T細胞性リンパ腫

検査
生検，免疫グロブリン遺伝子再構成など．またPETないしCTなどによる全身の検索．

治療
Indolent群では切除や放射線療法，びまん性大細胞型B細胞リンパ腫ではリツキシマブを含めて全身化学療法が行われる．

20)-2 その他のリンパ腫（菌状息肉症，セザリー症候群，B細胞リンパ腫をのぞく）

malignant lymphoma, others

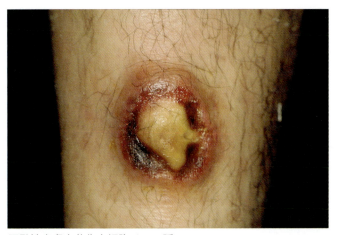
原発性皮膚未分化大細胞リンパ腫

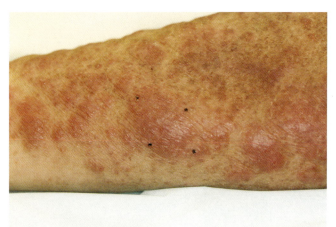
原発性 CD4 陽性小・中細胞型 T リンパ増殖症

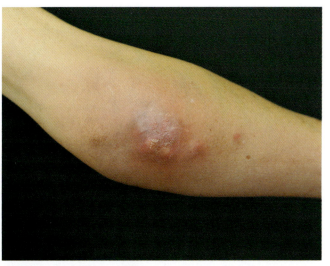
節外性 NK/T 細胞リンパ腫

病因
菌状息肉症，セザリー症候群，成人T細胞性白血病・リンパ腫，B細胞リンパ腫以外にしばしばみられるリンパ腫として，原発性皮膚 CD30 陽性リンパ増殖症（原発性皮膚未分化大細胞リンパ腫，リンパ腫様丘疹症），皮下脂肪織炎様T細胞リンパ腫，節外性 NK/T 細胞リンパ腫，原発性γδT細胞リンパ腫，原発性皮膚 CD8 陽性進行性表皮向性細胞障害性T細胞リンパ腫，原発性 CD4 陽性小・中細胞型T リンパ増殖症，種痘様水疱症様リンパ増殖症，末梢性T細胞リンパ腫・非特異，そして芽球性形質細胞様樹状細胞腫瘍などがある．節外性 NK/T 細胞リンパ腫や種痘様水疱症様リンパ増殖症では EB ウイルスの関与が考えられている．

症状
単発または多発するさまざまな大きさの紅色結節がみられる．節外性 NK/T 細胞リンパ腫や原発性γδT細胞リンパ腫では潰瘍化することもしばしばであり，一方，皮下脂肪織炎様T細胞リンパ腫では下肢に好発する皮下結節でときに結節性紅斑様であり潰瘍化はまれ．

鑑別診断
リンパ腫のそれぞれの病型との鑑別を必要とする．

検査
生検と各種細胞マーカー染色，T細胞受容体遺伝子，CTなどによる画像診断．

治療
それぞれの病型・病期をもとに切除，放射線療法，化学療法が選択される．

9. 腫瘍-間葉系腫瘍(2)

21）成人T細胞白血病/リンパ腫
adult T cell leukemia/lymphoma（ATL/ATLL）

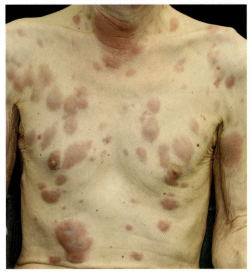

体幹に鶏卵大ほどまでの紅色浸潤性局面や結節が多発

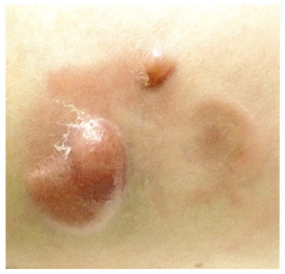

上腕内側皮膚に限局して結節を生じたくすぶり型

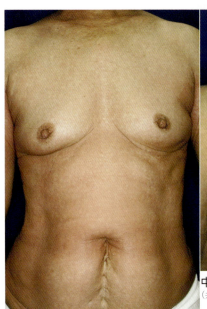

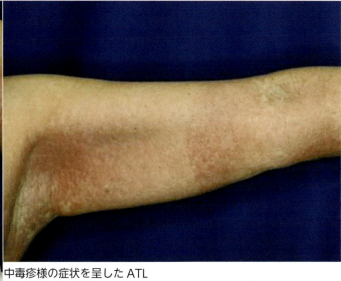

中毒疹様の症状を呈した ATL

（井上梨紗子，他．急性型 adult T-cell leukemia/lymphoma. 皮膚病診療. 2009; 31: 545-8）

病因
HTLV-1（human T-lymphotropic virus type-1）の感染による．感染経路として母乳による母子感染，輸血，性交渉などがある．しかし感染しても発症するのは5%程度であり，事実上母子感染によるキャリアに発症する．30〜60年ほどの潜伏期間がある．急性型，リンパ腫型，慢性型，くすぶり型に分けられる．

症状
皮膚にみられる所見は，紅斑性局面ないし紅色浸潤性局面，結節，腫瘤などであるが，中毒疹様や紅皮症，菌状息肉症様などを呈するものもある．

鑑別診断
菌状息肉症，セザリー症候群，その他の悪性リンパ腫．

検査
末梢白血球数，塗抹標本による花弁状の核をもつATL細胞の有無，抗HTLV-1抗体，血清Ca，LDH，BUN，アルブミン，末梢血および腫瘍病変におけるHTLV-1プロウイルスDNAのクローナルな取り込みの確認，全身のCTなど．

治療
急性型，リンパ腫型，予後不良因子（LDH，アルブミン，BUN いずれかが高値）を持つ慢性型は急速な経過をたどることが多い．これらには多剤化学療法やモガムリズマブ投与などが行われる．良好な反応がえられれば同種造血幹細胞移植を検討．その他は慎重な経過観察．
皮膚病変のみであれば，副腎皮質ステロイド薬外用，紫外線療法，外科的切除など．

9. 腫瘍-間葉系腫瘍(2)

22) 悪性黒色腫
malignant melanoma

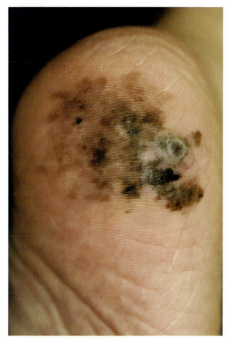
踵部に生じた悪性黒色腫

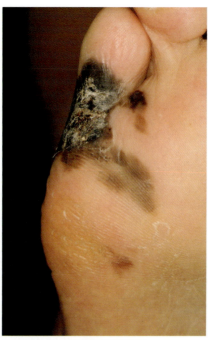
足趾屈側に生じた悪性黒色腫

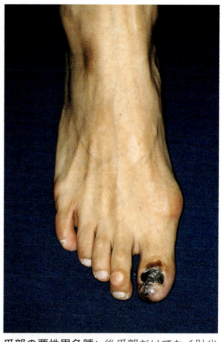
爪部の悪性黒色腫：後爪郭だけでなく趾尖部にも拡大している

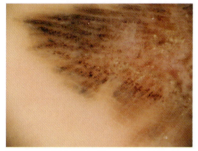
足底悪性黒色腫のダーモスコピー像：色素脱失領域と皮丘平行パターン

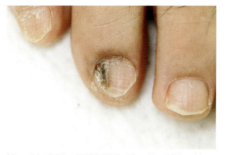
第4趾爪部の悪性黒色腫：後爪郭に染みだし様と色素沈着がみられる(ハッチンソン徴候)

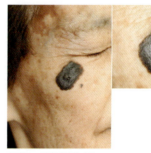
頬部の悪性黒色腫

病因
紫外線その他の何らかの誘因によって主に表皮基底部のメラノサイトが悪性化，増殖をきたしたもの．

症状
褐色から黒色の色素斑や結節としてみられるが，色素性母斑と比較して，大きい，形状が不規則で非対称，色調に濃淡がある，一部の境界が不鮮明，染みだし，潰瘍化があるなどの違いがある．
また主に病理学的所見をもとに，表在拡大型黒色腫，悪性黒子型黒色腫，末端黒子型黒色腫，結節型黒色腫に分類される．

鑑別診断
色素性母斑，とくに Clark 母斑，Spitz 母斑．脂漏性角化症．

検査
ダーモスコピー，生検による診断．
CT，PET などによる画像評価，センチネルリンパ節生検で病期の評価．

治療
外科的切除，インターフェロンβ，ダカルバジン，分子標的薬(ベムラフェニブ，ダブラフェニブ，エンコラフェニブ，トラメチニブ，ビニメチニブ)，免疫チェックポイント阻害薬(ニボルマブ，イピリムマブ，ペムブロリズマブ)など

23) 神経線維腫症 1 型
neurofibromatosis type 1

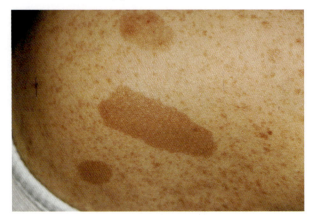

カフェ・オ・レ斑

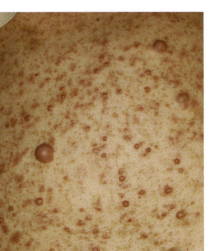

腹部に多発した神経線維腫

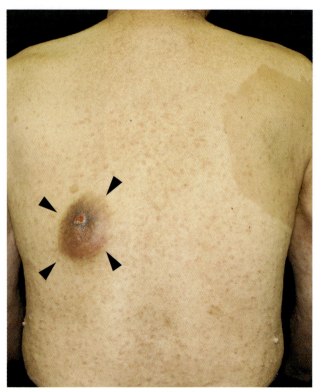

NF1 患者に生じた悪性末梢神経鞘腫瘍

病因
多発する神経線維腫，カフェ・オ・レ斑を主たる症状とし，種々の程度に骨，神経系，眼病変を伴う母斑症．17番染色体長腕に原因遺伝子が存在し，その産物である neurofibromin の機能消失によって細胞死の抑制や細胞増殖が引き起こされる．常染色体優性遺伝で浸透率はほぼ100％である．ただし，突然変異による孤発例も多い．

症状
カフェ・オ・レ斑：出生時ないし出生早期から体幹，四肢にみられる色素斑．径1～5 cm 程度のミルクコーヒー様の淡褐色斑から濃い褐色斑で色調は一様．
雀卵斑様色素斑：腋窩，鼠径部，ときに口囲にもみられる小色素斑．
神経線維腫：皮膚の神経線維腫は大豆大から示指頭大程度の広基性から有茎性，常色ないし淡褐色の柔らかく触れる腫瘤．思春期頃からみられるようになる．神経の神経線維腫は皮下の神経に沿って紡錘形から数珠状に硬く触れる圧痛や放散痛のある腫瘤．びまん性神経線維腫は大型の褐色斑から発生することが多く，徐々に隆起増大して表面皺壁の目立つ大きな腫瘤を形成，しばしば弁状に下垂し整容的，機能的に非常に問題となる．
有毛性褐青色斑：母指頭大程度の類円形から楕円形の褐青色斑．硬毛を伴う．
他の臓器症状：神経膠腫，脳神経・脊髄神経の神経線維腫，脊椎・四肢の変形，頭蓋骨骨欠損，虹彩小結節，視神経膠腫，褐色細胞腫，消化管間質腫瘍など．

鑑別診断
Legius 症候群，LEOPARD 症候群

検査
骨単純 X 線，CT，MRI，眼科的検索など各臓器病変の評価．

治療
色素斑にはレーザー治療などが考えられるが効果は不十分．神経線維腫については，整容的ないし機能的観点から必要とおもわれるものは切除．びまん性神経線維腫は増大する前に早期に切除することが望ましいものの，大量出血のリスクが高く，大きさによってはしばしば困難．

注意
急速に増大する腫瘤では悪性末梢神経鞘腫瘍の発症を考慮して対応．

24) メルケル細胞癌
Merkel cell carcinoma

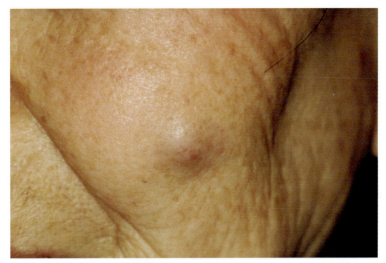

頬部に生じたメルケル細胞癌

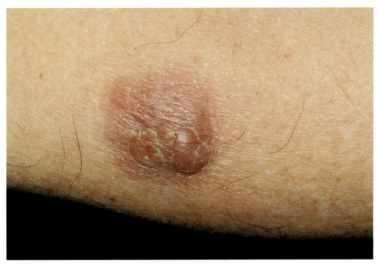

前腕に生じた例：やや不規則に隆起する紅色結節となっている

病因
皮膚のメルケル細胞に由来する神経内分泌腫瘍とされているが，起源については見解が統一されていない．またメルケルポリオーマウイルス(MCPyV)の関与がいわれている．

症状
高齢者の顔面に好発するドーム状から半球状に隆起する表面比較的平滑な紫紅色から紅色の結節．

鑑別診断
良性皮膚リンパ球腫，転移性皮膚癌，炎症性粉瘤

検査
皮膚生検による組織診断．
画像による転移性病変検索．

治療
外科的切除，放射線療法，抗PD-L1抗体（アベルマブ）

10. 感染症−細菌・抗酸菌感染症

1)-1 毛包炎
folliculitis

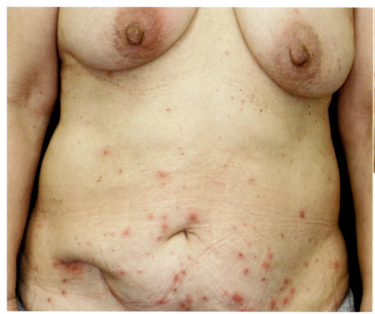

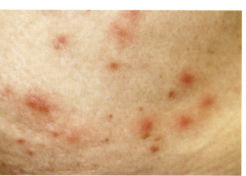

緑膿菌性毛包炎：
毛孔性紅色丘疹が短期間に多発

病因
毛孔入孔部，毛包漏斗部に限局する細菌性化膿性炎症．黄色ブドウ球菌によるものが多いが，グラム陰性桿菌，なかでも緑膿菌によるものが知られる（緑膿菌性毛包炎）．

症状
毛孔一致性の紅色丘疹や膿疱が散在ないし集簇してみられる．軽度の痒みや圧痛がある．
緑膿菌性毛包炎では体幹，殿部などに短期間に病変が多発することが多く，汚染されたスポンジタオル使用，ナイロンタオルによる塗擦，循環式風呂や残り湯の使いまわし，ウエットスーツ着用などが誘因にあげられている．

鑑別診断
副腎皮質ステロイド薬内服による痤瘡様発疹，マラセチア毛包炎．

検査
膿疱内容のグラム染色，細菌培養．

治療
抗菌薬外用，広範囲であれば内服．

1)-2 せつ
furuncle

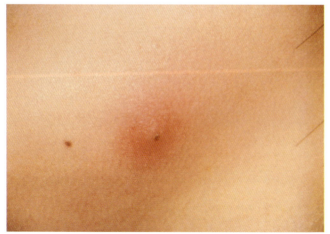

せつ：中央に毛包開口部がみられる有痛性紅色結節

病因
毛包を中心としてその周囲にも及ぶ急性細菌性化膿性炎症．黄色ブドウ球菌によることが多い．

症状
毛孔一致性の紅色丘疹ではじまり，やがて大豆大からときに母指頭大を超えるまでに腫大した皮内結節となって表面に紅斑を伴う．圧痛や自発痛がある．毛包開口部に膿疱を形成することがある．経過中自壊，排膿などを呈しながら治癒に向かう．

鑑別診断
炎症性粉瘤

検査
膿のグラム染色，細菌培養．

治療
抗菌薬内服

10. 感染症-細菌・抗酸菌感染症

1)-3 よう
carbuncle

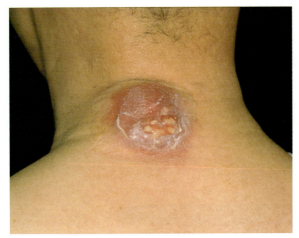

項部に生じたよう

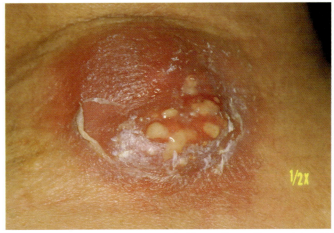

拡大像：紅色調の結節の一部では複数の毛孔開口部に一致して排膿がみられている

病因
隣接する複数の毛包を中心に生じた急性細菌性化膿性炎症．黄色ブドウ球菌によるものが多い．

症状
隣接する複数の毛孔に一致する紅色丘疹が徐々に一つの隆起した紅色隆起性局面ないし結節を形成．それぞれの毛孔に一致して膿栓をみる．強い圧痛ないし自発痛がある．

鑑別診断
せつ，炎症性粉瘤，多発性汗腺膿瘍

検査
膿のグラム染色，細菌培養．

治療
抗菌薬内服または点滴．
皮内から皮下に膿瘍を触れる際には切開，排膿．

1)-4 尋常性毛瘡
sycosis vulgaris

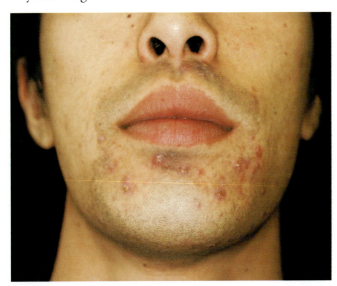

須毛部に毛孔性紅色丘疹が散在

病因
鬚の生えている部位での細菌感染による毛包炎．主に黄色ブドウ球菌による．不衛生なカミソリの使用や無理な深剃り，逆剃りなどが誘因になる．

症状
須毛部すなわち鬚の生えている口囲，頤，下顎部，顎下部などに毛孔一致性紅色丘疹が多発する．鬚の濃い男性に多い．

鑑別診断
白癬性毛瘡，尋常性痤瘡，口囲皮膚炎，毛包虫性痤瘡，接触皮膚炎

検査
膿疱の細菌培養や真菌検鏡．

治療
抗菌薬の外用．
電気シェーバーの使用など．

2) 多発性汗腺膿瘍
multiple sweat gland abscess

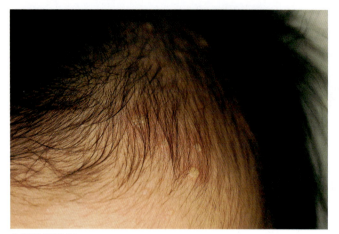
化膿性汗孔炎

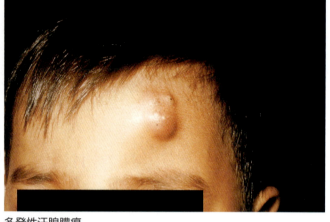
多発性汗腺膿瘍

病因
エクリン汗腺の汗管から深部にかけての細菌性化膿性炎症で主に黄色ブドウ球菌の汗腺による．いわゆる"あせものより"．

症状
乳児の被髪頭部，項部，顔面などにみられる．汗疹からはじまることが多い．米粒大から小豆大ほどの丘疹ないし頂部に膿疱を伴った丘疹となり（化膿性汗孔炎または汗孔周囲炎），やがて集まって浸潤性の局面または皮内硬結となり膿瘍を形成して波動を触れるようになる．所属リンパ節腫脹や発熱を伴うことがある．

鑑別診断
せつ，よう

検査
膿瘍からの細菌培養

治療
抗菌薬内服

3) ひょう疽
panaritium, bacterial paronychia, whitlow

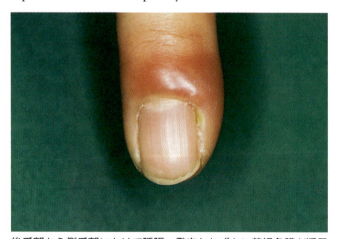
後爪郭から側爪郭にかけて腫脹，発赤とわずかに黄緑色膿が透見される

病因
指趾末節の細菌感染症．狭義には指腹の皮下膿瘍だが，側爪郭部，後爪郭部の感染症も含めている．同部は強靭かつ緻密な結合組織で閉鎖されており，感染を生じると内圧が高まって強い圧痛や拍動痛を生じる．黄色ブドウ球菌によるものが多いが，ときに溶血性連鎖球菌や緑膿菌などでも起こる．調理師，理容師など手指に微細な外傷を生じやすい職業の人や爪周囲の"ささくれ"をいじったり噛んだりする癖なども誘因になる．

症状
指腹や爪囲の腫脹，発赤と強い疼痛．ときに拍動痛もみられる．爪囲のものでは経過中にしばしば黄緑色の膿瘍が透見されるようになる．

鑑別診断
カンジダ性爪囲炎

検査
末梢血検査で白血球増多やCRP上昇のみられることがある．
穿刺，切開膿の細菌培養．

治療
抗菌薬の内服．
切開または膿瘍が透見されるときは穿刺などにより排膿すると痛みが急速に軽減する．

4)-1 伝染性膿痂疹
impetigo contagiosa

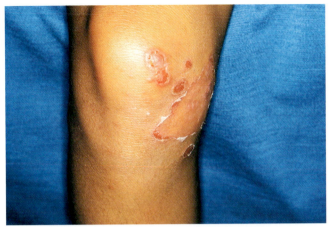

ブドウ球菌による伝染性膿痂疹：水疱とびらんが混在

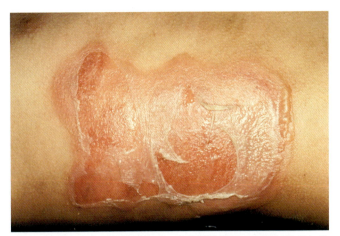

ブドウ球菌による伝染性膿痂疹：水疱は弛緩性で容易にやぶれる

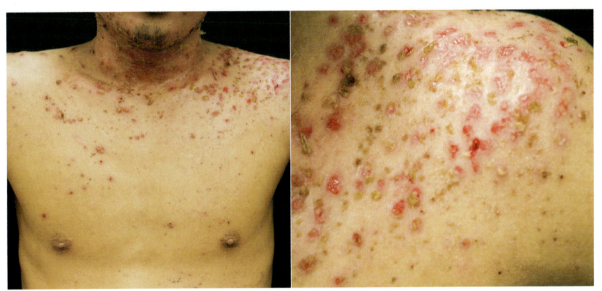

アトピー性皮膚炎に生じた連鎖球菌性膿痂疹：米粒大から小豆大の膿疱，びらん痂皮が多発してみられる

病因
表皮角層下の黄色ブドウ球菌または化膿性連鎖球菌による感染症．

症状
ブドウ球菌性膿痂疹は水疱型膿痂疹とも呼ばれ，弛緩性水疱が容易にやぶれてびらんとなり，淡い紅斑を生じながら辺縁を縁取るように水疱を形成しつつ拡大．痒みや軽い痛みがあり掻破や接触などによって他の部位に広がる．化膿性連鎖球菌による膿痂疹は非水疱型または痂皮型膿痂疹となり，米粒大程度の紅暈を伴う膿疱が多発し，掻破によってびらんや黄褐色，赤褐色痂疲を付すようになる．発熱などの全身症状を伴うことが多い．

鑑別診断
落葉状天疱瘡，カポジ水痘様発疹症

検査
水疱，膿疱内容の細菌培養，A群β溶連菌抗原検出キットを用いた迅速診断．

治療
抗菌薬の内服，点滴．

注意
ブドウ球菌性膿痂疹はMSSAによるものが多いものの，MRSAによるものも増えていることから，適宜細菌培養による菌種と薬剤感受性をチェック．
化膿性連鎖球菌によるものでは後の急性糸球体腎炎発症に留意．

10. 感染症-細菌・抗酸菌感染症

4)-2 手(足)水疱性膿皮症
pyodermia bullosa manuum(pedis)

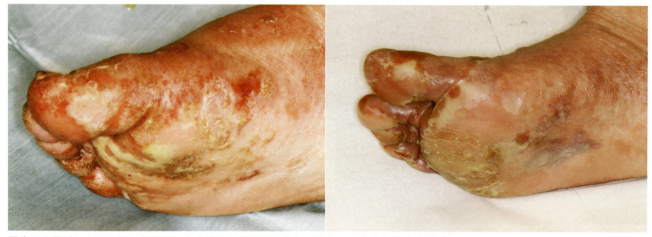

足底から足趾にかけて厚い角層下に小水疱や小膿疱がみられ，融合して大きな膿疱を形成している

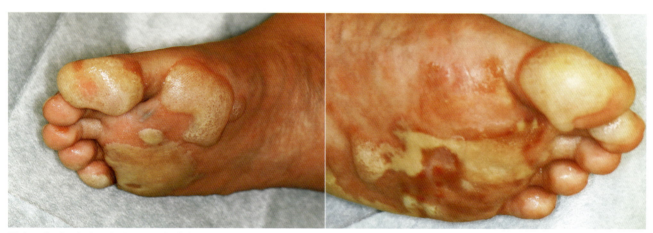

足底に大型の水疱が多発し，一部膿疱化している

病因
角層の厚い手足に生じる膿痂疹であり，化膿性連鎖球菌，まれに黄色ブドウ球菌によっても生じる．指趾末梢に限局してみられるものは水疱性遠位指端炎(blistering distal dactylitis)と呼ばれる．

症状
手掌，足底に小豆大から大豆大またはそれ以上に大きな緊満性水疱や膿疱が多発して痛みを伴う．

鑑別診断
掌蹠膿疱症，白癬

検査
膿疱の細菌培養，水疱蓋の真菌検鏡．

治療
抗菌薬内服

5)-1 丹毒
erysipelas

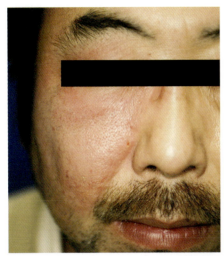

右頬と眼瞼に比較的境界明瞭な紅斑と浮腫がみられる

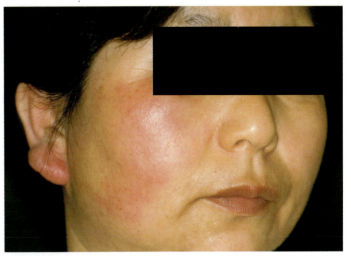

頬部の紅斑と浮腫

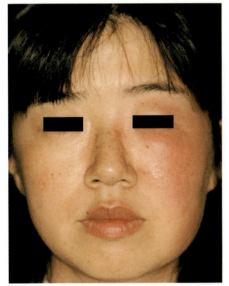

頬部から一部眼瞼にかけての紅斑と浮腫

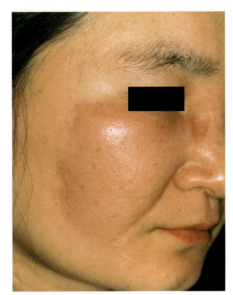

頬部の紅斑と浮腫

病因
真皮内を中心に生じた急性化膿性浮腫性炎症．化膿性連鎖球菌によるものが多いが，ときに黄色ブドウ球菌のこともある．

症状
突然の発熱とともに，顔面や耳介，下腿などに圧痛の強い境界明瞭な紅斑とさまざまな程度に浮腫を伴う．
水疱形成をみるもの（水疱性丹毒），離れた部位に新生，拡大，遷延化を呈する遊走性丹毒，同じ部位に繰り返し発症する習慣性丹毒などがある．

鑑別診断
帯状疱疹，蜂窩織炎，接触皮膚炎

検査
末梢白血球数，CRP，ASO，ASK 測定
水疱内容のグラム染色や細菌培養．

治療
ペニシリン系抗菌薬の内服または点滴．

注意
急性糸球体腎炎発症に留意．

10. 感染症-細菌・抗酸菌感染症

5)-2　蜂窩織炎
cellulitis

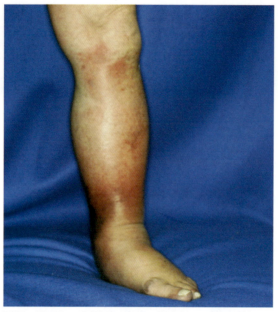

下腿に境界やや不鮮明な紅斑と腫脹を認める

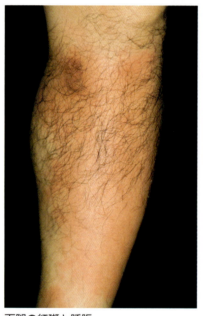

下腿の紅斑と腫脹

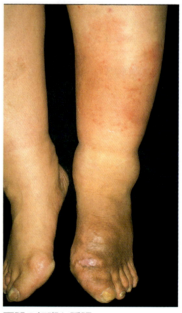

下腿の紅斑と腫脹

病因
真皮下層から皮下組織を主体とした化膿性炎症．黄色ブドウ球菌によるものが多い．

症状
下腿に好発．境界やや不鮮明な潮紅と局所熱感，圧痛や自発痛を伴う．所属リンパ節は有痛性に腫脹．発熱，悪寒などの全身症状を伴う．

鑑別診断
丹毒，急性深部静脈血栓症，結節性紅斑，壊死性筋膜炎

検査
末梢白血球数，CRP，血清クレアチニンキナーゼ値など

治療
セフェム系抗菌薬点滴

5)-3 リンパ管炎
lymphangitis

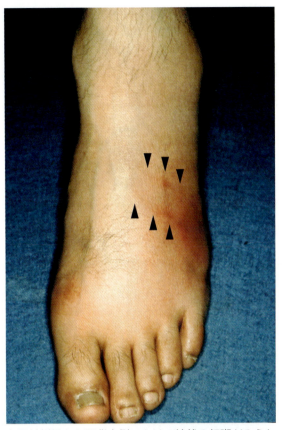

左足外側縁から足背内側にかけて線状の紅斑がみられる

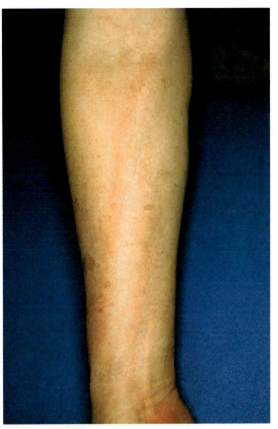

手背のネコ咬傷によるパスツレラ感染症に伴うリンパ管炎

病因
外傷，趾間型足白癬からの二次感染や蜂窩織炎などから生じる皮下のリンパ管の炎症．多くは黄色ブドウ球，ときに溶血性連鎖球菌による．

症状
細菌感染部位から線状，蛇行状にリンパ管の走行に沿って中枢側に幅1cm程度の紅斑がみられ，ときに圧痛を伴う．

鑑別診断
表在性血栓性静脈炎

検査
とくにない．

治療
抗菌薬内服または点滴．

10. 感染症-細菌・抗酸菌感染症

6) 慢性膿皮症
pyoderma chronica

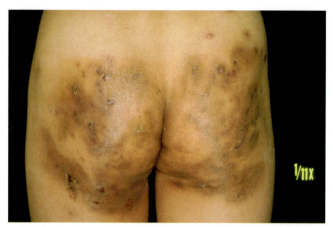
殿部慢性膿皮症

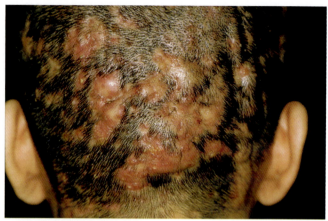
膿瘍性穿掘性頭部毛包周囲炎

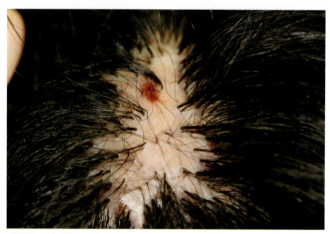
禿髪性毛包炎：tufted hair folliculitis を伴っている

病因
慢性に経過し遷延する化膿性深在性毛包炎．
病型として化膿性汗腺炎(殿部に生じたものを殿部慢性膿皮症)，膿瘍性穿掘性頭部毛包周囲炎，禿髪性毛包炎，頭部乳頭状皮膚炎(集簇性痤瘡)などがある．
黄色ブドウ球菌などの細菌感染とそれに対する宿主側の何らかの要因によって炎症が遷延化した状態と考えられるが詳細は不明．家族性にみられる化膿性汗腺炎でγセクレターゼの変異が関わっているとの報告がある．

症状
化膿性汗腺炎では腋窩，鼠径部，殿部(殿部慢性膿皮症)などに，圧痛のある皮内から皮下の紅色結節を数個生じ，寛解，再燃，皮下膿瘍形成，排膿，周囲への新生を繰り返しながら，瘢痕形成，瘻孔形成，潰瘍形成などを伴った局面がみられるようになる．
頭部では毛孔一致性丘疹，膿疱から結節形成に至り，やがて皮下膿瘍，皮下の瘻孔，瘢痕，脱毛がみられるもの(膿瘍性穿掘性頭部毛包周囲炎)，項部から後頭部に毛孔性丘疹，結節を次々生じ，ケロイド状の肥厚性瘢痕を生じる頭部乳頭状皮膚炎がある．また禿髪性毛包炎では皮下膿瘍や瘻孔ではなく，毛孔性丘疹，膿疱を生じながら不正形の瘢痕性脱毛局面を形成する．毛髪の束が一つの毛包から出ている状態(tufted hair folliculitis)をしばしばみることができる．

鑑別診断
炎症性粉瘤，せつ腫症，重症の痤瘡．

検査
末梢白血球数，CRP
細菌培養，必要に応じて皮膚生検．

治療
抗菌薬内服(とくに慢性期ではテトラサイクリン系)，ケロイド，肥厚性瘢痕形成抑制目的にトラニラスト内服や副腎皮質ステロイド薬局注．
外科的切除，広範囲のものは植皮術．
化膿性汗腺炎にはTNF-α阻害薬(アダリムマブ)も有効．

7）ブドウ球菌性熱傷様皮膚症候群
staphylococcal scalded skin syndrome（SSSS）

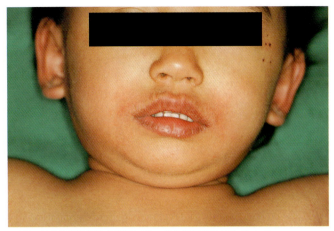

口囲に境界不鮮明な紅斑と浅い放射状亀裂がみられる

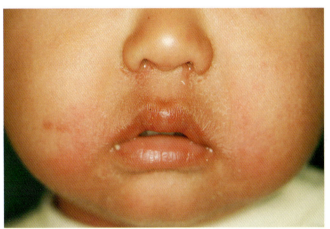

口囲に紅斑と浅い放射状亀裂を認める

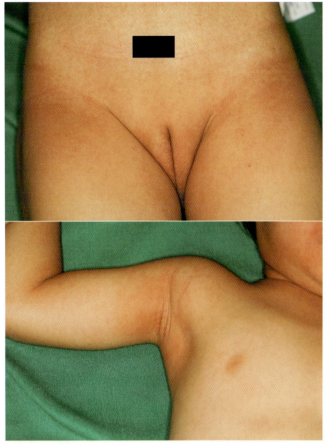

鼠径部，腋窩にも境界不鮮明な紅斑がみられた

病因
皮膚や咽頭，鼻腔などに存在する黄色ブドウ球菌の感染病巣から産生された表皮剥脱毒素（exfoliative toxin: ET）による．本症では表皮顆粒層に細胞間棘融解を生じて水疱が形成されるが，その機序の一つはデスモグレイン1がETの標的になっているためとされる．

症状
小児とくに乳幼児に多く，発熱，不機嫌などを伴って口囲，眼囲，鼻周囲に潮紅や弛緩性水疱，びらん，痂皮，口囲の放射状の浅い亀裂などを呈する．腋窩，鼠径部，頸部などにもみられ全身へと及ぶ．接触痛があるため抱き上げるとむしろ痛がって泣く．Nikolsky現象陽性．皮膚水疱内容は無菌性．

鑑別診断
トキシックショック症候群，中毒性表皮壊死症

検査
鼻腔，咽頭など感染源からの細菌培養と産生毒素の解析．

治療
入院の上，補液による全身状態の管理と抗菌薬の全身投与．

8)-1 壊死性筋膜炎およびフルニエ壊疽
necrotizing fasciitis, necrotizing soft tissue infection, Fournier's gangrene

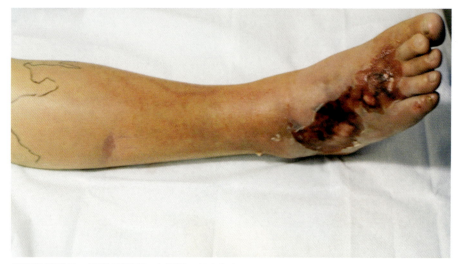

壊死性筋膜炎：紅斑が急速に中枢側へ拡大した
（平井亜衣子, 他. 壊死性筋膜炎の検査と診療. 感染症内科. 2013; 1(2): 156-62）

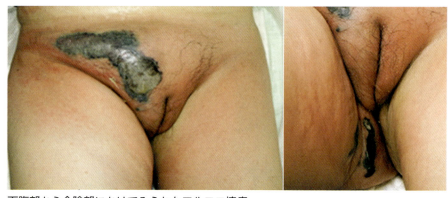

下腹部から会陰部にかけてみられたフルニエ壊疽

病因
壊死性筋膜炎とは，浅層筋膜を細菌感染の主座として，急激に壊死が進行する重症軟部組織感染症をさす．起因菌はA群β溶連菌のほか，黄色ブドウ球菌やグラム陰性桿菌，嫌気性菌など．微細な外傷や熱傷，外科手術などが感染経路になりうる．また肝硬変や糖尿病，悪性腫瘍など免疫機能が低下した状況で，魚介類生食によるVibrio属やAeromonas属が起因菌となって発症した例も知られる．フルニエ壊疽とは陰部に生じた壊死性筋膜炎と考えてよい．

症状
急速に進行する発赤，腫脹，疼痛があり，水疱や血疱，紫斑がみられ，やがて皮膚の壊死を生じる．病変が深いため発症初期は色調が淡く境界不鮮明であり，また局所熱感は軽度か場合によって冷感であることもある．一見皮膚症状が軽症にみえても，疼痛は強く，発熱・悪寒・意識障害・ショックなどの重篤な全身症状を伴う．試験切開を加えると，膿汁ではなく，やや混濁した滲出液が排出される．

鑑別診断
蜂窩織炎，丹毒，電撃性紫斑

検査
末梢白血球数，CRP，クレアチニンキナーゼ，血清プロカルシトニン，電解質，血液凝固系検査など．Laboratory Risk Indicator for Necrotizing Fasciitis (LRINEC) scoreも診断の参考になる．
水疱内容や切開創からの滲出液によるグラム染色，細菌培養．
CTもしくはMRIによる画像評価．

治療
入院の上，外科的デブリドマン．
初期は多剤抗菌薬によるempiric therapy．
ショックを含めた全身管理．

8)-2 ガス壊疽
gas gangrene

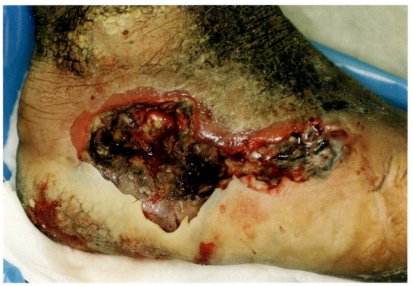

ガス壊疽

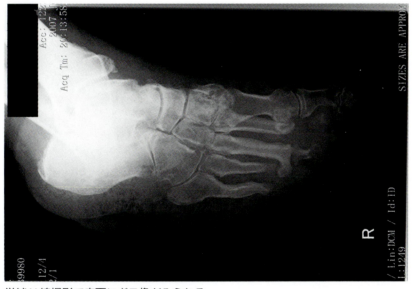

単純 X 線撮影で皮下にガス像がみられる

病因
ガス産生菌による軟部組織感染症．クロストリジウム性と非クロストリジウム性に大別される．前者は外傷，外科手術などが誘因となることが多く，後者は糖尿病や悪性腫瘍など宿主側の要因も関与し，バクテロイデス，ペプトストレプトコッカス，クレブシェラといった嫌気性菌と好気性菌の混合感染がしばしば．

症状
強い疼痛を伴って急速に拡大する紅斑や紫斑，さらに赤銅色を呈しながら黒色壊死となる．嫌気性菌を疑わせる悪臭と皮膚の握雪感を認める．非クロストリジウム性のものは壊死性筋膜炎と同じ病態である．

鑑別診断
蜂窩織炎，壊死性筋膜炎

検査
末梢白血球数，CRP，電解質，クレアチニンキナーゼ値，プロカルシトニン値，血液凝固系検査．切開創からの滲出液や壊死組織によるグラム染色，細菌培養．
CT によるガス像の確認．

治療
入院の上，外科的デブリドマン．
初期は多剤抗菌薬による empiric therapy．
ショックを含めた全身管理．

9） 外歯瘻
orocutaneous fistula, extraoral fistula, extraoral cutaneous sinus

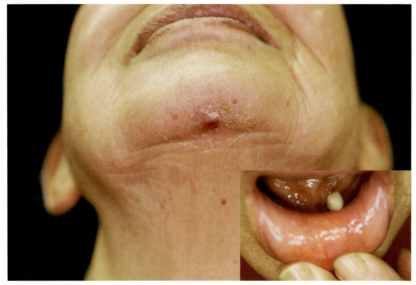

顎下部中央に生じた外歯瘻と原因歯（右下写真）

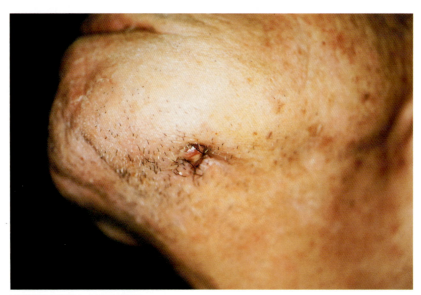

下顎部の陥凹と紅黄色結節

病因
慢性歯性感染症に起因する炎症，膿瘍が皮膚に到達し，瘻孔や肉芽腫を形成する．根尖性歯周囲炎，歯根嚢胞などによるものが多いが，総義歯患者でも埋没歯から生じることがある．

症状
下顎部，頤部，頬部，鼻翼周囲などに皮下結節，紅色肉芽様結節，陥凹性瘢痕や同部からの排膿などをみる．

鑑別診断
炎症性粉瘤，スポロトリコーシス，基底細胞癌，血管拡張性肉芽腫，抜歯後の放線菌症．

検査
オルソパントモグラフィー，CT，MRI

治療
原因歯の処置．

10）皮膚結核
cutaneous tuberculosis

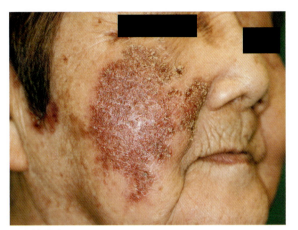

尋常性狼瘡

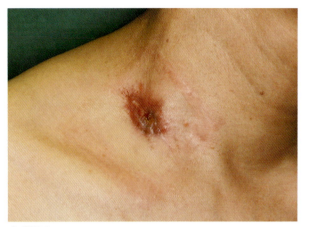

皮膚腺病

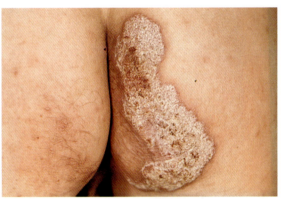

皮膚疣状結核

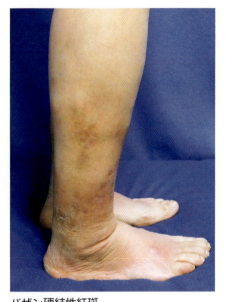

バザン硬結性紅斑

（佐藤貴浩．結節性紅斑と硬結性紅斑．皮膚病診療．2014; 36: 6-12）

病因
ヒト型結核菌の感染によって生じる皮膚病変．結核菌が病変部から検出される真性皮膚結核と結核菌や代謝産物に対するアレルギー反応と考えられる結核疹に分けられる．

症状
1．真性皮膚結核
①尋常性狼瘡（lupus vulgaris）：肺などの結核病巣から血行性に生じるもので顔面，頸部に多い．赤褐色丘疹が集簇，癒合して局面ないし結節状になり，さらに潰瘍や瘢痕となる．

②皮膚腺病（scrofuloderma）：リンパ節，骨などの病巣から連続性に皮膚に波及．流注性の冷膿瘍が皮下に形成され，皮膚に潰瘍，瘻孔を生じる．

③皮膚疣状結核（tuberculosis verrucosa cutis）：結核菌が直接皮膚に接種され，遠心性に拡大して暗赤色から赤褐色角化性局面を形成．

④皮膚粟粒結核（military tuberculosis）：乳幼児に多く，血行性に散布された全身性粟粒結核の部分症状として小丘疹，膿疱が播種状にみられる．

2．結核疹
①バザン硬結性紅斑（erythema induratum of Bazin）：下腿遠位後面から足関節に好発する暗赤色の皮下結節．圧痛は軽度で慢性に経過し，しばしば結節が融合して板状硬結，打ち抜き状に潰瘍化，陥凹性瘢痕などとなる．

②丘疹壊疽性結核疹（papulonecritic tuberculid）：中央が壊死，痂皮，潰瘍を呈する丘疹が体幹，四肢に多発．萎縮性瘢痕を残して治癒．

③腺病性苔癬（lichen scrofulosorum）：径数mm程度の鱗屑を付す淡紅色丘疹が散在性にみられる．

④陰茎結核疹：陰茎，とくに亀頭部に丘疹にはじまってやがて潰瘍，不規則に陥凹性瘢痕を生じる．

検査
ツベルクリン反応，IFNγ遊離試験（QuantiFERON® TB-2GやT-SPOT.TB®），生検，膿や組織からの結核菌培養またはPCR法による検出，胸部X線，全身CT，胃液培養など．

治療
活動性結核ではINH，RFP，PZA，EB 4剤を2か月，さらにその後INH，RFPを4か月内服．

11）皮膚放線菌症
cutaneous actinomycosis

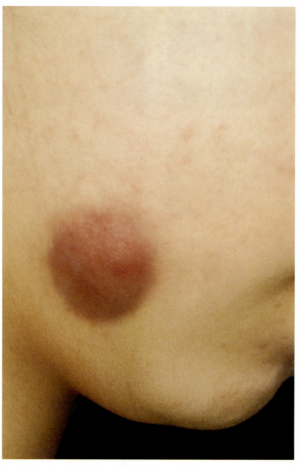

抜歯後に生じた症例：境界明瞭な紅斑とともに，皮下に膿瘍が形成されていた
（春山興右, 他. 抜歯が誘因となった皮膚放線菌症の1例. 臨床皮膚科. 2010; 64: 347-9）

病因
口腔内に常在する放線菌（主に*Actinomyces israelii*）によって生じる化膿性肉芽腫性疾患．顔面・頚部に生じるものは主に歯性感染（特に下顎第一から第三臼歯）に由来するものである．抜歯が契機となることもある．粘膜下から侵入して咬筋を迂回して皮膚に到達するかまたは下歯槽静脈から血行性に到達すると考えられている．

症状
顔面・頚部，まれに胸腹部に，疼痛を伴って限局した発赤や腫脹がみられ，ときに膿疱形成や膿瘍，自壊して瘻孔などがみられる急性型と，数か月かけて組織破壊と線維化による硬結を形成する慢性型がある．膿汁や組織に菌塊（sulphur granule）がみられる．

鑑別診断
皮膚ノカルジア症，皮膚結核，非結核性抗酸菌症

検査
膿瘍や生検組織の細菌培養や組織学的検査．
歯性感染症や抜歯歴の有無の確認．

治療
ペニシリン系抗菌薬の長期投与．他にセフェム，マクロライド，テトラサイクリンなど．切開排膿

12) 非結核性抗酸菌症
nontuberculous mycobacterial infection

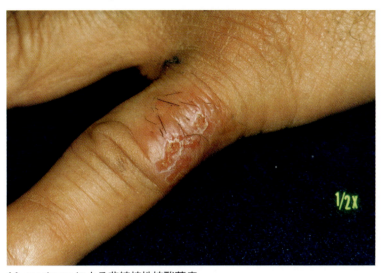

M. marinum による非結核性抗酸菌症

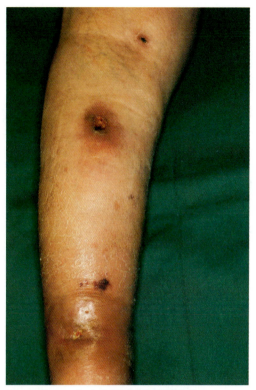

M. chelonae による非結核性抗酸菌症
(南　幸, 他. 皮膚臨床. 2009; 51: 477-81)

病因
結核菌，らい菌以外の抗酸菌による感染症．皮膚では *Mycibacterium*(*M.*) *marinum* によるものが多いが，その他，*M. fortuitum*, *M. chelonae*, *M. intracellulare*, *M. avium*, *M. abscessus* などによるものがある．外傷を契機とするものが多く，また *M. marinum* では熱帯魚水槽，*M. avium* では 24 時間風呂などが感染機会としていわれている．

症状
菌種や侵入経路によって異なり，皮膚限局型，皮膚リンパ管型，播種型がある．病変は暗赤色結節で膿疱や潰瘍を呈するもの，鱗屑・痂皮を伴う比較的境界明瞭な紅色局面，皮下結節や皮下膿瘍など．

鑑別診断
皮膚結核，各種深在性真菌症

検査
膿汁の塗抹や生検組織からの抗酸菌培養，PCR 法による検出．DDH(DNA-DNA hybridization)法による分離菌の同定．

治療
菌種によって異なるが，主にテトラサイクリン系薬剤に加えてマクロライド系，キノロン系薬剤の多剤併用．他に温熱療法や外科的切除．

注意
菌種によって至適発育温度と発育速度に差異があるため，25℃(室温)と 37℃の 2 つの条件で培養し 8 週間ほどは培養を観察することが望ましい．

13) ハンセン病
Leprosy, Hansen disease

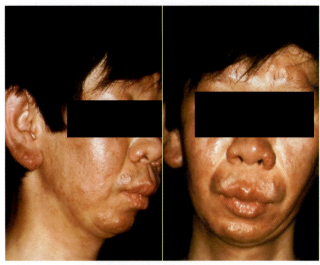

LL型ハンセン病：耳垂，口唇，頬，眉毛部などに浸潤性局面や結節がみられる
（国立療養所多磨全生園 石井則久先生より提供）

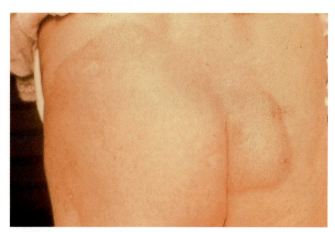

TT型ハンセン病：環状を呈する紅斑局面．局面内に知覚低下がみられた
（国立療養所多磨全生園 石井則久先生より提供）

病因
らい菌（*Mycobacterium leprae*）の感染による．細胞内寄生性でマクロファージや神経シュワン細胞に親和性が高く，主に皮膚や神経が侵される．主な感染経路は経鼻，経気道感染（一部皮膚損傷部位から）であるが，ほとんどは乳児期の感染で，成人から成人への感染は極めて稀とされる．潜伏期間は数年から数十年．細胞性免疫の低い個体に生じるLL（lepromatous leprosy）型と細胞性免疫が十分な個体に生じるTT（tuberculoid）型を両端として，その間にBL型，BB型，BT型がある．TT，BT型は少菌型，LL，BL，BB型は多菌型である．

症状
LL型では頬，耳介，四肢など温度の低い部位に浸潤のある紅斑や局面，結節などを生じる．顔面に生じると獅子様顔貌になることもある．左右対称性に温痛覚，触覚の低下がある．
TT型では境界比較的明瞭な紅斑局面で中心部がやや退色して環状となる．左右非対称に生じ，また皮疹部に一致して知覚低下がある．
その他，尺骨神経，橈骨神経，皮膚神経，正中神経など末梢神経の肥厚がみられ，さらに神経障害による顔面神経麻痺などの運動麻痺，筋委縮，足趾，手指の変形，知覚障害による足底の潰瘍や足穿孔症など．

鑑別診断
皮膚結核，環状肉芽腫，annular elastolytic giant cell granuloma，シェーグレン症候群や亜急性エリテマトーデスにみられる環状紅斑．

検査
病変部切開による浸出液の塗抹検査，生検と抗酸菌染色（Ziehl-Neelsen染色またはFite染色），組織からのPCRによるらい菌DNAの検出，血中PGL-I抗体測定，末梢神経の触覚，痛覚，温冷覚検査．

治療
リファンピシン（RFP），クロファジミン（CLF），ジアミノジフェニルスルフォン（DDS）による多剤併用療法．

14) パスツレラ感染症
Pasuteurella multocida infection

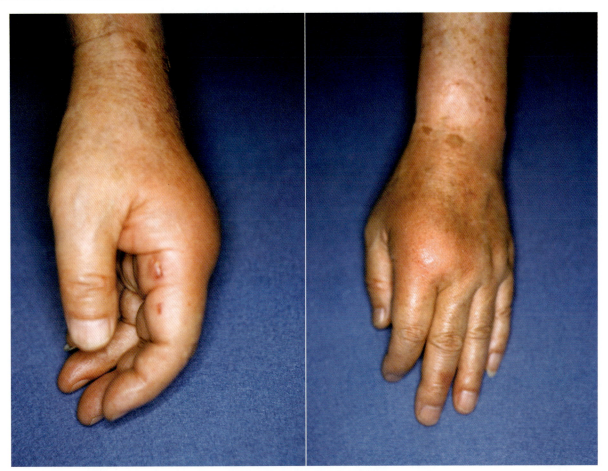

ネコに咬まれて発症：第2指の咬まれた部位から境界不鮮明な紅斑と腫脹が手背にかけてみられる

病因
ネコやイヌの口腔内に常在する Pasteurella multocida による感染症．主に咬傷やひっかき傷などから感染する．

症状
ネコやイヌに咬まれて数日以内に同部から周囲にかけて境界やや不鮮明な紅斑と腫脹，疼痛を生じ，徐々に拡大する．手背，前腕に生じやすい．

鑑別診断
蜂窩織炎，丹毒，ネコひっかき病

検査
膿や切開創からの細菌培養．

治療
ペニシリン系抗菌薬，またはセフェム系，テトラサイクリン系抗菌薬内服．

注意
深達すると化膿性骨髄炎に至ることもある．

11. 感染症-ウイルス感染症

1) 単純疱疹/カポジ水痘様発疹症/疱疹性歯肉口内炎
herpes simplex/Kaposi's varicelliform eruption/herpetic gingivostomatitis

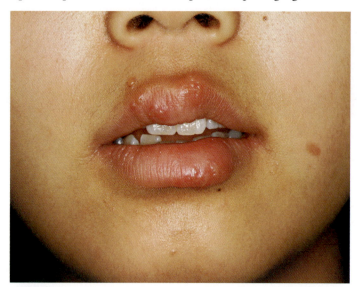
単純疱疹

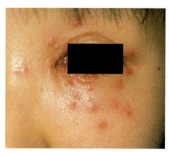
単純疱疹

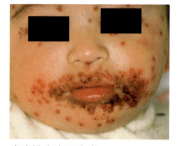
疱疹性歯肉口内炎

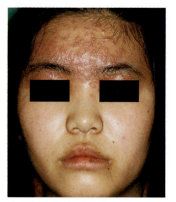
カポジ水痘様発疹症

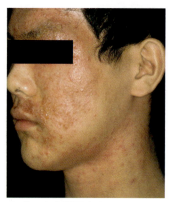
カポジ水痘様発疹症

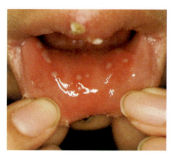
疱疹性歯肉口内炎

病因
単純ヘルペスともいう．単純ヘルペスウイルス(herpes simplex virus: HSV)の感染症である．HSV-1型とHSV-2型がある．性行為感染や家族内感染が多い．発熱・疲労・日光曝露が誘因となる．初感染後神経節細胞に潜伏感染し，その後再活性化して再発する．

症状
若年や中年に多い．口唇(HSV-1型が多い)・眼周囲・外陰部(HSV-2型が多い)・乳房部・殿部に好発する．初発部位としては，口腔粘膜(疱疹性歯肉口内炎)・指(ヘルペス性ひょう疽)・眼周囲・乳房部・外陰部が多い．急激に小水疱やびらんが多発拡大し，痛み・発熱・リンパ節腫脹を伴う．再発の場合は皮膚粘膜移行部(口唇・外陰部)・殿部に好発し，痛み・痒み・ピリピリ感を伴う小水疱・小膿疱が数個集簇する．小水疱は周囲に発赤を伴い(紅暈)，水疱の中央が陥凹する(中心臍窩)．この小水疱の形態はヘルペス性水疱(herpetic bulla)という．

鑑別診断
帯状疱疹，伝染性膿痂疹

検査
水疱蓋を破り水疱底を綿棒で擦過し，ギムザ染色して多核巨細胞や核内封入体を顕微鏡で確認する(Tzanck試験)．擦過物から蛍光抗体法でHSV抗原を検出(イミュノチェック)．

治療
アシクロビル，バラシクロビル，ファムシクロビルの内服・アシクロビル，ビダラビンの外用．

関連疾患
カポジ水痘様発疹症(Kaposi's varicelliform eruption) アトピー性皮膚炎患者にHSV-1が感染したものである．初感染が多いが，再発例も多い．発熱とともに，顔面・頚部に小水疱・小膿疱・びらんが多発拡大する．重症の場合は入院して，抗ヘルペスウイルス剤の内服や点滴を行う．
疱疹性歯肉口内炎(herpetic gingivostomatitis) 幼児・小児の口腔粘膜・歯肉に水疱・びらんが拡大する．
疱疹性ひょう疽(herpetic whitlow) 指先や爪囲に感染して水疱・びらん・発赤を生じる．

2) 帯状疱疹
herpes zoster

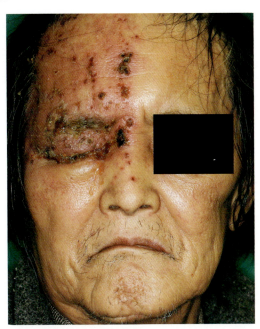

三叉神経第1枝の帯状疱疹

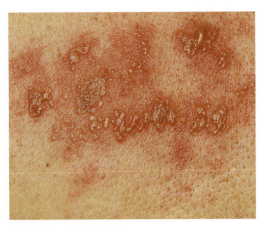

帯状疱疹の水疱と膿疱

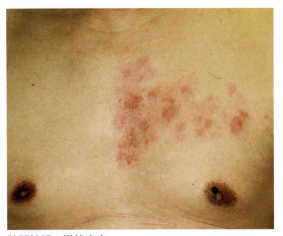

肋間神経の帯状疱疹

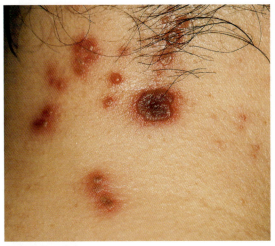

帯状疱疹の水疱

病因
水痘帯状疱疹ウイルス(varicella-zoster virus：VZV)の感染症である．VZVの初感染(水痘)後，VZVが神経節細胞に潜伏感染し，その後再活性化して，末梢神経支配領域の片側に発症する．疲労，日光曝露，免疫低下状態，薬物投与(副腎皮質ステロイド薬，抗がん剤)が誘因となる．

症状
中高年に多いが，小児にも発症する．顔面(三叉神経第1枝)・胸背部(胸髄神経)・殿部・外陰部・大腿部に好発する．神経支配領域の片側に，小水疱が列序性に配列し多発する．その後膿疱・血疱・びらん・痂皮となり，2週間前後で上皮化する．強い痛み(急性期帯状疱疹痛)を伴う．単純疱疹と同様に，水疱は周囲に発赤を伴い(紅暈)，水疱の中央が陥凹する(中心臍窩)(ヘルペス性水疱)．免疫能が低下する場合は，水疱が汎発化する．高齢者や重症の場合，皮膚症状が治癒しても痛みが残存する〔帯状疱疹後神経痛(post-herpetic neuralgia：PHN)〕．

鑑別診断
単純疱疹，水痘，伝染性膿痂疹，蜂巣炎

検査
Tzanck試験(単純ヘルペスを参照)．擦過物から蛍光抗体法でVZV抗原を検出する(イミュノチェック)．イムノクロマト法によるVZV抗原キットもある．

治療
アシクロビル，バラシクロビル，ファムシクロビル，アメナビルの内服．重症の場合は入院のうえ点滴(アシクロビル，ビダラビン)．

注意
ウイルス性髄膜炎を合併するため，頭痛・吐き気を伴う場合は神経内科の診察・治療が必要．顔面神経膝神経節から再活性化した場合はハント症候群(Hunt syndrome, Ramsay-Hunt syndrome)といい，聴力低下や顔面神経麻痺をきたすので，耳鼻科の診察・治療が必要．四肢の運動神経が侵された場合は運動麻痺をきたす．急性期帯状疱疹痛や帯状疱疹後神経痛が強い場合は麻酔科のペインクリニックによる治療．陰部では直腸・膀胱障害による排尿・排便困難の合併に注意．

11. 感染症-ウイルス感染症

3）水痘
varicella, chicken pox

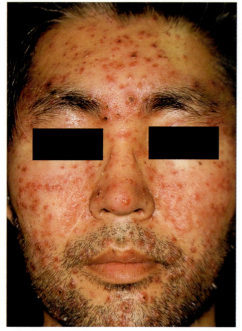
顔面の水疱

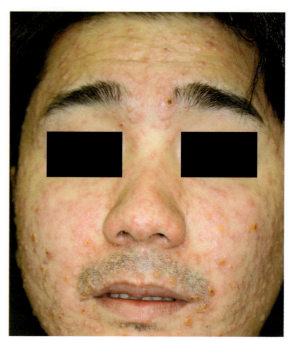
顔面の水疱

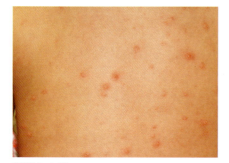
背部の水疱

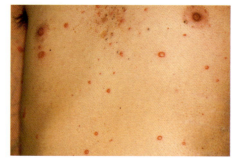
胸部の水疱

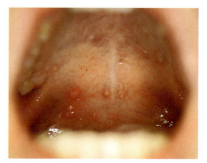
軟口蓋の水疱

病因
「みずぼうそう」である．水痘帯状疱疹ウイルス(varicella-zoster virus：VZV)の初感染である．飛沫によって空気感染し，感染力が強い．VZVの通常の再活性化は帯状疱疹である．まれに高齢者で免疫低下した患者では，再活性化により汎発化することがある．

症状
乳幼児に多いが，まれに青年期にも発症する．2週間程度の潜伏期の後，発熱と同時にほぼ全身に小水疱が多発拡大する．水疱は痒みを伴い，口腔内や被髪頭部にもみられる．その後痂皮となり1週間前後で上皮化するが，時に軽度陥凹した小瘢痕となる．

鑑別診断
カポジ水痘様発疹症，伝染性膿痂疹

検査
ペア血清を用いてVZV特異的抗体(IgMとIgG)の抗体価を測定する．水疱蓋を破り水疱底を綿棒で擦過し，ギムザ染色して多核巨細胞や核内封入体を顕微鏡で確認する(Tzanck試験)．擦過したものから蛍光抗体法で水痘帯状疱疹ウイルス抗原を検出する(イミュノチェック)．

治療
アシクロビル，バラシクロビルの内服．重症の場合は入院のうえ点滴(アシクロビル，ビダラビン)．カチリの外用．

注意
ウイルス性脳炎やウイルス性間質性肺炎を合併することがある．

4）風疹
rubella, rubeola

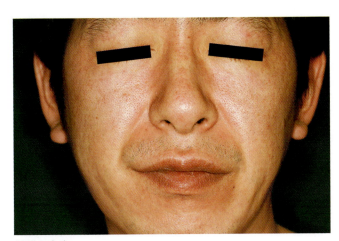
顔面の皮疹

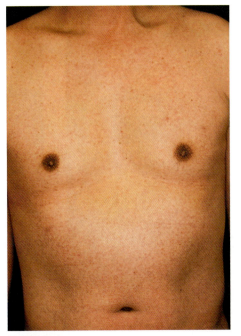
体幹の皮疹

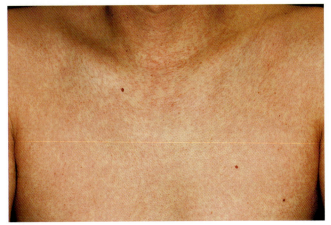
前胸部の皮疹

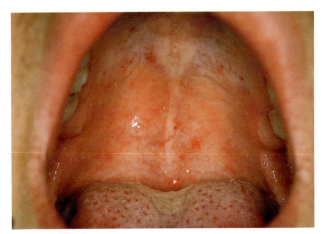
口蓋の点状出血

病因
「三日ば(は)しか」である．風疹ウイルスの感染である．飛沫によって空気感染し，感染力は弱い．風疹ワクチンの予防接種をしていない世代では全国的に流行したり，集団感染がみられる．不顕性感染が15～50％程度みられる．

症状
乳幼児に多いが，成年期（20～40歳代）でも発症する．2～3週間程度の潜伏期の後，発熱・発疹・リンパ節腫脹（耳介項部，頸部，頭部）の3主徴がみられる．発疹は融合傾向のない小型の紅色丘疹で，顔面から始まり，その後四肢・体幹に多発・拡大する．結膜充血・口蓋の点状出血（Forchheimer spot）もみられる．

鑑別診断
麻疹，ウイルス性発疹症，薬疹，中毒疹

検査
ペア血清を用いて風疹特異的抗体（IgMとIgG）の抗体価を測定する．

治療
安静・補液による対症療法．積極的にMR（麻疹・風疹）混合ワクチンによる予防接種．

注意
予防接種をしていない妊婦が妊娠初期に風疹に罹患すると，胎児に風疹が感染して低出生体重，心奇形，難聴などを生じる〔先天性風疹症候群（congenital rubella syndrome: CRS）〕．血小板減少性紫斑病やウイルス性脳炎を合併することがある．

11. 感染症-ウイルス感染症

5）麻疹
measles

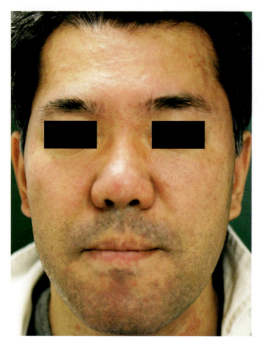

顔面の皮疹

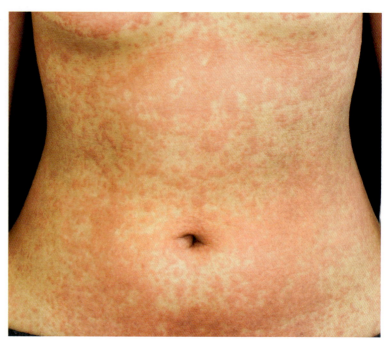

体幹の皮疹

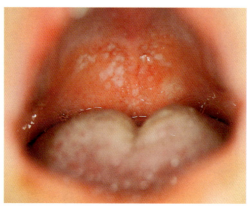

コプリック斑

病因
「はしか」である．麻疹ウイルスの感染である．空気感染（飛沫）や接触感染し，感染力はきわめて強い．

症状
乳幼児に多いが，成年期（20〜30歳代）でも発症する．10〜12日の潜伏期の後，38℃以上の発熱が3〜4日続き，上気道炎や結膜炎様の症状が出現する．同時期に頬粘膜に紅暈を伴う小型の白色斑が数個みられる（コプリック斑）．コプリック斑は発疹の1〜2日前に出現し，発疹の出現後2〜3日で消失する．解熱後再び発熱し，同時に発疹がみられる．発疹は顔面から始まり，体幹・四肢に多発・拡大する．紅色小丘疹として出現し，その後軽度隆起かつ融合して紅斑局面を示す．紫斑が混じることもある．発疹出現後3〜4日で解熱し，鱗屑がみられ色素沈着となる．

鑑別診断
風疹，ウイルス性発疹症，薬疹，中毒疹

検査
ペア血清を用いて麻疹特異的抗体（IgMとIgG）の抗体価を測定する．PCR法によりウイルス遺伝子の検出を行う．

治療
安静・補液による対症療法．積極的にMR（麻疹・風疹）混合ワクチンによる予防接種を2回行う．

注意
麻疹肺炎や麻疹脳炎を合併し，死亡することがある．罹患後5〜15年で亜急性硬化性全脳炎（subacute sclerosing panencephalitis: SSPE）を発症することがある．

11. 感染症-ウイルス感染症

6）伝染性紅斑
erythema infectiosum

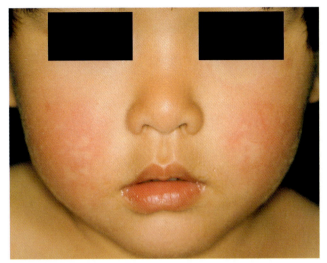

顔面の紅斑

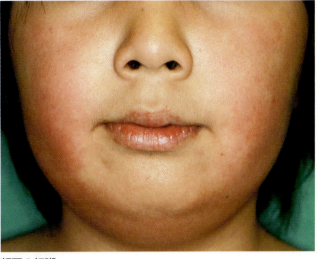

顔面の紅斑

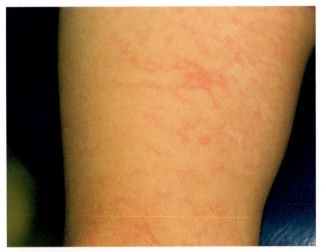

大腿部の紅斑

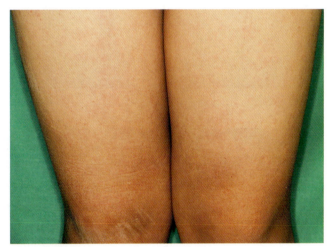

大腿部の紅斑

病因
「リンゴ病」である．ヒトパルボウイルス B19（human parvovirus B19：HPV-B19）の感染である．飛沫により空気感染する．母親が自分の子供から感染することもある．

症状
幼児・小児（5〜9歳）に多い．2週間の潜伏期の後に，両頬部の紅斑（蝶形または平手打ち様）と四肢伸側・体幹の網目状〜レース状紅斑がみられる．皮疹は1週間前後で消失する．

鑑別診断
ウイルス性発疹症，薬疹，中毒疹

検査
ペア血清を用いて HPV-B19 特異的抗体（IgM と IgG）の抗体価を測定する．

治療
安静・補液による対症療法．

注意
妊娠20週未満の妊婦に感染すると胎児水腫や流産を生じる．溶血性貧血の患者が感染すると急性赤芽球癆を発症し，著明な貧血となる．

7) 手足口病
hand-foot-mouse disease（HFMD）

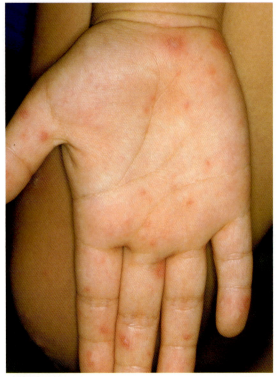

手掌の水疱

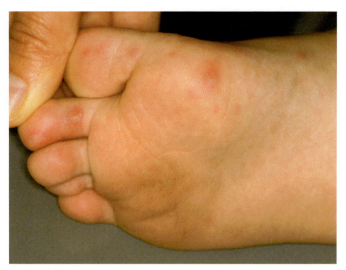

足底の水疱

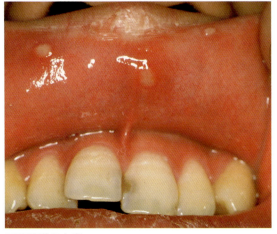

口腔粘膜の水疱

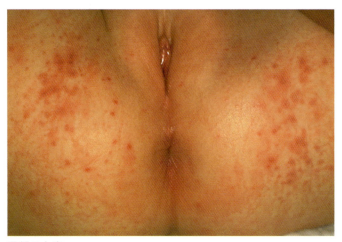

殿部の水疱

病因
コクサッキーウイルスA16（CA16），CA6，エンテロウイルス71（EV71）など種々のウイルスによる感染である．空気感染（飛沫）・経口感染（糞便）・接触感染する．国内外での大流行がしばしばみられる．

症状
幼児・小児に多く，夏季に流行する．3～4日の潜伏期の後に，口腔粘膜（頬粘膜・舌・歯肉・軟口蓋）・手掌・足底・足背に3～10 mmの楕円形の水疱が多発する．肘や膝の伸側にもみられる．皮疹は1～2週間で消失する．

鑑別診断
水痘，単純疱疹

検査
必要に応じてウイルスの分離・検出を行う．ペア血清を用いて中和抗体の抗体価を測定する．

治療
治療は通常不要．重症例では安静・補液による対症療法．

注意
EV71による重症例では急性髄膜炎や急性脳炎を合併し，死亡例もみられる．

11. 感染症-ウイルス感染症

8) ジアノッティ・クロスティ症候群
Gianotti-Crosti syndrome

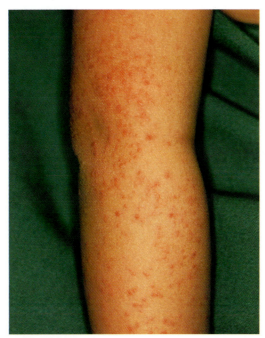
上肢の皮疹

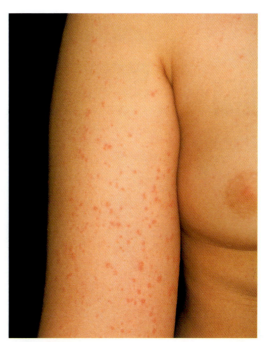
上肢と前胸部の皮疹

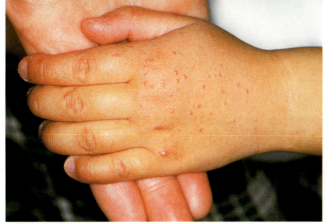
手背の皮疹

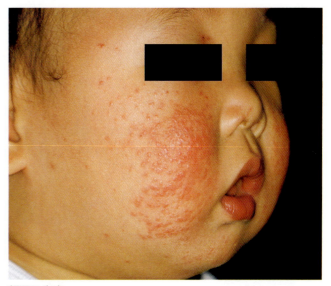
顔面の皮疹

病因
小児丘疹性肢端皮膚炎(したんひふえん)(papular acrodermatitis of childhood)ともいう．B型肝炎ウイルス(HBV)の初感染によるものをジアノッティ病という．HBVや他のウイルス(EBウイルスやサイトメガロウイルス)の感染で同様の症状を示すものをジアノッティ・クロスティ症候群という．

症状
6か月〜6歳の幼児・小児に多い．四肢伸側に5mmまでの軽度隆起した紅色丘疹が多発する．時に顔面や殿部にもみられる．皮疹は1〜2週間で消失する．時に肝腫大を伴う．痒みはない．

鑑別診断
急性痒疹，急性湿疹

検査
必要に応じてHBVや肝機能検査を行う．

治療
治療は通常不要．

注意
B型肝炎の発症に注意する．

9) 伝染性単核球症
infectious mononucleosis

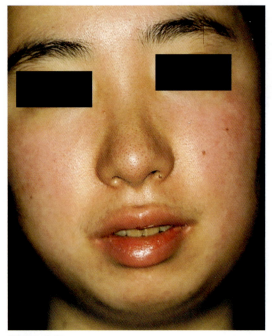

顔面の皮疹

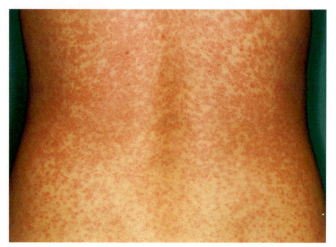

背部の皮疹

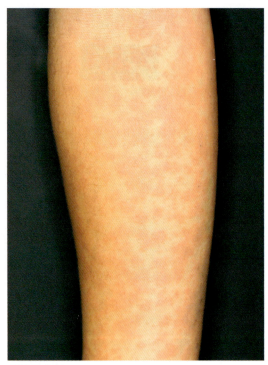

前腕の皮疹

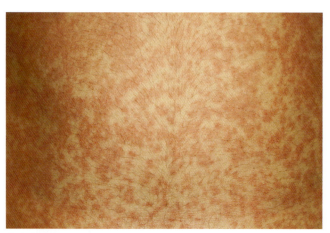

皮疹の拡大

病因
多くは EB ウイルスの初感染による．既感染患者の口腔内から常時排出されている EB ウイルスが経口感染・経気道感染する．

症状
思春期に多い．4～6週間の潜伏期の後に発症する．発熱，リンパ節腫脹，末梢血の異型リンパ球増加を伴うリンパ球増多を3主徴とする．皮疹は紅色丘疹と小紅斑が多発拡大し，融合しびまん性の紅斑となる．痒みはない．皮疹は1週間程度で消失する．咽頭痛，口蓋の発赤，肝脾腫，肝機能異常，頸部リンパ節腫脹を伴う．

鑑別診断
麻疹，風疹，薬疹，中毒疹

検査
EB ウイルス関連の各種抗体価や肝機能検査を行う．

治療
補液・安静などの対症療法．

注意
アスピリンは Rye 症候群を，ペニシリンやセフェム系薬剤は過敏反応を起こすため，投与を避ける．

10) 伝染性軟属腫
molluscum contagiosum

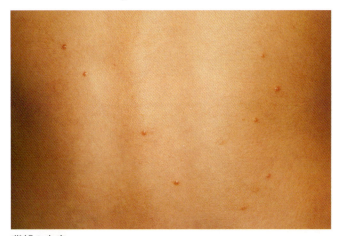
背部の皮疹

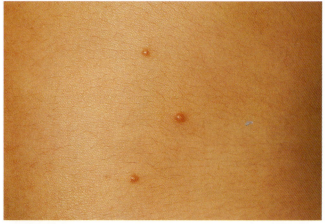
皮疹の拡大像

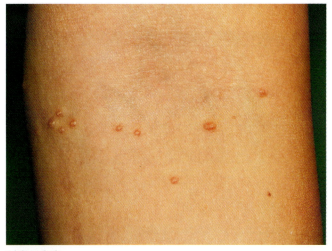
肘窩の皮疹

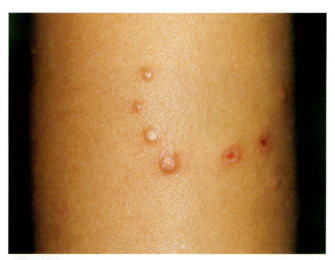
前腕の皮疹

病因
「みずいぼ」である．伝染性軟属腫ウイルスが皮膚に直接感染する．自然治癒することもあるが，その頻度は不明である．アトピー性皮膚炎や小児乾燥性湿疹の病変部に好発する．兄弟発生も多い．

症状
幼児〜小児に多いが，稀に成人発症もある．四肢・体幹に2〜5 mm大の皮膚色から淡紅色の光沢のある丘疹が孤立性に多発する．痒みはない．

鑑別診断
尋常性疣贅，軟性線維腫

治療
リドカイン含有テープを事前に貼付し，トラコーマ摂子または通常の摂子で摘除する．

11）尋常性疣贅
verruca vulgaris

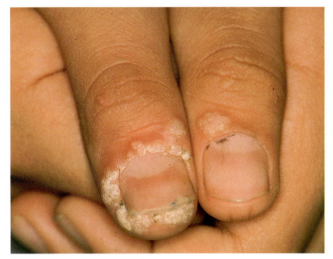

爪郭に多発した尋常性疣贅

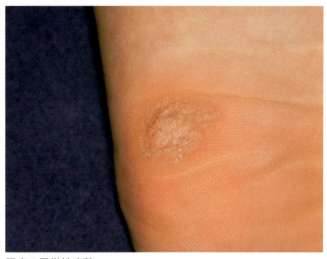

足底の尋常性疣贅

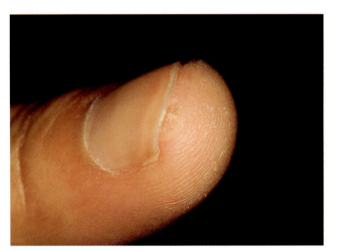

指尖の疣贅

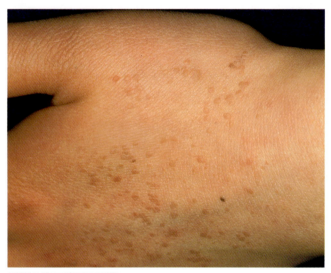

手背の青年性扁平疣贅

病因
「いぼ」である．ヒト乳頭腫ウイルス(human papilloma virus：HPV)が皮膚に直接感染する．HPV-2, 27, 57が多い．自然治癒することもあるが，その頻度は不明である．家族内発生することもある．

症状
小児に多いが，成人にもみられる．指趾の腹側・爪囲・手掌・足底に好発する．3〜10 mm大の皮膚色の角化を伴った丘疹・結節が多発し，時に融合して局面を作る．足底で蟻塚様のものをミルメシアといい，HPV-1による．顔面頸部の細長い角化性突起様のものを糸状疣贅という．

鑑別診断
胼胝腫，鶏眼，脂漏性角化症，疣状癌

治療
液体窒素による冷凍凝固術を行う．

関連疾患
青年性扁平疣贅(verruca planae juvenilis) 扁平疣贅ともいう．HPV-3, 10が多い．顔面・手背に扁平に隆起した角化性丘疹が多発する．線状に配列することもある(Köbner現象)．時に自然治癒する．

12) 尖圭コンジローム/ボーエン様丘疹症
condyloma acuminatum/Bowenoid papulosis

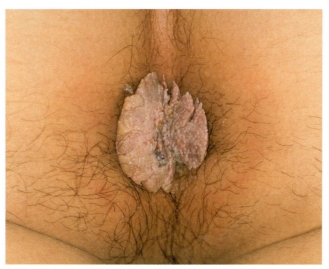

肛囲の尖圭コンジローム

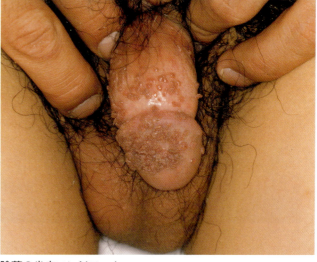

陰茎の尖圭コンジローム

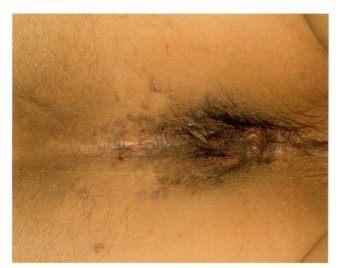

肛囲のボーエン様丘疹症

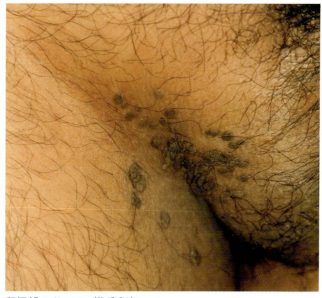

鼠径部のボーエン様丘疹症

病因
ヒト乳頭腫ウイルス(human papilloma virus：HPV)の皮膚への感染で，HPV-6，11が多い．性行為によることが多い．

症状
青年や成人に多い．亀頭部・包皮・陰唇・肛囲に好発する．褐色～白色の丘疹が多発し，大型化・融合してカリフラワー状の軟の結節がみられる．

鑑別診断
尋常性疣贅，血管拡張性肉芽腫，疣状癌，有棘細胞癌

治療
液体窒素による冷凍凝固術，炭酸ガスレーザーによる焼灼，イミキモドの外用，外科的切除．

関連疾患
ボーエン様丘疹症(Bowenoid papulosis)　HPV-16による．陰茎・鼠径部・肛囲に黒褐色の扁平に隆起した丘疹が多発する．病理検査でボーエン病様である．

12. 感染症-真菌感染症

1) 白癬-1
tinea

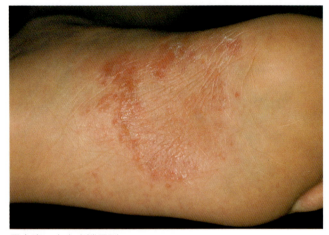

足白癬：小水疱鱗屑型

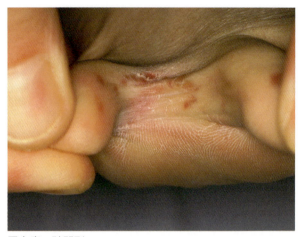

足白癬：趾間型

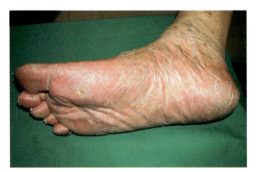

足白癬：角質増殖型

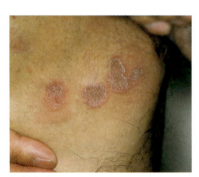

股部白癬

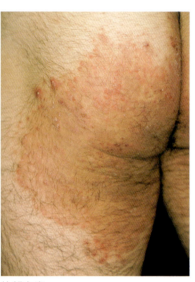

体部白癬

病因
皮膚糸状菌(dermatophyte)の皮膚への感染である. *Trichophyton rubrum*, *Trichophyton mentagrophytes* が多い.

検査
鱗屑や水疱蓋を, 苛性カリを用いて直接検鏡し, 糸状菌の菌要素を確認する. 菌種の同定には真菌培養が必要である.

治療
原則として抗真菌薬の外用.

足白癬(tinea pedis, athlete's foot)
病因
「みずむし」である. 家族内感染やプール・公衆浴場の足ふきからの感染が多い.
症状
青年～高齢者までみられる. 足底・趾間に小水疱・鱗屑縁・びらん・痒みがみられる(小水疱鱗屑型). 趾間中心のものを趾間型という. 足底に鱗屑・角化のみがみられて, 痒みが少ないものを角質増殖型という.
鑑別診断
急性湿疹, 接触皮膚炎, 汗疱, 掌蹠膿疱症, 更年期角化腫

注意
市販の抗真菌薬の外用による接触皮膚炎, 細菌の二次感染による蜂窩織炎がみられる.

股部白癬(tinea cruris)
症状
「いんきんたむし」である. 頑癬ともいう. 青壮年男子に多い. 鼠径部～殿部に環状紅斑・鱗屑・痒みがみられる. 紅斑は中心治癒傾向があり, 辺縁は堤防状隆起を示す.

体部白癬(tinea corporis)
症状
「ぜにたむし」である. 体幹に, 股部白癬と同様の環状紅斑・鱗屑・痒みがみられる. ステロイドを誤用していることが多い. 手にみられるものを手白癬, 顔面にみられるものを顔面白癬という.

1) 白癬-2

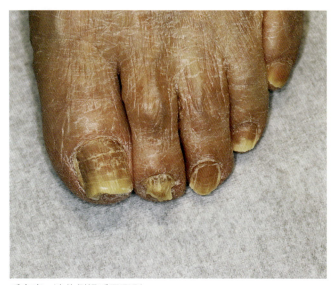

爪白癬：遠位側縁爪甲下型

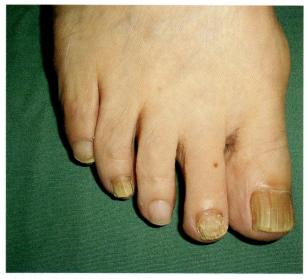

爪白癬：遠位側縁爪甲下型

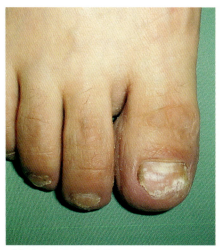

爪白癬：表在性白色型

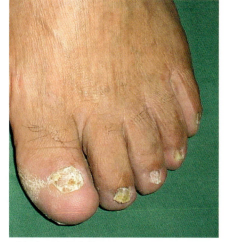

爪白癬：全異栄養型

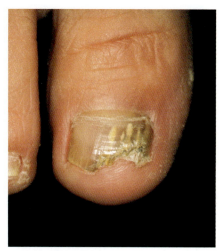

爪白癬：楔状の混濁

爪白癬(tinea unguium)

症状

指趾の爪に皮膚糸状菌が感染したものである．足白癬や手白癬と合併していることが多い．爪甲の白濁・肥厚・変形がみられる．自覚症状はない．遠位側縁爪甲下型，表在性白色型，近位爪甲下型，全異栄養型の4病型がある．直接検鏡で真菌要素を確認し，抗真菌薬の外用（エフィナコナゾール，ルリコナゾール）または内服（テルビナフィン，イトラコナゾール，ホスラブコナゾール）を行う．

12. 感染症−真菌感染症

1) 白癬−3

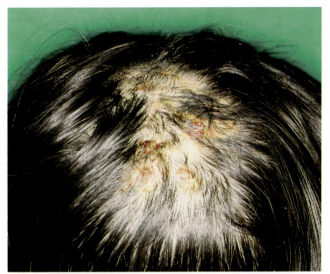
ケルスス禿瘡の頭部の皮疹

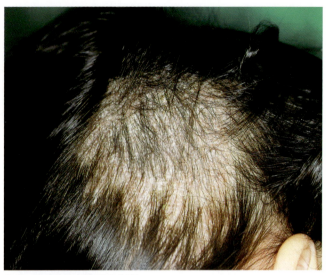
ケルスス禿瘡の頭部の皮疹

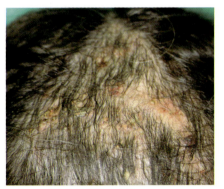
ケルスス禿瘡の頭部の皮疹

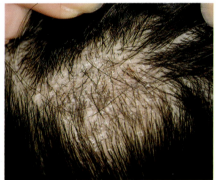
頭部浅在性白癬の頭部の皮疹

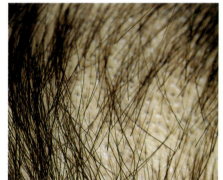
頭部浅在性白癬の黒点型皮疹

ケルスス禿瘡(とくそう)(kerion celsi)
症状
頭部の炎症性白癬である．小児に多いが，成人でもみられる．被髪頭部に膿疱・びらん・痂皮・脱毛局面がみられる．圧痛と自発痛が強い．毛髪は容易に抜毛される．頸部リンパ節腫脹・発熱・倦怠感・頭痛もみられる．頭部白癬患者にステロイドを誤用して発症することが多い．抗真菌薬(テルビナフィン，イトラコナゾール)の内服とシャンプー製剤(ミコナゾール硝酸塩)を使用する．

頭部浅在性白癬(tinea capitis)
症状
小児の頭部にみられる浅在性白癬である．頭部に粃糠様鱗屑が限局してみられる．病毛(ひこうよう)が切れて残った部分が毛孔内に黒色点状としてみられる(黒点型，black dot ringworm)．自覚症状はない．脂漏性皮膚炎と誤診されやすい．

Trichophyton tosnsurans 感染症
症状
柔道選手やレスリング選手の間で集団発生する．感染力が強い．直接の接触による感染だけではなく，皮膚症状のない無症候性キャリアーから感染することも多い．頭部白癬や体部白癬として発症する．

Microsporum canis 感染症
症状
本菌に感染したネコやイヌから皮膚に感染する．接触機会の多い小児や女性に多い．同じ家族のメンバーにも感染することが多い．頭部白癬，ケルスス禿瘡，体部白癬として発症する．

2）皮膚カンジダ症
cutaneous candidasis

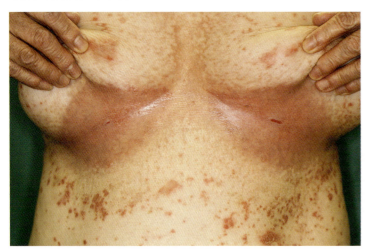

カンジダ性間擦疹：乳房下部の皮疹

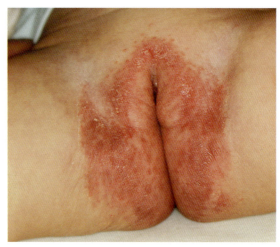

乳児寄生菌性紅斑

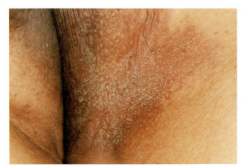

カンジダ性間擦疹：殿部の皮疹

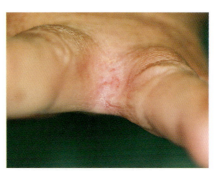

カンジダ性指趾間びらん症

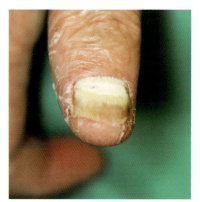

爪カンジダ症

病因
皮膚・粘膜の常在菌であるカンジダ属の皮膚への感染である．*Candida albicans* が多い．

検査
鱗屑や膿疱蓋を苛性カリを用いて直接検鏡し，カンジダ菌の菌要素を確認する．菌種の同定には真菌培養が必要である．

治療
原則として抗真菌薬の外用を行う．

カンジダ性間擦疹（candidal intertrigo）
高齢者に好発する．鼠径部・殿部・乳房下・腋窩に紅斑・びらん・鱗屑・膿疱・痒みがみられる．紅斑の周囲に膿疱が衛星状にみられる．乳児にみられたものを乳児寄生菌性紅斑（erythema mycoticum infantile）という．

カンジダ性指趾間びらん症（interdigital candidiasis）
炊事婦・美容師・飲食店員など水仕事に従事していて，指趾間の狭い人に多い．指趾間に紅斑・びらん・浸軟・鱗屑がみられる．

カンジダ性爪囲炎（candida paronychia）
水仕事に従事している人に多い．指の爪囲に紅斑・びらん・膿疱・圧痛がみられる．

爪カンジダ症（nail candidiasis）
指趾の爪甲に白濁・肥厚がみられる．通常爪甲の近位側から発症する．

3) 粘膜カンジダ症
mucosal candidasis

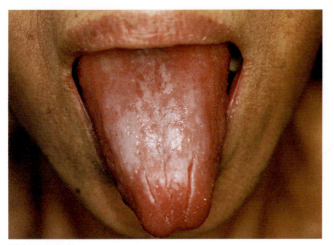
舌上面の皮疹

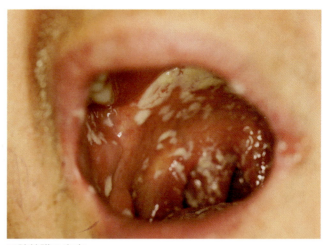
口腔粘膜の皮疹

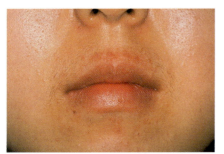
口唇の皮疹

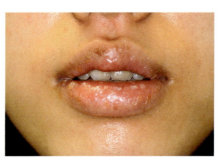
口唇の皮疹

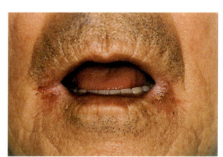
カンジダ性口角びらん症

病因
皮膚・粘膜の常在菌であるカンジダ属の粘膜部への感染である．*Candida albicans* が多い．

検査
鱗屑や白苔を苛性カリを用いて直接検鏡し，カンジダ菌の菌要素を確認する．菌種の同定には真菌培養が必要である．

治療
原則として抗真菌薬の外用・うがいを行う．

口腔カンジダ症（oral candidasis）
鵞口瘡（thrush）ともいう．口唇・口腔粘膜・舌に白苔または白色の偽膜としてみられる．自覚症状はない．AIDS・ステロイド長期内服・抗IL-17A抗体投与中の患者にみられる．

カンジダ性口角びらん症（candidial perlèche）
口角に小紅斑・びらん・亀裂がみられる．ビタミンB_2欠乏・胃腸障害が誘因となる．

4) 癜風
pityriasis versicolor, tinea versicolor

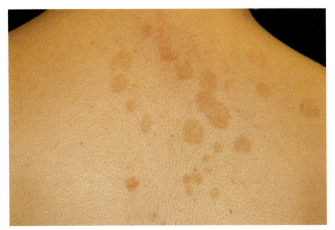
癜風：褐色斑

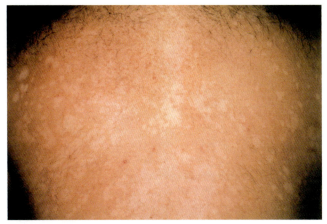
癜風：脱色素斑

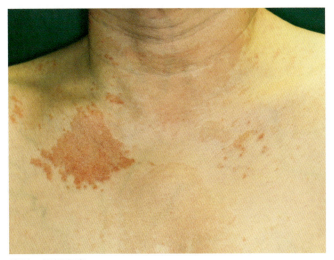
癜風：紅褐色斑

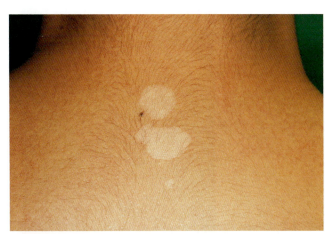
癜風：脱色素斑

病因
皮膚の常在菌であるマラセチア属の皮膚への感染である．*Malassezia globosa* が多い．

症状
10〜30代のスポーツを好む人や多汗の人に多い．夏季に多い．前胸部・上背部・頚部・項部に5〜20 mm大の類円形の褐色〜淡紅色の色素斑(黒色癜風)または脱色素斑(白色癜風)が多発する．自覚症状はない．

検査
病変部の表面をメスで擦過すると細かい鱗屑が大量に得られる(カンナ屑現象)．その鱗屑を苛性カリで溶解し直接検鏡し，マラセチアの菌要素を確認する．菌種の同定には真菌培養が必要である．

治療
抗真菌薬の外用を行う．

5) スポロトリコーシス
sporotrichosis

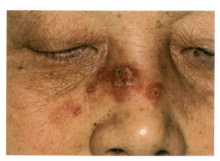

スポロトリコーシス：固定型
（比留間皮膚科耳鼻科医院・お茶の水真菌アレルギー研究所　比留間政太郎先生提供）

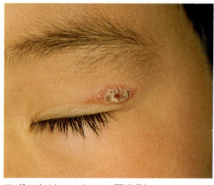

スポロトリコーシス：固定型
（比留間皮膚科耳鼻科医院・お茶の水真菌アレルギー研究所　比留間政太郎先生提供）

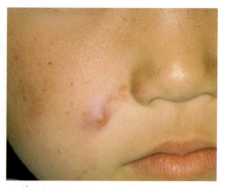

スポロトリコーシス：固定型
（比留間皮膚科耳鼻科医院・お茶の水真菌アレルギー研究所　比留間政太郎先生提供）

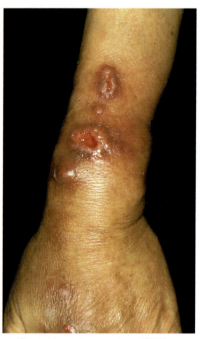

スポロトリコーシス：リンパ管型
（比留間皮膚科耳鼻科医院・お茶の水真菌アレルギー研究所　比留間政太郎先生提供）

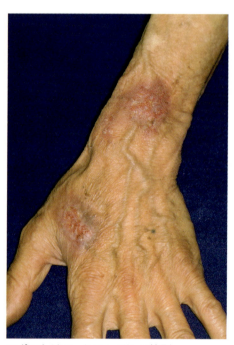

スポロトリコーシス：リンパ管型
（比留間皮膚科耳鼻科医院・お茶の水真菌アレルギー研究所　比留間政太郎先生提供）

病因
好土性菌である *Sporothrix schenckii* の感染による深在性真菌症である．土壌内にいる本菌が外傷によって皮膚内に侵入する．

症状
農業・園芸従事者や小児に多い．顔面・手背・前腕・下腿に好発する．紅色丘疹が拡大し結節となり，潰瘍化する（固定型）．結節・潰瘍がリンパ管に沿って多発する（リンパ管型）．全身に皮下結節が多発するものを播種型という．

鑑別診断
黒色真菌感染症，尋常性狼瘡，皮膚腺病，非結核性抗酸菌感染症，皮膚潰瘍

検査
スポロトリキン反応が陽性となる．病理検査で真皮内に慢性肉芽腫を形成し，その中に星芒体(asteroid body)がみられる．PAS染色で菌要素がみられる．生検標本から本菌を培養し，分離同定する．

治療
抗真菌薬（イトラコナゾール，テルビナフィン）やヨードカリの内服．温熱療法も有効．

6) クロモミコーシス
chromomycosis

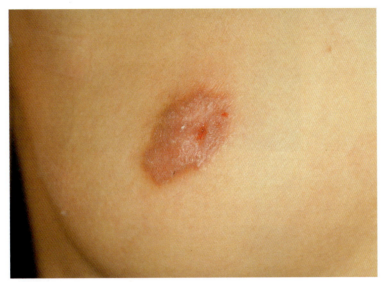

クロモミコーシス：乳房部の皮疹
(比留間皮膚科耳鼻科医院・お茶の水真菌アレルギー研究所　比留間政太郎先生提供)

病因
皮膚の深在性真菌症である黒色真菌感染症にはクロモミコーシスとフェオヒフォミコーシスの2種類がある．クロモミコーシスは黒色分芽菌症(chromoblastmycosis)ともいう．クロモミコーシスの原因菌の90％は Fonsecaea pedrosoi である．土壌内にいる本菌が外傷によって皮膚内に侵入する．副腎皮質ステロイド薬内服中などの免疫抑制患者の日和見感染も多い．

症状
中高年に多い．下肢に疣状結節が多発する型，褐色の環状局面を形成する型，皮下膿瘍型がある．

鑑別診断
スポロトリコーシス，尋常性狼瘡，皮膚腺病，非結核性抗酸菌感染症，慢性膿皮症

検査
直接検鏡や病理検査で大型の胞子(sclerotic cell)がみられる．生検標本から本菌を培養し，分離同定する．

治療
抗真菌薬(5FC，ケトコナゾール，テルビナフィン)の内服，アンフォテリシンBの局注．切除・温熱療法

13. 性病・虫

1) 梅毒
lues, syphilis

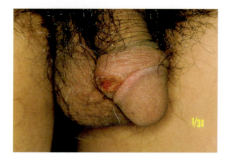
硬性下疳

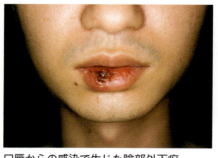
口唇からの感染で生じた陰部外下疳
(佐藤貴浩. 10. 梅毒・性感染症(STD). In: 瀧川雅浩, 他編. 皮膚科エキスパートナーシング. 南江堂; 2004. p.117-21)

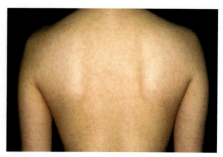
梅毒性ばら疹
(佐藤貴浩. 10. 梅毒・性感染症(STD). In: 瀧川雅浩, 他編. 皮膚科エキスパートナーシング. 南江堂; 2004. p.117-21)

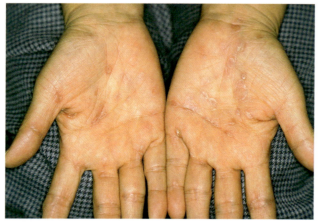
乾癬性梅毒

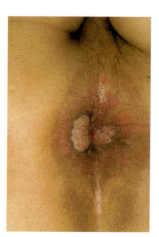
扁平コンジローマ

病因
梅毒トレポネーマ(*Treponema pallidum*)による感染症. 主に性交渉を介して感染. 胎盤を介して感染したものは先天性梅毒となる.

症状
A: 第1期梅毒
感染から3〜6週ほどして性行為による侵入部位に硬い丘疹が出現(初期硬結)し, 間もなく潰瘍を形成する(硬性下疳). 多くの場合痛みなどの自覚症状はなく, 所属リンパ節が腫脹.

B: 第2期梅毒
感染3か月ほどすると, 全身リンパ節の無痛性腫脹とともに皮膚, 粘膜に症状が出現.
梅毒性バラ疹(斑状梅毒疹): 直径2cmぐらいまでの円形または楕円形の淡紅色から暗紅色の紅斑. 体幹に対称性に多発.
丘疹性梅毒: 小豆大から指頭大の鮮紅色から紅褐色の丘疹が顔面, 体幹, 四肢に多発. 角層の厚い手掌, 足底に生じると乾癬類似の外観を呈し乾癬性梅毒と呼ばれる.
扁平コンジローマ: 肛囲, 会陰部などに丘疹が集簇して扁平に隆起する局面を形成.
その他: 梅毒性脱毛, 膿疱性梅毒疹, 梅毒性アンギーナ(扁桃から軟口蓋にみられる発赤, びらん, 潰瘍)など.

C: 第3, 4期梅毒
感染後無治療ないし再発, 感染を繰り返しながら数年を経た時期にみられる. 第3期では結節性梅毒疹やゴム腫. さらに感染後10年経過すると大動脈瘤や脊髄癆, 進行麻痺などをきたす第4期へと進行する

鑑別診断
1期: ベーチェット病の外陰部潰瘍, 陰部ヘルペス
2期: ジベルバラ色粃糠疹, 乾癬, 薬疹など

検査
梅毒血清反応(RPR法, TPHA, TPLA, FTA-ABS)

治療
ペニシリン系薬剤の内服(4〜8週).

注意
抗菌薬投与開始初日に発熱や紅斑の悪化をみることがある(Jarisch-Herxheimer反応). 薬剤の副作用と判断して無断で中止してしまうことがあるため, 患者に事前に伝えておいたほうがよい.
抗菌薬終了後はRPR価が徐々に低下することを確認する.

4) ツツガムシ病
Tsutsugamushi disease

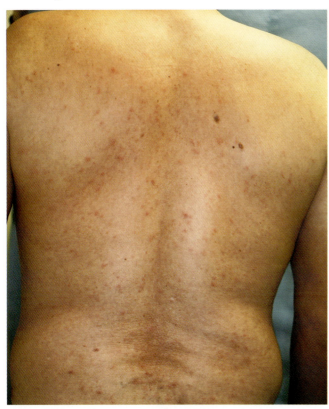

体幹に大豆大ほどのやや淡い紅斑が播種状にみられる
（亀田総合病院皮膚科　田中厚先生より提供）

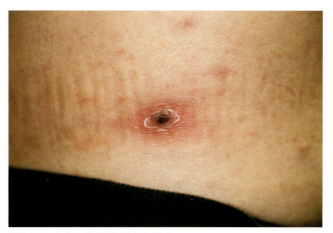

刺し口：中央に黒褐色痂疲を付す
（亀田総合病院皮膚科　田中厚先生より提供）

病因
Orientia tsutsugamushi の保有するツツガムシの幼虫に刺されることで感染．

症状
刺されて1〜2週間の潜伏期間ののちに，発熱（弛張熱または稽留熱），筋肉痛，関節痛，リンパ節腫脹，結膜充血とともに体幹を中心に紅斑が播種状にみられる．暗赤色で中心部色調強く辺縁で薄いためやや境界不明瞭になる．日本紅斑熱と違い掌蹠には少ない．痒みはない．刺し口は1cmほどで中央に黒色痂皮または白色調の潰瘍をともなった紅斑で辺縁はやや隆起．

鑑別診断
日本紅斑熱，伝染性単核球症，薬疹，多形滲出性紅斑

検査
血算（白血球減少，異型リンパ球，血小板減少），肝機能，尿検査
確定診断に血清抗体価測定（IgM：40倍以上またはペア血清によりIgGが4倍以上の上昇），末梢血球または痂皮によるPCR検査．

治療
ミノサイクリンまたはドキシサイクリン投与（7〜14日）．第二選択として（とくに妊婦）アジスロマイシン内服．

13. 性病・虫

5）マダニ刺症
tick bites

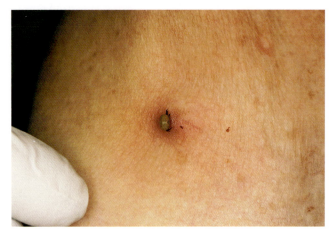

頭部を皮膚に固着しているマダニ

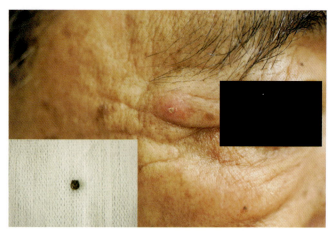

自らマダニの除去を試みたが，口器が皮膚に残ってしまった症例：左下は除去したマダニ

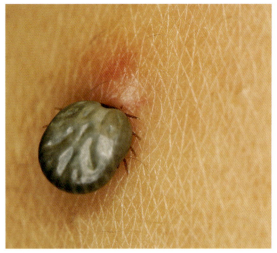

背部皮膚に固着し，増大したマダニ

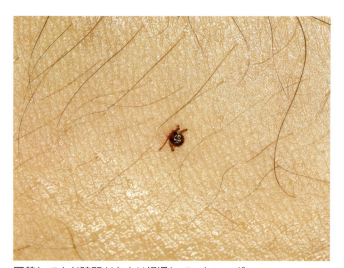

固着してまだ時間があまり経過していないマダニ

病因
シュルツェマダニ，ヤマトマダニ，タカサゴキララマダニ，フタトゲチマダニなどによる吸血．野生動物に寄生しているが，草むらなどに住み，ヒトなど動物が通りがかった際に乗り移り吸血．1〜2週間吸血し飽血すると脱落．

症状
顔面とくに眼瞼周囲や体幹，四肢いずれの部位にも吸着．当初は自覚症状がないものの，軽い痛みや痒みで気づくことも多い．吸血で虫体が増大するため"急にホクロが大きくなった"と勘違いする例もある．

鑑別診断
色素性母斑，悪性黒色腫など（ただしルーペなどで皮膚に頭部を固着した虫体を確認すれば診断は容易）．

検査
なし

治療
ピンセットなどにより虫体の除去．口器をのこさないこと，またできるだけ虫の体部を圧迫しないようにする．ただし1日以上たつと口器周囲にセメント様物質が形成され固着が強くなり，無理にとると口器のみ皮膚に残ってしまうことがある．Tick Twister®を使うと口器を残したり，腹部を圧迫したりせずに除去しやすく便利である．またワセリンを虫体とその周囲に厚くのせて数十分後に異物鑷子などで口器を慎重につまんで取る方法もよい．口器が残ってしまった際には局所麻酔下で切除．

注意
ライム病，日本紅斑熱，重症血小板減少症候群（severe fever with thrombocytopenia syndrome）の発症に留意する．また繰り返し刺されると，牛，豚，羊などの獣肉やセツキシマブに対して即時型アレルギーを発症するリスクが高まるといわれている．

13. 性病・虫

6) 日本紅斑熱
Japanese spotted fever

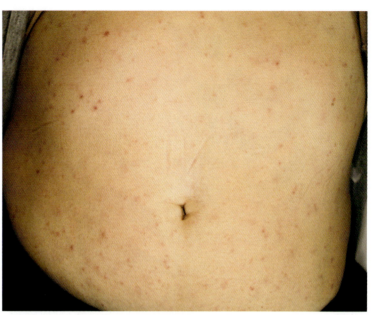

米粒大ほどの小さな淡い紅斑が播種状にみられる
（亀田総合病院皮膚科　田中厚先生より提供）

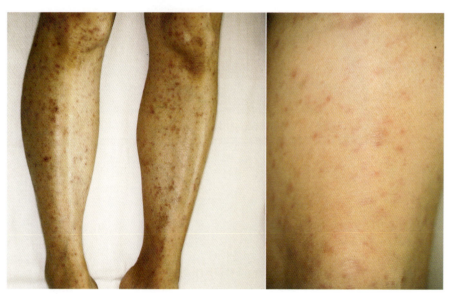

小さな紅斑が下肢にも多くみられる
（亀田総合病院皮膚科　田中厚先生より提供）

病因
Rickettsia japonica を保有するマダニ(ヤマトマダニ，フタトゲチマダニなど)に刺されて感染．

症状
数日から1週間ほどの潜伏期間ののち，頭痛，発熱とともに四肢から体幹に多発，拡大する紅斑を生じる．ツツガムシ病に比して紅斑は四肢優位で掌蹠にもみられやすい．個疹はツツガムシ病が"ぼたん雪様"であるのに対し，日本紅斑熱ではより小さく"粉雪様"といわれる．かゆみはない．刺し口も5〜10 mm程度でツツガムシ病よりも小さい傾向がある．

鑑別診断
ツツガムシ病，伝染性単核球症，薬疹，多形滲出性紅斑

検査
血算(白血球減少，異型リンパ球，血小板減少)，肝機能，尿検査
確定診断に血清抗体価測定，末梢血球または痂皮によるPCR検査．

治療
ミノサイクリンまたはドキシサイクリン投与(7〜14日)．第二選択としてニューキノロン．

7) ライム病
Lyme disease, Lyme borreliosis

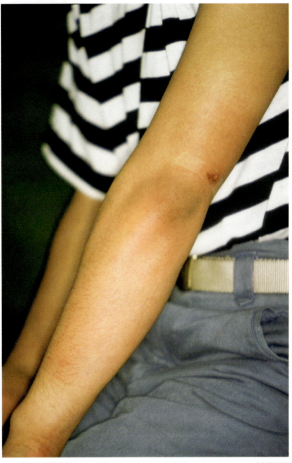

マダニ吸着部位から周囲,および前腕にかけてやや境界不鮮明な紅斑がみられる

病因
マダニ,特に本邦では主にシュルツェマダニによって媒介される *Borrelia garinii* または *Borrelia afzeri* による感染症.

症状
第Ⅰ期
数日から数週間の潜伏期間の後,マダニ刺咬部位に丘疹を生じ,その後周囲に遠心性に拡大する紅斑がみられる.内側はやや退色して環状を呈することが多いが〔(慢性)遊走性紅斑:erythema(chronicum)migrans〕,一様なものもある.刺咬部は浸潤の強い紅斑または硬結となる.同時に関節痛,筋肉痛,倦怠感,発熱などを伴う.

第Ⅱ期
数週から数か月で,遠心性に拡大する環状の紅斑が多発,末梢神経炎,髄膜炎,心筋炎,心膜炎などを発症.

第Ⅲ期
数か月から数年を経て,慢性の神経障害・脳脊髄炎,慢性の関節炎など.

鑑別診断
亜急性皮膚エリテマトーデス,シェーグレン症候群の環状紅斑,ハンセン病

検査
血清抗体価による診断.

治療
ドキシサイクリン,テトラサイクリンまたはアモキシシリン投与(2週間程度).

13. 性病・虫

8) ノミ刺症
fleabite

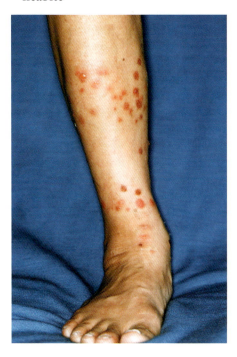

病因
ノミの吸血による．現在はほとんどネコノミ（まれにスズメトリノミ）が原因となっている．飼いネコでは室内床や畳，庭先，またノラネコ生息地の地面に待機している成虫がヒトの足元などにとびついて吸血．

症状
下腿に好発．痒みの強い大豆大から時に小指頭大ほどの紅色丘疹や漿液性丘疹が孤立性に散在．衣服や靴下の露出部の縁に沿って分布していることもある．新旧混在し，出血性丘疹であったり，緊満性水疱を形成したりする．刺されることを繰り返すと年齢ととともに，即時型反応がみられるようになり，さらに無反応状態になる例もある．

鑑別診断
他の節足動物による皮膚症，水疱性類天疱瘡（緊満性水疱が目立つとき）．

検査
特にないが，ノミの存在を確認するなど．

治療
副腎皮質ステロイド薬外用
ネコに寄生しているノミの駆除．生息地へ散歩などで立ち入らない．

9) 蚊刺症（ぶんししょう）
mosquito bites

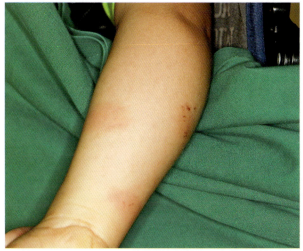

蚊刺症

病因
蚊に刺された際の唾液腺成分に対する即時型ないし遅延型反応によって生じる．

症状
即時型反応は刺咬数分で同部に膨疹が出現．1，2時間で消退．遅延型反応は1日ほどして紅斑や丘疹，ときに漿液性丘疹ないし水疱となる．反応は年齢によって変化することが知られ，無反応状態から遅延型反応，その後即時型反応と遅延型反応が混在し，やがては即時反応のみとなり，無反応に至る場合もある．

鑑別診断
他の節足動物による刺咬症．

検査
とくにない．

治療
とくに治療を必要としないが，痒みの強い丘疹には副腎皮質ステロイド薬外用．

注意
蚊に刺された部位の腫脹や硬結，潰瘍化などの強い局所症状に加え，発熱，リンパ節腫大，肝障害などの全身症状を呈する例は蚊刺過敏症（hypersensitivity to mosquito bite）と呼ばれ，慢性活動性EBウイルス感染症やNK細胞増多症が背景にある場合があり精査が必要．

10)-1 線状皮膚炎
dermatitis linealis

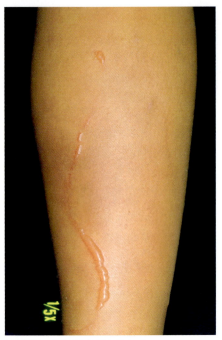

蛇行状に水疱形成がみられる

病因
アオバアリガタハネカクシの体液との接触による一種の一次刺激性接触皮膚炎．体液に含まれるペデリンが原因とされる．

症状
四肢の露出部に多く生じる．触れた部位に線状から蛇行状の紅斑がみられ軽い痒みや灼熱感がある．紅斑上に小水疱や小膿疱がみられることがある．

鑑別診断
植物による接触皮膚炎，creeping eruption．

検査
なし

治療
副腎皮質ステロイド薬外用

10)-2 毛虫（毒蛾）皮膚炎
catapillar moth dermatitis

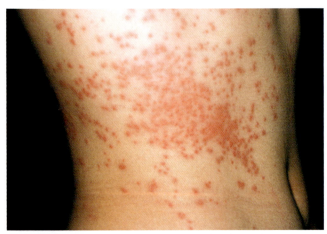

毛虫皮膚炎：側腹部に米粒大鮮紅色漿液性丘疹が集簇

病因
ドクガ，チャドクガ，モンシロドクガの幼虫または成虫の毒針毛が皮膚に刺さって生じる．とくにツバキ，サザンカに生息するチャドクガの幼虫による被害が多く，6月前後と9月前後に多い．

症状
刺さった直後にピリピリとした痛みと小さな紅斑ないし膨疹を生じ，その後紅色丘疹，しばしば漿液性丘疹が集簇してみられる．丘疹の密度は辺縁にいくに従ってまばらとなる．非常に痒い．露出部のみならず体幹にも生じることがある．

鑑別診断
接触皮膚炎，急性痒疹

検査
発症早期であればセロハンテープを貼付して付着した毒針毛を確認したり，水疱蓋のKOH標本で観察．

治療
副腎皮質ステロイド薬外用，抗ヒスタミン薬内服

13. 性病・虫

11）ハチ刺症
bee sting

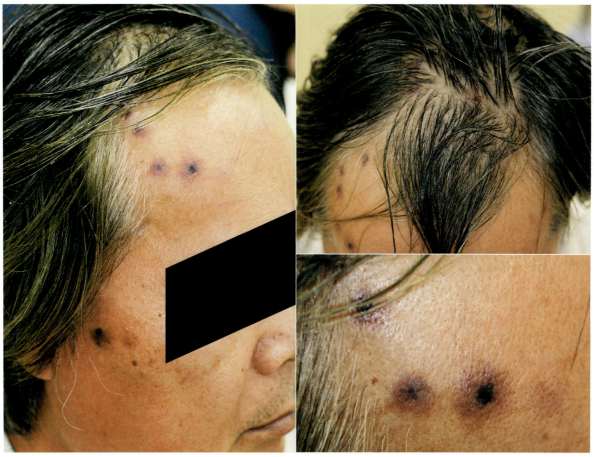

スズメバチ刺症：被害にあって3日目の状態

病因
ハチに刺されて局所および全身に生じる反応．主にミツバチ，スズメバチ，アシナガバチなどによる被害が多い．ハチ毒にはヒスタミン，セロトニン，ポリアミンなどのアミン類，ハチ毒キニンと総称される各種の発痛ペプチド，ヒアルロニダーゼなどの酵素類が含まれる．これらの毒素による痛みや痒み，炎症反応や組織壊死，また感作された個体に生じる即時型反応や遅延型反応がみられる．ミツバチでは刺した針がちぎれて皮膚に残り，針についた毒嚢からその後もハチ毒が注入されうる．一方，スズメバチはヒト皮膚に体部を固定して繰り返し刺して多量の毒を注入できる．

症状
刺された部位の強い痛みや，痒み，同部の紅斑や腫脹を生じる．局所反応は数日で軽快する．しかしときに発赤や硬結が数日以降から強まってしばらく続いたり，局所リンパ節腫脹などがみられることもあり，遅延型アレルギーによるものと推定されている．過去に刺されて感作された個体では，全身に潮紅や膨疹などの即時型反応を生じ，さらに呼吸困難，腹痛，意識混濁などアナフィラキシー症状を呈することがある．また広範囲に刺されて多量の毒液が注入されると，感作の有無にかかわらず，ハチ毒に含まれる各種のアミン類や蛋白の作用で全身症状を呈する．

鑑別診断
発症経緯から診断は容易．

検査
症状軽快後に各種ハチに対するIgE抗体測定．

治療
局所は副腎皮質ステロイド薬外用や抗ヒスタミン薬の内服．症状が強いときは副腎皮質ステロイド薬内服．アナフィラキシー症状ではアドレナリン筋注．

13. 性病・虫

12) 皮膚爬行疹(はこうしん)
creeping eruption

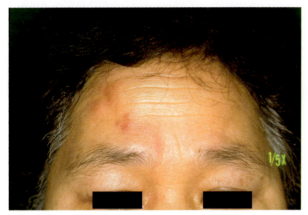

顎口虫症

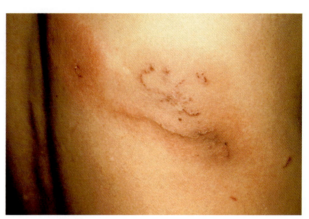

ホタルイカ生食による旋尾線虫症

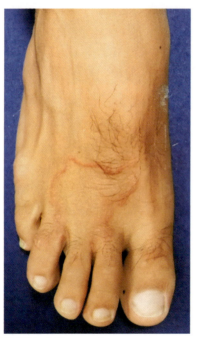

動物由来鉤虫の経皮感染による creeping eruption
(棟田加奈子, 他. 鉤虫の経皮感染が考えられた creeping eruption. 皮膚病診療. 2013; 35: 645-8)

病因
寄生虫の幼虫がヒトの皮膚に侵入し, 移動することにより生じる蛇行性, 線状の移動性皮膚病変である.
顎口虫症はドジョウ, ライギョ, ヤマメなどの淡水魚の生食, 旋尾線虫症はホタルイカ, ときにスルメイカ, ホッケ, スケトウダラ, ハタハタなどの生食, マンソン孤虫症ではヘビ, カエル, スッポンなどの爬虫類や淡水魚, またはプロセルコイドを有するケミジンコで汚染された自然水の摂取などが原因となる. 一方, 動物由来の鉤虫症は, ブラジル鉤虫, イヌ鉤虫などに感染したイヌ, ネコなどの動物の糞便で汚染された砂浜, 砂場を素足で歩くなどして経皮感染する.

症状
感染して数週から数か月で生じる線状ないし蛇行状の皮疹や移動する小発赤ないし腫脹がみられる. 旋尾線虫は真皮の浅いところを移動するため細い明瞭な蛇行状の皮疹となり, 一方, マンソン孤虫症は皮下組織を移動するため移動性の皮下硬結となることが多い. これらは経口的に感染するため腹痛や下痢, イレウス症状を先行ないし伴うことがある. また肺や眼球, 中枢神経などの諸臓器に移動することもある. 動物由来の鉤虫症では侵入部位から蛇行しながら移動する細い線条皮疹がみられる. 小水疱の形成などを伴って複数の病変がみられることも多い.

鑑別診断
線状皮膚炎

検査
切除生検, または血清学的な補助診断.

治療
皮疹先端の生検または硬結全体の切除. イベルメクチン内服

14. 物理的・化学的障害

1) 褥瘡
decubitus, pressure sore

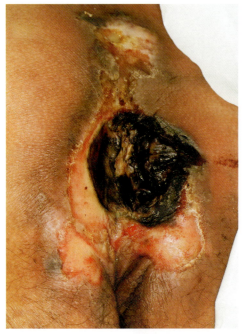
黒色期

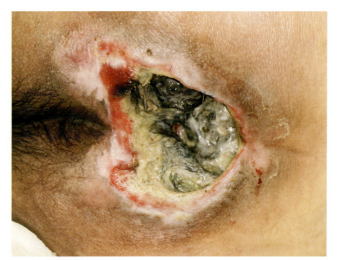
仙骨部の皮疹

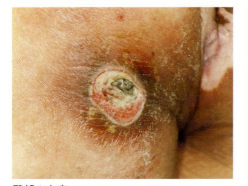
殿部の皮疹

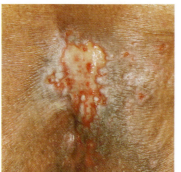
黄色期

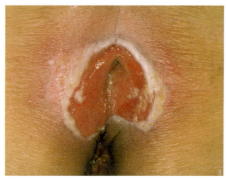
赤色期

病因
「床ずれ」である．長時間の物理的圧力による血行障害の結果，組織が限局性の壊死となったものである．低栄養・寝たきり状態・意識障害などが基礎にある．

症状
高齢者の仙骨部・大転子部・腸骨部・踵部・後頭部に好発する．初期は発赤・びらん・潰瘍がみられる．次いで黒色期，黄色期，赤色期，白色期となる．黒色期では皮膚・皮下組織が黒色の壊死となり，壊死性痂皮が付着する．周囲に発赤を伴う．黄色期では壊死がとれて黄苔の付着した潰瘍がみられる．赤色期では紅色の肉芽増生がみられる．白色期では潰瘍が上皮化し白色の瘢痕となる．日本褥瘡学会の DESIGN-R 分類を用いて重症度と経過を評価する．

鑑別診断
熱傷，皮膚潰瘍

治療
除圧，体位変換，栄養状態の回復が最も重要．壊死組織をデブリードメントする．創面の状態によって，抗皮膚潰瘍薬，創傷被覆材，陰圧閉鎖療法を選択．

注意
細菌感染症の合併に注意する．適宜細菌培養を行う．

14. 物理的・化学的障害

2) 熱傷/凍傷
burn/frostbite

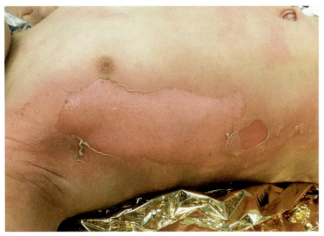
熱傷Ⅱ度

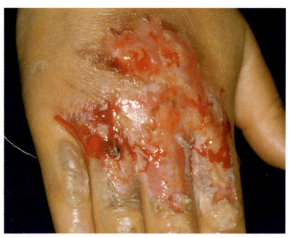
熱傷Ⅱ度

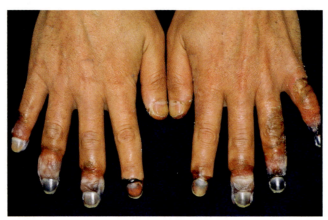
凍傷

病因
高熱のものに触れて生じる皮膚・粘膜の障害をいう．温度と触れた時間によって深さが決定される．広範囲の熱傷ではショックをきたし，生命予後に関わる．

症状
深さによってⅠ度(epidermal burn)，Ⅱ度(dermal burn)(ⅡaとⅡb)，Ⅲ度(deep burn)に分類される．Ⅰ度では紅斑・浮腫・軽度の痛み・痒みがみられる．Ⅱ度のうちⅡa(superficial dermal burn: SDB)は水疱・びらんがみられる．Ⅱb(deep dermal burn: DDB)はⅡaに加えて潰瘍を生じ，瘢痕を残して治癒する．Ⅲ度は黒色の壊死性痂皮となる．範囲の目安として9の法則，5の法則，Berkowの数がある．

鑑別診断
凍傷，化学熱傷

治療
Ⅰ度ではクーリングと副腎皮質ステロイド薬の外用．Ⅱ度とⅢ度では皮膚潰瘍に準じた治療．治癒が遷延化する場合は植皮術などの手術も選択．

注意
熱傷瘢痕は治癒後20〜30年で有棘細胞癌を発症することがある．

関連疾患
凍傷(frostbite)　寒冷によって生じる皮膚障害をいう．熱傷と同様に深さによって分類される．

14. 物理的・化学的障害

3) 凍瘡
chilblain, pernio

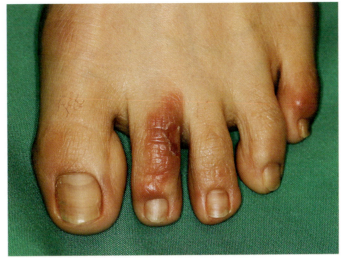

凍瘡：多形滲出性紅斑型

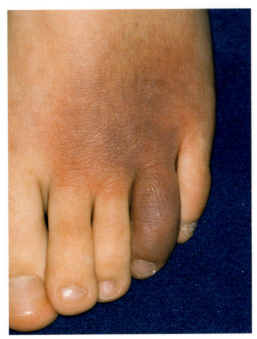

凍瘡：樽柿型

病因
「しもやけ」である．慢性の寒冷刺激による，小動脈のうっ血と炎症が本態である．

症状
戸外で活動する学童に多いが，時に中高年にもみられる．指趾・耳朶に好発し，紅斑・腫脹・うっ血・びらん・潰瘍を生じる．暗紅色の腫脹とうっ血が主体の樽柿型と，紅斑と浮腫が主体の多形滲出性紅斑型とがある．痛みや痒みを伴う．

鑑別診断
凍傷，全身性強皮症

治療
寒冷を避ける．ビタミンEの内服と外用．副腎皮質ステロイド薬や抗菌薬含有軟膏の外用を行うこともある．

4) 日光皮膚炎
solar dermatitis

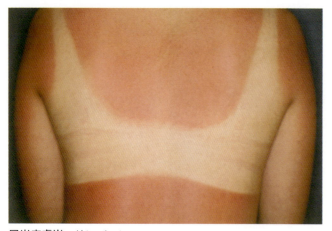

日光皮膚炎：サンバーン
(川田 暁, 他. チャート医師国家試験対策 カラー皮膚科. 医学評論社; 2010)

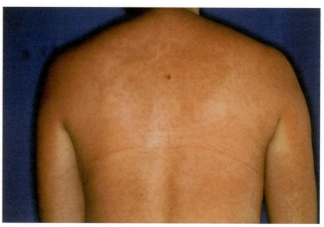

日光皮膚炎：サンバーン

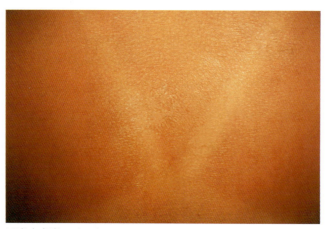

日光皮膚炎：サンタン

病因
「ひやけ」や「サンバーン(sunburn)」ともいう．太陽光中の紫外線のうち，主にUVBの作用である．プロスタグランディン-アラキドン酸経路の活性化，IL-1，IL-6などによる炎症反応である．皮膚の反応には個人差があり，本邦では「日本人のスキンタイプ分類」，欧米ではskin type分類がある．

症状
日光の当たった部位に生じる．露光後12〜24時間に紅斑（サンバーン）・浮腫・時に水疱が生じる．痛みや痒みを伴う．3〜7日後に褐色の色素沈着（サンタン）・落屑がみられる．

鑑別診断
光線過敏症型薬疹，接触皮膚炎

治療
クーリング，副腎皮質ステロイド薬の外用．重症例では入院のうえ補液．

5) 色素性乾皮症
xeroderma pigmentosum

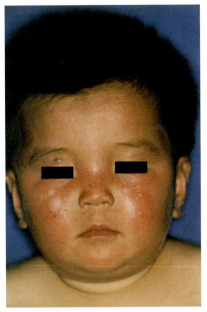
色素性乾皮症 A 群

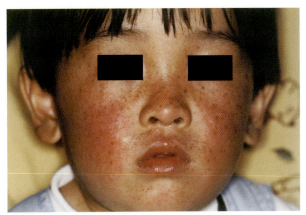
色素性乾皮症 A 群

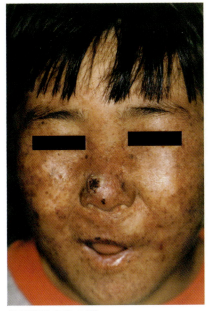
色素性乾皮症 A 群

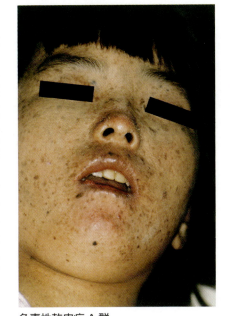
色素性乾皮症 A 群
(川田 暁, 他. チャート医師国家試験対策 カラー皮膚科. 医学評論社; 2010)

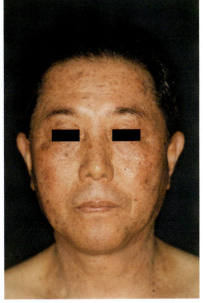
色素性乾皮症 Variant 群

病因
常染色体劣性遺伝で, 若年から発症する光線過敏と皮膚発癌を特徴とする疾患である. 紫外線照射によって DNA に生じるヌクレオチド除去の修復機構の不全が原因である. 作用波長(原因となる波長)は UVA, UVB, UVC である. A～G, Variant の 8 群があり, A 群が最重症である. 各群の遺伝子が明らかにされている. 以下 A 群について解説する.

症状
乳幼児期から短時間の露光で強いサンバーン症状を生じる. 遮光をしないと 5～6 歳で露光部に多数の小型の黒色色素斑と皮膚萎縮を生じる. 日光の当たった部位に生じる. 9～12 歳以降に有棘細胞癌, 基底細胞癌, 悪性黒色腫を多発する. 眼障害, 神経障害, 難聴を伴う.

鑑別診断
コケイン症候群, 骨髄性プロトポルフィリン症, Peutz-Jeghers 症候群

検査
専門施設での遺伝子診断などの検査を行う.

治療
徹底的な遮光による紫外線防御.

14. 物理的・化学的障害

6）種痘様水疱症
hydroa vacciniforme

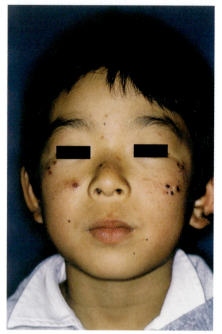
種痘様水疱症：顔面の皮疹

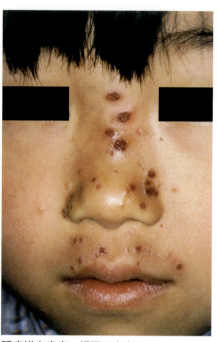
種痘様水疱症：顔面の皮疹

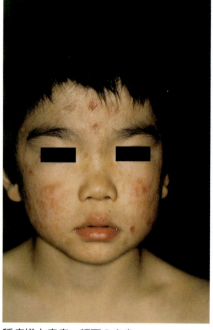
種痘様水疱症：顔面の皮疹

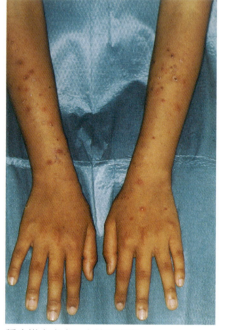
種痘様水疱症：上肢の皮疹

病因
原因不明の若年から発症する光線過敏症である．多くの症例でEBウイルスの慢性潜伏感染が関与している．作用波長はUVAである．

症状
小児期から露光後に，顔面・前腕・手背に水疱・痂皮が多発する．一見水痘様で，痒みを伴う．多くは自然軽快する．一部では遷延化し，NK/T細胞リンパ腫や血球貪食症候群などを合併し予後不良である．

鑑別診断
水痘，骨髄性プロトポルフィリン症，多形日光疹

検査
UVAの反復照射による皮疹の誘発を試みる．

治療
遮光による紫外線防御．

7) 骨髄性プロトポルフィリン症
erythropoietic protoporphyria

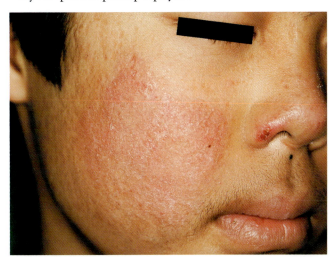

頬部の紅斑・丘疹・びらん

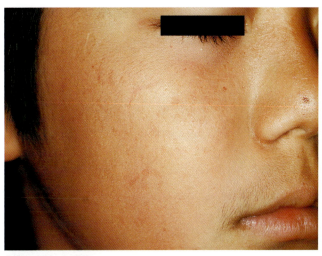

頬部の浅い小瘢痕

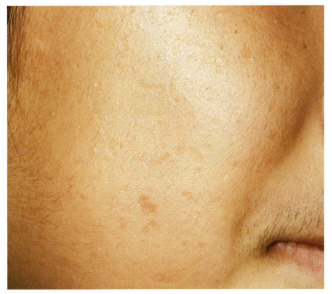

浅い小瘢痕の拡大像

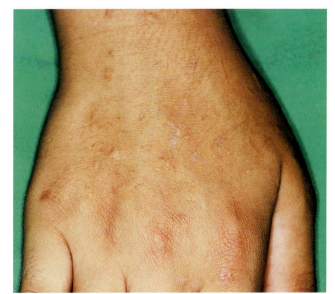

手背の浅い小瘢痕

病因
常染色体優性遺伝の若年にみられる光線過敏症である．ヘム合成経路中のフェロケラターゼの遺伝子異常による．作用波長はUVAと可視光である．

症状
幼児〜小児期に，露光後に顔面・手背に小水疱・痂皮が多発する．ピリピリとした痛みを伴う．

鑑別診断
晩発性皮膚ポルフィリン症，多形日光疹，日光蕁麻疹

検査
赤血中プロトポルフィリン値が高値である．尿中の各種ポルフィリン値は正常である．専門施設での遺伝子診断などの検査を行う．

治療
通常のサンスクリーン剤は効果が少ない．可視光までもブロックするファンデーション剤による遮光．

注意
時に肝機能障害を合併する．突然肝硬変を発症し，肝不全で死亡することもある．

8) 晩発性皮膚ポルフィリン症
porphyria cutanea tarda

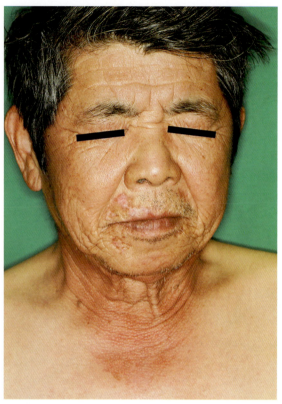

晩発性皮膚ポルフィリン症：紅斑

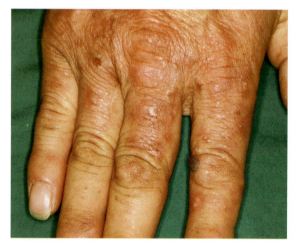

晩発性皮膚ポルフィリン症：紅斑・丘疹・血疱

病因
多くは非遺伝性であるが，まれに常染色体優性遺伝する光線過敏症である．ヘム合成経路中のウロポルフィリノーゲン・デカルボキシラーゼの活性低下による．作用波長はUVAと可視光である．

症状
中年以降の男性でアルコール多飲者に好発する．露光後に顔面・手背に小水疱・痂皮が多発する．ピリピリとした痛みを伴う．多毛や露光部の褐色色素沈着を伴う．

鑑別診断
骨髄性プロトポルフィリン症，多形日光疹，日光蕁麻疹

検査
赤血中プロトポルフィリン値は正常である．尿中のウロポルフィリン値が高値である．専門施設での遺伝子診断などの検査を行う．

治療
通常のサンスクリーン剤は効果が少ない．骨髄性プロトポルフィリン症と同様に可視光までもブロックするファンデーション剤による遮光を行う．瀉血も有効である．

注意
時に肝機能障害を合併する．

14. 物理的・化学的障害

9) 多形日光疹
polymorphous light eruption

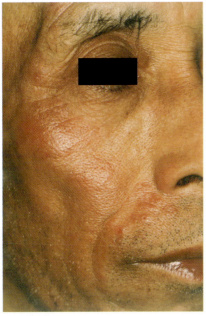

多形日光疹：顔面の皮疹
(Kawada A, et al. Reproduction of the skin lesions of polymorphous light eruption: a case report and a review of the Japanese literature. J Dermatol. 1990; 17 (3): 191-6)

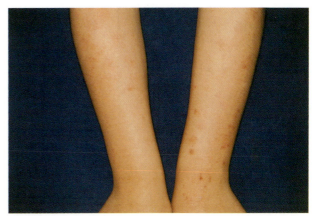

多形日光疹：上肢皮疹

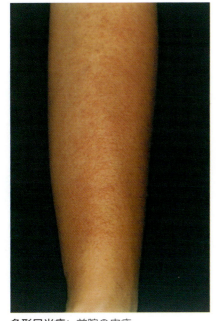

多形日光疹：前腕の皮疹

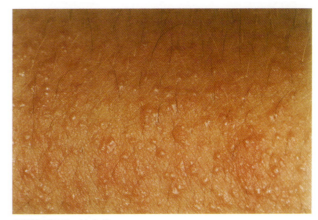

多形日光疹：拡大像

病因
原因不明の後天性の光線過敏症である．遅延型過敏反応が関与する．作用波長は UVB が多いが，UVA のこともある．

症状
青年～中年で，露光後に顔面・手背・前腕伸側に小丘疹・小水疱・紅斑・鱗屑がみられる．痒みを伴う．

鑑別診断
慢性光線過敏性皮膚炎，急性湿疹

検査
UVB の大量 1 回照射または少量の反復照射による皮疹の誘発を試みる．

治療
副腎皮質ステロイド薬の外用．サンスクリーン剤による遮光．サンスクリーン剤では SPF 値が高値で，PA も＋の多いものを選択する．

10) 慢性光線過敏性皮膚炎
chronic actinic dermatitis

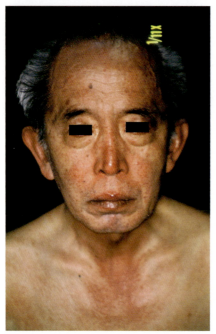
慢性光線過敏性皮膚炎：顔面の皮疹

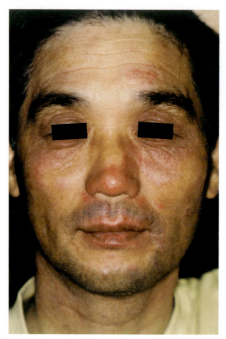
慢性光線過敏性皮膚炎：顔面の皮疹
(川田　暁．慢性光線過敏性皮膚炎．MB Derma. 2005; 96: 30-4)

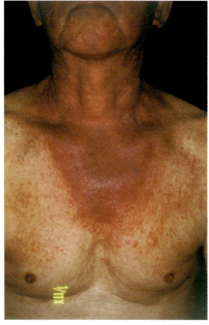
慢性光線過敏性皮膚炎：頚部の皮疹

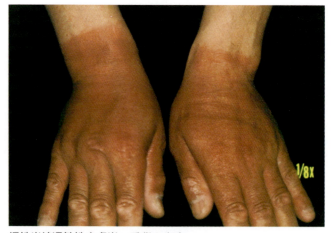
慢性光線過敏性皮膚炎：手背の皮疹

病因
原因不明の後天性の光線過敏症である．遅延型過敏反応が関与する．作用波長はUVAが多いが，UVBやUVAとUVBの両者のこともある．

症状
中高年で，露光後に顔面・手背・前腕伸側に紅斑・鱗屑がみられる．小丘疹・小水疱もみられる．強い痒みを伴う．

鑑別診断
多形日光疹，急性湿疹

検査
光線テストでUVAのMED低下，UVBのMED低下，光パッチテスト陽性などがみられる．

治療
副腎皮質ステロイド薬の外用．サンスクリーン剤による遮光．サンスクリーン剤ではSPF値が高値で，PAも＋の多いものを選択する．

11) 薬剤性光線過敏症
photosensitivity due to drugs

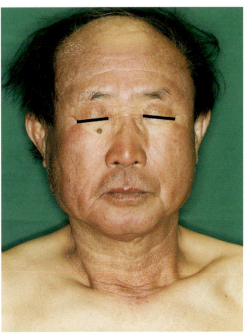

配合降圧薬による薬剤性光線過敏症

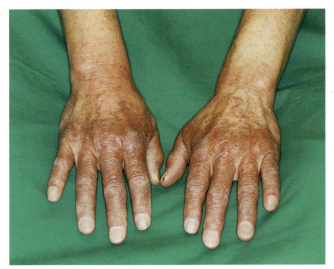

配合降圧薬による薬剤性光線過敏症

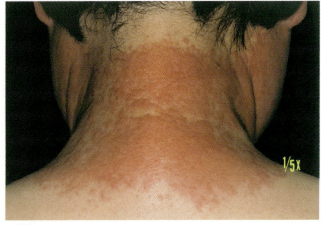

脂質異常症薬による薬剤性光線過敏症

病因
薬剤の内服・注射後に露光して皮膚症状が出現する．薬疹の1型である．原因薬剤としてはサイアザイド（チアジド）系降圧利尿薬（複合剤を含む），抗がん剤，脂質異常症薬などが多い．作用波長はほとんどがUVAである．

症状
成年〜高年に好発する．原因薬剤投与中に，露光後に顔面・頸部・手背・前腕伸側に紅斑・水疱・浮腫・鱗屑がみられる．痒みを伴う．

鑑別診断
日光皮膚炎，接触皮膚炎，光接触皮膚炎

検査
光線テストでUVAのMEDの低下がみられる．光パッチテストまたは光内服テストで原因薬剤を確認する．

治療
副腎皮質ステロイド薬の外用．薬剤使用中はサンスクリーン剤による遮光．

12) 光接触皮膚炎
photocontact dermatitis

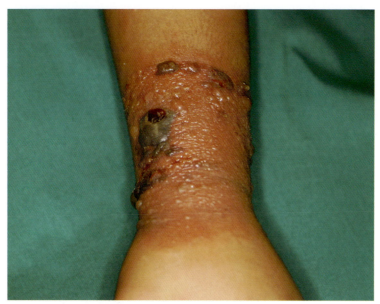

ケトプロフェンによる光接触皮膚炎

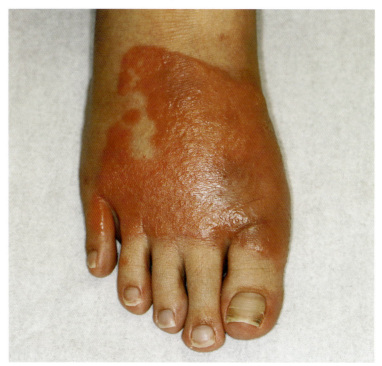

ケトプロフェンによる光接触皮膚炎

病因
化粧品や薬剤などの塗布・貼付後に露光して湿疹反応が出現する．原因薬剤としては香料，ケトプロフェン，サンスクリーン剤の有効成分，植物（菊・ダリア）などが多い．機序として光毒性と光アレルギー性とがある．作用波長はほとんどが UVA である．

症状
成年〜高年に好発する．原因物質の塗布または貼付部位に一致して，露光後に境界明瞭な紅斑・水疱・浮腫がみられる．強い痒みを伴う．

鑑別診断
接触皮膚炎，薬剤性光線過敏症

検査
光パッチテストで原因物質を確認する．

治療
副腎皮質ステロイド薬の外用．

14. 物理的・化学的障害

13) 放射線皮膚炎
radiodermatitis

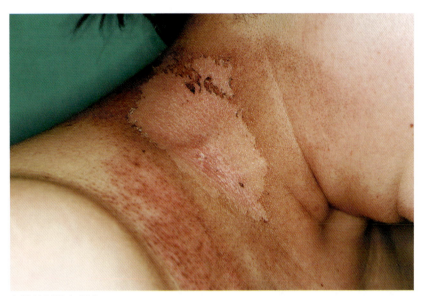

急性放射線皮膚炎

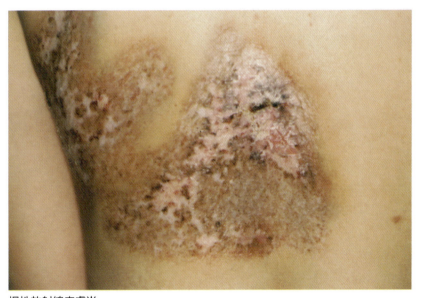

慢性放射線皮膚炎
(川田 暁, 他. チャート医師国家試験対策 カラー皮膚科. 医学評論社; 2010)

病因
放射線による皮膚障害を放射線皮膚炎という．照射直後から出現するものを急性放射線皮膚炎，照射終了後6か月〜数年後に発症するものを慢性放射線皮膚炎という．

急性放射線皮膚炎(acute radiodermatitis)
症状
放射線照射部位に一致して，比較的境界明瞭な乾燥・紅斑・浮腫・びらん・潰瘍がみられる．ピリピリ感や痛みを伴う．
鑑別診断
接触皮膚炎，熱傷，化学熱傷
治療
副腎皮質ステロイド薬，抗菌薬含有軟膏の外用．

慢性放射線皮膚炎(chronic radiodermatitis)
症状
放射線照射部位に一致して，比較的境界明瞭な皮膚萎縮・毛細血管拡張がみられる．時にびらん・潰瘍も伴う．
鑑別診断
多形皮膚萎縮，熱傷瘢痕
治療
保湿クリーム，白色ワセリンの外用．
注意
潰瘍がみられた時には有棘細胞癌によることがあるので，皮膚生検を行う．

15. 血管炎

1) IgA 血管炎
IgA vasculitis

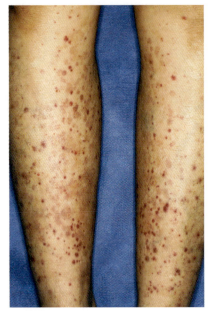
palpable purpura

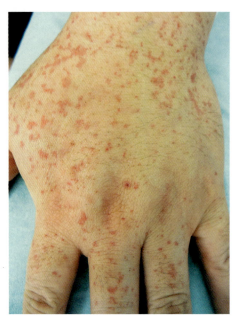
手背の紫斑

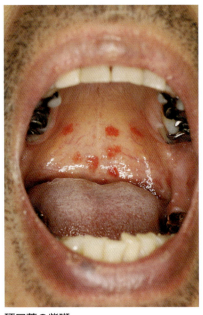
硬口蓋の紫斑

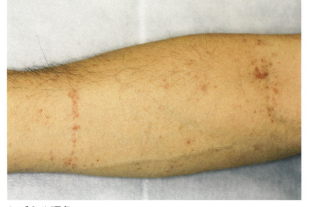
ケブネル現象

前腕や口腔内にも紫斑が拡大してみられることもある．四肢に生じた紫斑はケブネル現象がみられることもある．関節痛，筋痛，腹痛を伴うこともある．組織学的には，真皮乳頭層の最小血管にフィブリノイド変性と，好中球の核破砕像がみられ，leukocytoclastic vasculitis の像を呈する．蛍光抗体直接法では血管壁にIgAの沈着がみられる．

病因
IgA 優位の免疫複合体が，細小血管に沈着することによる血管炎．アナフィラクトイド紫斑，Shönline-Henoch 紫斑病ともいわれる．小児から高齢者までみられるが，小児は溶連菌感染が原因として多く，高齢者では肺炎，薬剤，悪性腫瘍などと関連する．

症状
下肢に浸潤を触れる丘疹性紫斑(palpable purpura)が多発するが，出血性水疱(血疱)がみられることもある．他に

鑑別診断
血管炎

検査
腎機能，尿検査，ASO，血中XIII因子

治療
安静，(腎症状，消化器症状に対し)副腎皮質ステロイド薬内服，XIII因子．

注意
急性糸球体腎炎が遅れて出てくることもある．

2) 多発血管炎性肉芽腫症
granulomatosis with polyangiitis

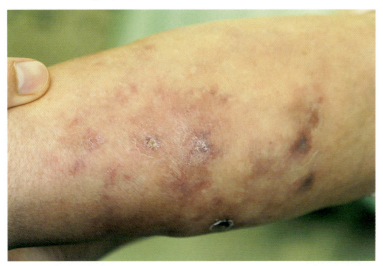

リベドと血疱, 水疱

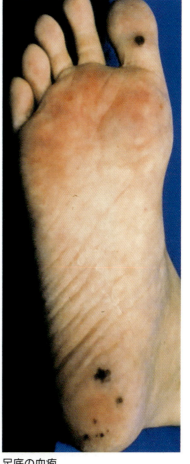

足底の血疱

病因
ANCA関連血管炎の一つで, 今なおWegener肉芽腫症と呼ばれることも多い. 肺病変(上気道の進行性壊死性肉芽腫性変化), 腎病変(壊死性糸球体腎炎)を伴う全身性の壊死性血管炎.

症状
上気道(鼻出血, 鼻中隔穿孔, 鞍鼻, 視力低下, ブドウ膜炎, 滲出性中耳炎, 難聴, 嗄声, 気道閉塞), 肺(血痰, 呼吸困難, 浸潤影, 空洞), 腎症状(血尿, 蛋白尿, 半月体形成腎炎, 急速進行性腎炎)が揃う全身型と, 腎病変を欠く限局型に大別される. 皮膚症状は, リベド, 出血性の丘疹, 浸潤性紫斑, 結節, 水疱, 血疱, 潰瘍などである. 病理組織像は, 壊死性血管炎と血管外の肉芽腫性病変.

鑑別診断
他の血管炎, 壊疽性膿皮症.

検査
PR3-ANCAが陽性になる. 上気道, 肺の画像検査.

治療
副腎皮質ステロイド薬, 免疫抑制剤の内服.

3) 皮膚型結節性多発動脈炎
cutaneous polyarteritis nodosa

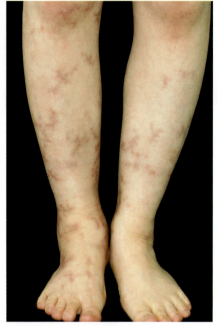

皮膚型結節性多発動脈炎

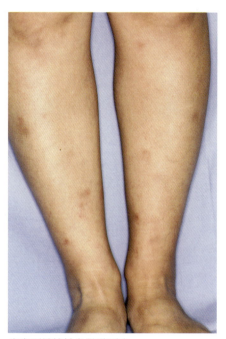

皮膚型結節性多発動脈炎

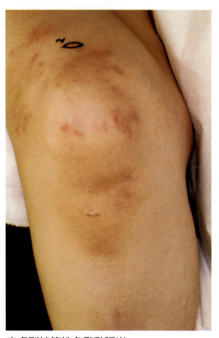

皮膚型結節性多発動脈炎

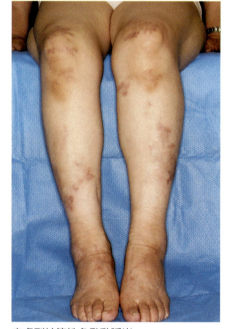

皮膚型結節性多発動脈炎

病因
不明だが，循環障害が基盤にあることが多い．

症状
下肢に浸潤を触れる褐色斑が多発する．リベド，浸潤を触れる褐色斑，皮内硬結，潰瘍などを呈する．上肢にみられることもある．関節痛，筋痛，痺れなどの症状がみられることもある．女性に多い．病理組織像は，真皮下層と脂肪織の境界の深さの小動脈に好中球の浸潤とフィブリノイド変性を伴う動脈炎の所見．エラスチカワンギーソン染色で動脈であることを確認する．

鑑別診断
血栓性静脈炎，リベド血管炎，顕微鏡的多発血管炎，多発血管炎性肉芽腫症など

検査
CRP，赤沈，ANCA関連抗体

治療
弾性ストッキング，弾性包帯の着用．抗血小板剤

注意
ごくまれに，結節性多発動脈炎への移行があるとされる．

4) クリオグロブリン血症
cryoglobulinemia

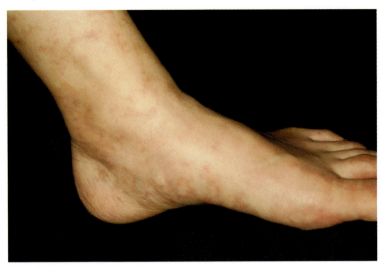

クリオグロブリン血症

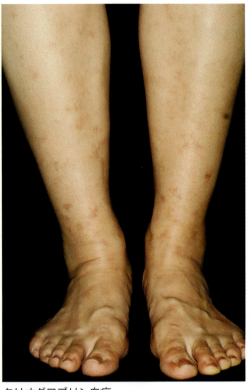

クリオグロブリン血症

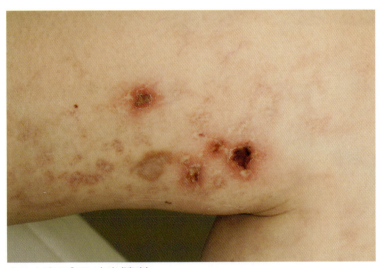

クリオグロブリン血症（潰瘍）

病因
血清中の蛋白クリオグロブリン（免疫グロブリンとその複合体）が寒冷により沈殿する．特発性と，基礎疾患に伴う続発性に分かれる．

症状
紫斑，レイノー現象，リベド，潰瘍，壊疽などである．沈着する免疫グロブリンにより，単成分型（Ⅰ型）と混合型（Ⅱ型，Ⅲ型）に分かれ，単成分型は，IgG, IgM, IgA, L鎖（Bence Jones）のうち1種類の蛋白が特異的に増加し，混合型は2種類以上の免疫グロブリンか補体を含む免疫複合体が形成される．
タイプ別に基礎疾患を分類すると，

1型：多発性骨髄腫，マクログロブリン血症
2型：悪性リンパ腫，関節リウマチ，シェーグレン症候群，C型肝炎
3型：膠原病，感染症，腎炎

鑑別診断
血管炎

検査
クリオグロブリン，ANCA

治療
副腎皮質ステロイド薬内服，免疫抑制剤，血漿交換

注意
寒冷刺激を避ける．

15. 血管炎

5) リベド血管症
livedo vasculopathy

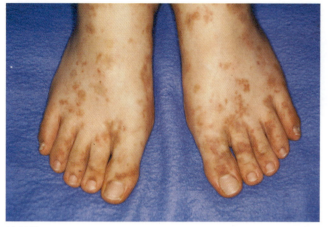

リベド

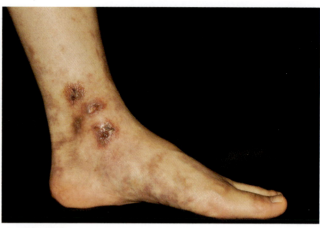

リベドと潰瘍

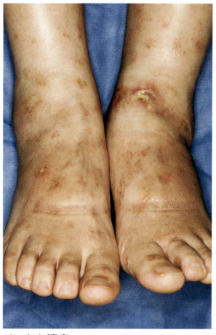

リベドと潰瘍

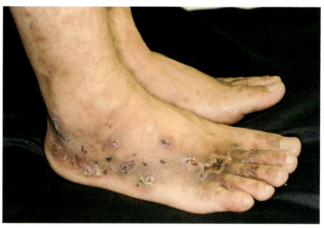

リベドと潰瘍

病因
血栓による．過去に，livedo reticularis, livedo reticularis with summer ulceration, livedo vasculitis, livedoid vasculitis, livedoid vasculopathy など，さまざまな病名が提唱されてきた．近年は livedo vasculopathy と呼ばれることが多い．

症状
下肢に，リベド，潰瘍，紫斑，色素沈着，陳旧性の白色瘢痕（atrophie blanche）などを混じる．夏季に潰瘍化を繰り返す症例もある．病理は真皮の血管内に血栓性閉塞像を認める．

鑑別診断
下腿潰瘍，血管炎，抗リン脂質抗体症候群，クリオグロブリン血症など

検査
皮膚生検

治療
安静，抗凝固剤，循環改善薬

注意
入院加療を要する．立ち仕事などの負荷を極力避ける．

15. 血管炎

6) 持久性隆起性紅斑
erythema elevatum diutinum

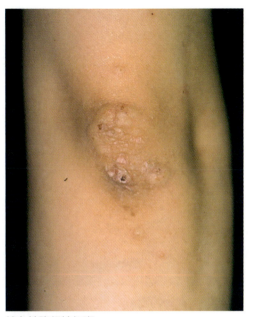

持久性隆起性紅斑

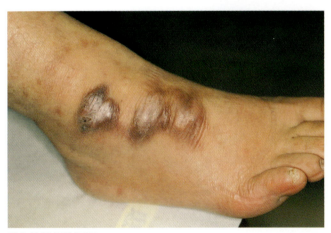

持久性隆起性紅斑

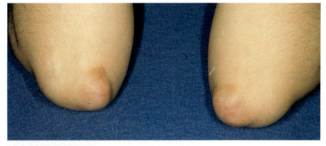

持久性隆起性紅斑

病因
不明

症状
四肢伸側とくに関節背面周囲の扁平隆起性浸潤性紅斑〜局面を呈する．紫斑や，水疱，血疱などを混じることも稀にある．また，下肢とくに足関節付近に生じたものは，鶏卵大までの隆起性肉芽腫様となり，表面にびらんを呈し壊疽性膿皮症に近い臨床像をとることもある．慢性に経過し，晩期には瘢痕ケロイド状になる．血液系悪性腫瘍や関節リウマチに合併する．病理組織は核破片を混じる好中球の浸潤と，血管壁のフィブリノイド変性．晩期は線維化の所見を呈する．

検査
CRP，リウマトイド因子，抗核抗体，免疫グロブリン

鑑別診断
ケロイド，環状肉芽腫，Sweet 病，好中球性紅斑，壊疽性膿皮症，多形滲出性紅斑，血管炎

治療
レクチゾール内服

注意
基礎疾患の有無を検索する．

7）蕁麻疹様血管炎
urticarial vasculitis

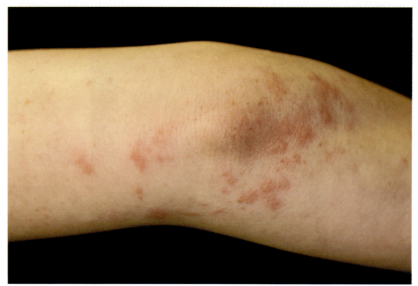

蕁麻疹様血管炎

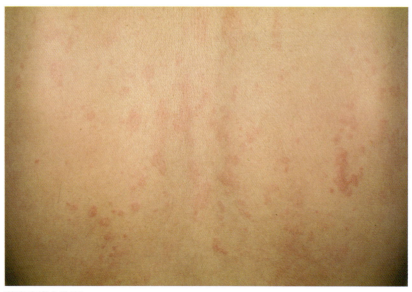

蕁麻疹様血管炎

病因
原因不明の一次性のものと，SLEをはじめとする膠原病，ウイルス感染症，種々の基礎疾患に伴う二次性のものがある．

症状
蕁麻疹は一過性の膨疹で，24時間以内に消退するが，蕁麻疹様血管炎の持続時間は1日～数日持続する．紫斑を伴うことや，発熱，関節痛，腹痛などの全身症状を伴うこともある．組織像は，真皮上層の細静脈のレベルに核破片を伴う血管炎(leukocytoclastic vasculitis)の像がみられる．好中球は，間質にもびまん性にみられる．蛍光抗体直接法では，血管壁にIgG，IgM，C3，C1qが細顆粒状に沈着する．

鑑別診断
蕁麻疹，蕁麻疹様紅斑，薬疹，中毒疹，血管炎

検査
CRP，血沈，補体（とくにC1q），抗核抗体．

注意
基礎疾患の有無を検索する．

8) 急性痘瘡状苔癬状粃糠疹
pityriasis lichenoides et varioliformis acuta（PLEVA）

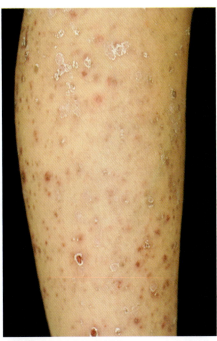
急性痘瘡状苔癬状粃糠疹

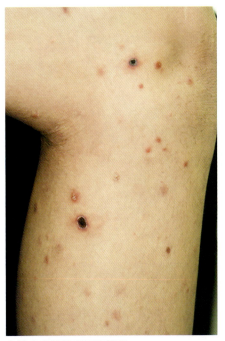
急性痘瘡状苔癬状粃糠疹

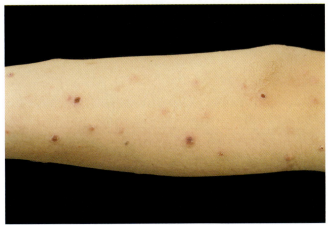
急性痘瘡状苔癬状粃糠疹

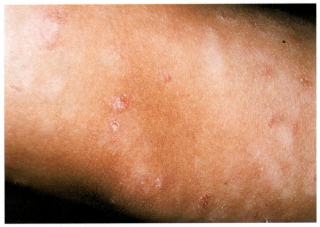
急性痘瘡状苔癬状粃糠疹

病因
原因は不明．急性とはいっても，数か月の経過をたどる．滴状類乾癬と合わせて，苔癬状粃糠疹ともいう．

症状
体幹，四肢に，鱗屑・痂疲をのせる丘疹や小紅斑が多発する．乾癬と異なり表面の鱗屑を剥がしてもアウスピッツ現象はみられない．
病理組織像は，表皮基底層の液状変性，表皮ケラチノサイトの個細胞壊死，表皮直下に赤血球の漏出，単核球の浸潤などの像を認める．

鑑別診断
滴状乾癬，ジベルバラ色粃糠疹，リンパ腫様丘疹症，壊死性血管炎

検査
病巣感染巣の精査．

治療
副腎皮質ステロイド薬の外用，紫外線療法，病巣感染巣の治療．

注意
Mucha-Habermann の重症型である febrile ulceronecrotic Mucha-Habermann disease は，全身症状を伴い大型の潰瘍を呈する．

9) 末梢性動脈疾患
peripheral arterial disease

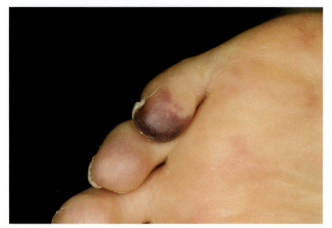
末梢性動脈疾患

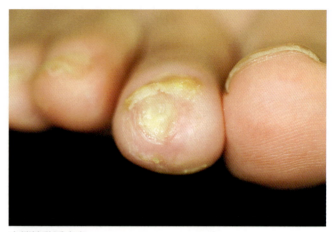
末梢性動脈疾患

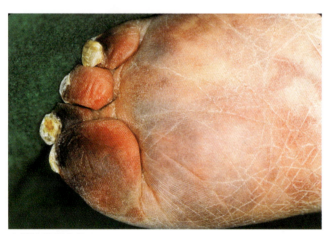
末梢性動脈疾患

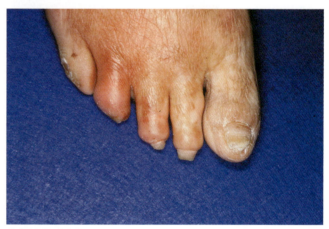
末梢性動脈疾患

病因
中高年男性の四肢動脈が粥状硬化により狭窄・閉塞し虚血を引き起こす．バージャー病(閉塞性血栓性血管炎)と閉塞性動脈硬化症をまとめて末梢性動脈疾患と包括して扱われる傾向にある．

症状
バージャー病：30〜40歳代の男性に好発し，喫煙との密接な関連がある．
閉塞性動脈硬化症(ASO)：下肢動脈，膝窩動脈，指趾の動脈の虚血により，冷感，痺れ，疼痛，間欠性跛行，レイノー現象，潰瘍，壊疽もみられる．生活習慣病で，動脈硬化症，糖尿病との関連が高い．

鑑別診断
うっ滞性潰瘍，糖尿病性壊疽，膠原病・血管炎に伴う潰瘍，抗リン脂質抗体症候群，コレステロール血栓塞栓症．

検査
ABI，単純X線，動脈造影

治療
血管内治療，バイパス術

注意
禁煙に努める．

10) モンドール病/非性病性硬化性リンパ管炎
Mondor disease/non-venereal sclerosing lymphangitis

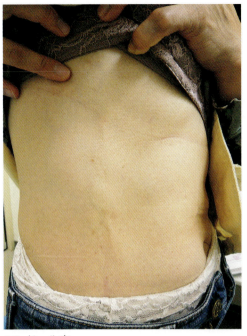

モンドール病

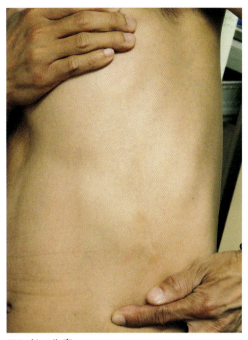

モンドール病

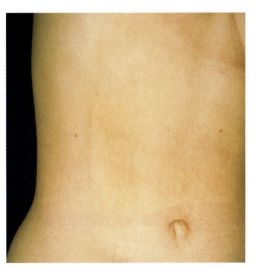

右腹部に索状の硬結がみられる

病因
モンドール病は，上気道感染，外傷，手術，運動などを契機に生じる．静脈血栓による．非性病性硬化性リンパ管炎は，機械的刺激，性活動による可能性も考えられている．

症状
モンドール病は，体幹（腋窩，前胸部，側胸部，腹壁）に索状の皮内〜皮下硬結を帯状，線条に触れる．皮膚表面は常色で，炎症を欠く．病理組織は脈管内腔の狭窄〜閉塞，壁の線維性肥厚を認める．

非性病性硬化性リンパ管炎は，冠状溝や陰茎背面に索状の硬結が1ないし数本触れる．冠状溝を環状に取り巻く形や，陰茎に縦方向に蛇行する形などを呈し，まれに亀頭部にみられることもある．リンパ管炎という病名だが，リンパ管または静脈の拡張と，壁の肥厚，閉塞によるもので，異所性モンドール病という考えもある．

鑑別診断
クリーピング病，異物注入，median raphe cyst of the penis

治療
自然消退するため，経過観察でよい．

11) 巨細胞様動脈炎
gigant cell arteritis

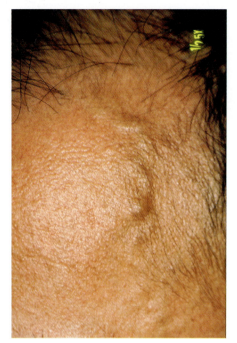

側頭部に索状硬結がみられる

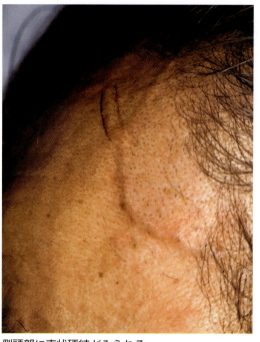

側頭部に索状硬結がみられる
（川田　暁，他．チャート医師国家試験対策　カラー皮膚科．医学評論社；2010）

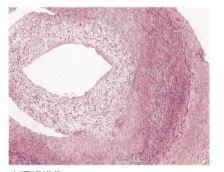

病理組織像

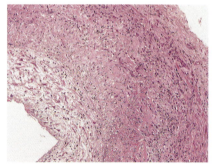

病理組織像

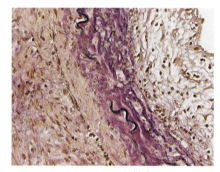

エラスチカワンデーソン染色

成因
肉芽腫性血管炎．遺伝的素因を背景に，感染や女性ホルモン，弾性線維に対する自己免疫などが想定されている．

症状
高齢者の側頭に索状の硬結を認め，強い頭痛，視力障害，筋痛，全身倦怠感，発熱，食思不振，体重減少などの全身症状を伴う．眼症状は，複視，黒内障，霧視，視野欠損などが生じ失明に至ることもある．リウマチ性多発性筋痛症の合併が多い．病理組織は，動脈内弾性板の断裂，動脈壁に巨細胞を伴う肉芽腫性血管炎の像がみられる．時期にもよるが，血管内腔の閉塞像がみられることもある．
なお，若年者に主にみられる側頭動脈炎〔juvenile temporal arteritis(with eosinophilia)〕は，圧痛を欠き全身症状や視力障害を伴わない．病理組織では，著明な好酸球浸潤を伴う閉塞性血管炎の像がみられる．

鑑別診断
仮性動脈瘤，他の血管炎，帯状疱疹．

検査
CRP，赤沈，MRI

治療
副腎皮質ステロイド薬内服

注意
若年性のものは予後良好とされる．

12) 好酸球性多発血管炎性肉芽腫症
eosinophilic granulomatosis with polyangiitis

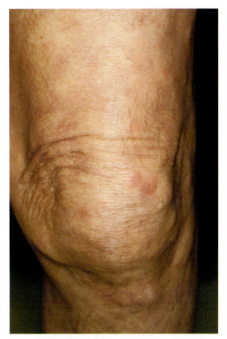
好酸球性多発血管炎性肉芽腫症

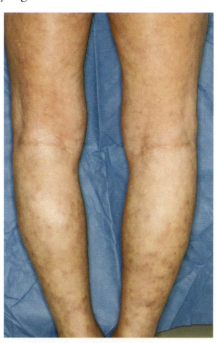
好酸球性多発血管炎性肉芽腫症

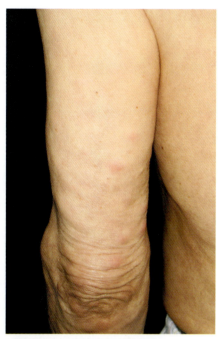
好酸球性多発血管炎性肉芽腫症

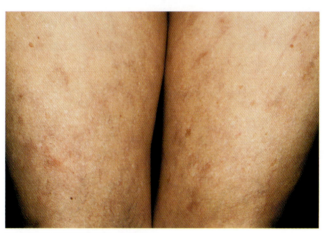
好酸球性多発血管炎性肉芽腫症

成因
ANCA関連血管炎の一つで，Churg-Strauss症候群と今も呼ばれることが多い．成人になってから出現した気管支喘息やアレルギー性鼻炎，末梢血好酸球増多，多発性単神経炎がみられる．
MPO-ANCAが陽性になるが，近年陰性例も増えている．

症状
下肢の紫斑(palpable purpura)，浸潤性紅斑，皮内硬結，血疱など多彩で，病理組織は，真皮中〜下層の壊死性血管炎と，巨細胞を含む肉芽腫，多数の好酸球の浸潤を認める．肺(肺浸潤，肺胞出血)，腎臓(糸球体腎炎)，消化器(腹痛，下痢，下血)，循環器(心筋炎，心膜炎)などにも症状を認める．

鑑別診断
他の血管炎．

検査
末梢血好酸球，CRP，赤沈，IgE，MPO-ANCA，PR3-ANCA，リウマトイド因子

治療
副腎皮質ステロイド薬の全身投与，シクロホスファミドの全身投与，免疫抑制剤内服，免疫グロブリン大量静注療法．

注意
痺れが残ることがある．

16. 紫斑病・末梢循環障害

1) 血小板減少性紫斑病
idiopathic thrombocytopenic purpura (ITP)

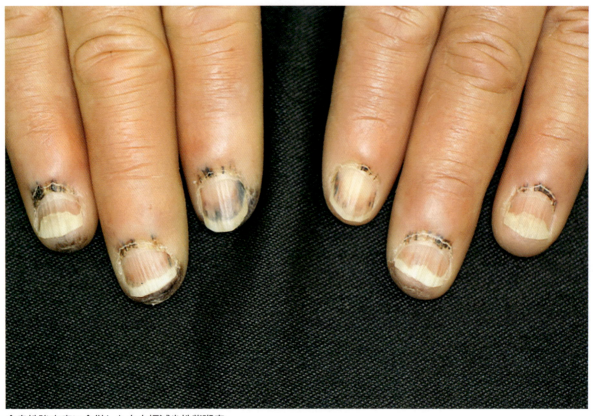

全身性強皮症に合併した血小板減少性紫斑病

病因
血小板が5万以下になると出血傾向がみられる．特発性と続発性とがあり，前者は抗血小板抗体による自己免疫機序と考えられている．小児にみられる場合は，ウイルス感染症が契機となる続発性が多い．

症状
四肢，体幹，口腔内に，点状紫斑が多発，集簇する．斑状出血がみられることもある．自覚症状はない．

鑑別疾患
単純性紫斑，IgA紫斑病，白血病の特異疹，高ガンマグロブリン血症性紫斑．

治療
副腎皮質ステロイド薬の内服，血小板輸血，γグロブリン製剤，免疫抑制剤．

注意
入院，安静を要する．

2) 慢性色素性紫斑
chronic pigmentary purpura

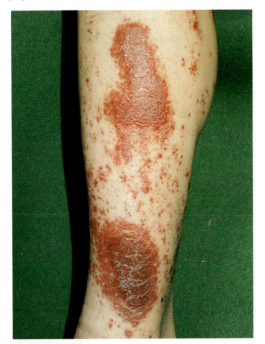
慢性色素性紫斑

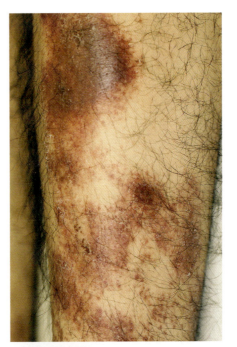
慢性色素性紫斑

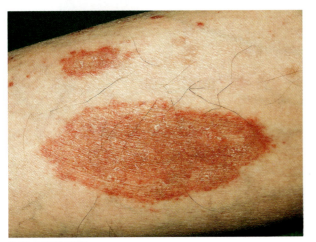
慢性色素性紫斑

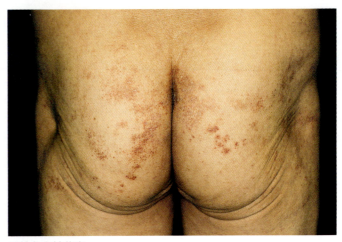
慢性色素性紫斑

病因
循環障害，薬剤性など

症状
下肢に点状の紫斑が集簇し局面状を呈する．色素沈着も混在する．殿部や腰背部に拡大してみられることもある．静脈瘤を始め，静脈系の循環障害を基盤とすることが多い．いくつかの病型に分けられる．
Schamberg病は，点状の赤色紫斑が集簇し斑状を呈する．Majocchi病(血管拡張性環状紫斑)は，毛細血管拡張が目立ち，Gougerot-Blum病(色素性紫斑性苔癬様皮膚炎)は，表皮の変化を伴う灰褐色調局面が特徴とされるが，上記3型は明瞭に区別できない．他に，lichen aureus (purpuricus)は，黄色調を呈する局面，Itching purpuraは，痒みの強い紫斑が多発する．
組織像は，真皮乳頭層の毛細血管の蛇行，出血，血管周囲性の単核球浸潤，稀に肉芽腫がみられることもある(granulomatous pigmented purpura)．

鑑別診断
血小板減少性紫斑病，IgA血管炎，うっ滞性皮膚炎，菌状息肉症

治療
副腎皮質ステロイド薬の外用．

3) 網状皮斑
livedo

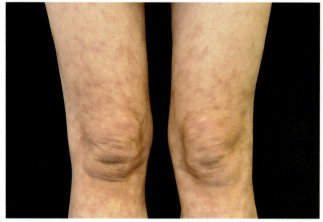
網状皮斑

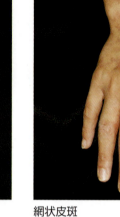
網状皮斑

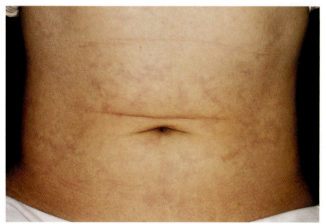
網状皮斑

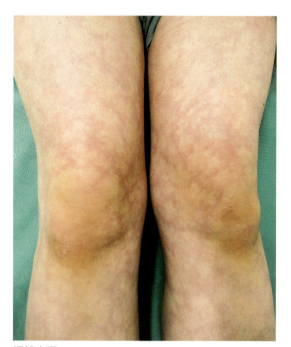
網状皮斑

成因
末梢循環障害による．動脈性のものと静脈性のものがある．

症状
網目状ないし樹枝状を呈する紅斑で，血管の機能的，器質的な病態による．下肢が最も多いが，手背，上腕，体幹にみられることもある．リベドは種々の全身疾患にみられる症状であるため，その原因は，血管炎，膠原病，血栓・塞栓症，クリオグロブリン血症をはじめ，多岐にわたる．動脈性のものと静脈性のものがあり，livedo racemose は動脈性で，潰瘍化してくることがある．

検査
膠原病，血管炎の精査．

鑑別診断
erythema ab igne，大理石様皮膚

治療
弾性包帯・ストッキング，抗凝固剤内服，原疾患の治療．

注意
保温に留意する．

16. 紫斑病・末梢循環障害

4）肢端紅痛症
erythromelalgia

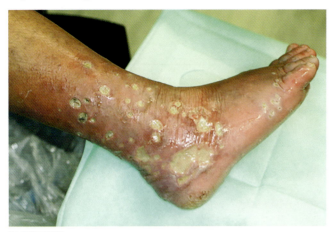
肢端紅痛症

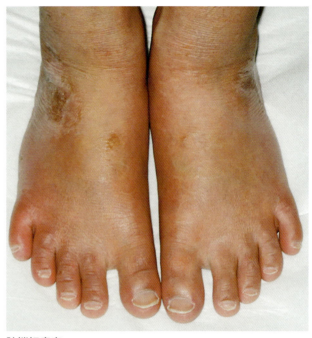
肢端紅痛症

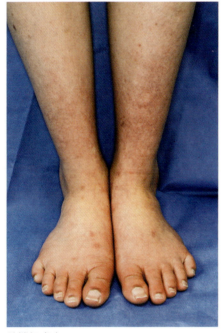
肢端紅痛症

病因
原発性のものと，続発性のものがある．温熱刺激に対する過敏性，血管運動障害，血小板機能亢進，セロトニン増加，プロスタグランディン代謝障害などの説がある．続発性の基礎疾患には，多血症，血小板血症，糖尿病，全身性エリテマトーデスなどがある．

症状
小児〜成人までみられる．皮膚温の上昇により，足〜足趾の激痛が発作的に生じる．しびれや違和感，浮腫を伴うこともあり，立ち仕事により増悪する．皮膚症状は，びまん性の潮紅のみの場合から潰瘍形成までさまざまである．冷水を入れたバケツから足を離せなくなることもあり，膿疱，水疱，血疱，潰瘍がみられることもある．

鑑別疾患
自傷症，うっ滞性皮膚炎，acrocyanosis（肢端紫藍症），acrodynia（肢端疼痛症）

検査
血小板機能，サーモグラフィー，基礎疾患の検索．

治療
患部の冷却．アスピリン，副腎皮質ステロイド薬内服．交感神経節ブロック．

注意
過度の冷却により，凍傷や潰瘍をきたすことがある．

5）コレステロール血栓塞栓症
cholesterol crystal embolization

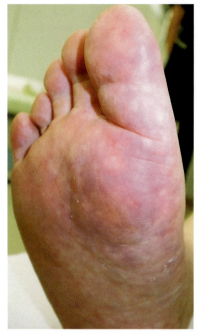
コレステロール血栓塞栓症

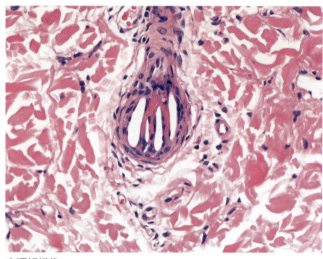
病理組織像

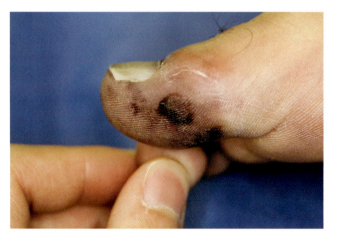
コレステロール血栓塞栓症

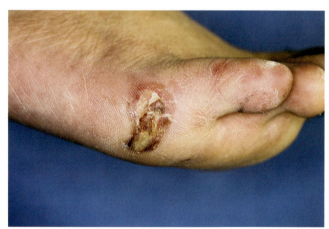
コレステロール血栓塞栓症

病因
血管内カテーテル操作，心血管手術，抗凝固剤などにより，コレステロール結晶が末梢血管内に塞栓を生じることによる．Blue toe syndrome ともいう．

症状
皮膚以外に，腎臓，消化管，心臓，脳などに臓器障害をきたす．皮膚は下肢を中心に，足趾や足底にリベド，暗紫紅色斑，潰瘍，壊疽をきたす．生検組織像で，血管内に紡錘形のコレステリン結晶を認める．連続切片を作成して初めてコレステリン結晶が見つかることも多い．

鑑別診断
閉塞性動脈硬化症，クリオグロブリン血症，血管炎

検査
末梢血好酸球

治療
有効なものはなく予後不良．副腎皮質ステロイド薬（パルス療法，内服），血管拡張剤，血漿交換

16. 紫斑病・末梢循環障害

6) レイノー現象
Raynaud's phenomenon

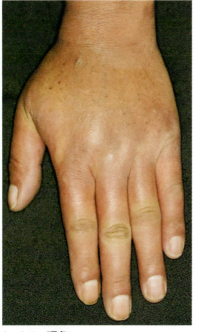
レイノー現象

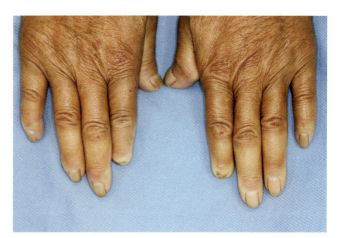
レイノー現象

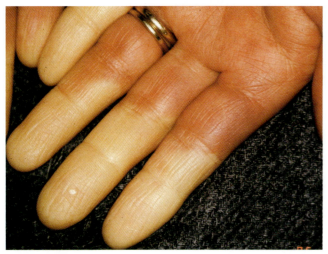
レイノー現象

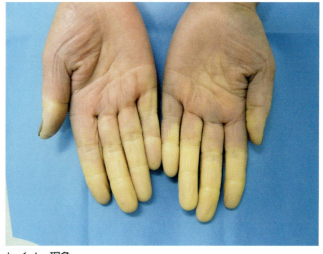
レイノー現象

病因
小動脈が一過性に攣縮（収縮）し，血流障害をきたす血管機能異常．

症状
主に寒冷刺激によるが，他にも精神的緊張により，手指が蒼白化する現象で，触れると冷感を伴う．蒼白となった後，暗紫紅色調～びまん性潮紅～正常皮膚色へと戻る．白，紫，赤色の三相性の変化の場合も，二相性の場合もある．しびれや痛みを訴えることもある．レイノー症状は全身性強皮症の初発症状として重要であり，全身性エリテマトーデスでもしばしばみられる．一次性のレイノー病か，他の膠原病に伴う二次性のレイノー現象かを鑑別する必要がある．

検査
冷水負荷試験，サーモグラフィー

鑑別診断
レイノー病

治療
ビタミンE，プロスタグランディン製剤，抗血小板剤，カルシウム拮抗薬の内服．

注意
寒冷に関しては保温を徹底させる．

7）リンパ浮腫
lymphedema

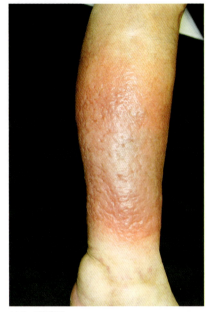
リンパ浮腫

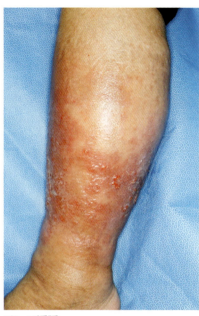
リンパ浮腫

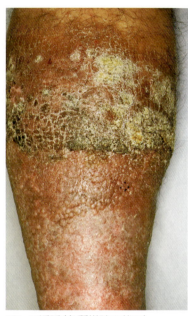
リンパ浮腫（角質増殖を伴う）

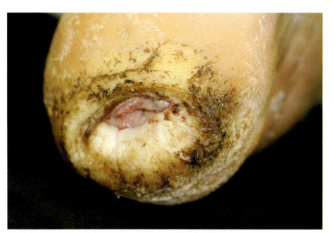
二分脊椎による硬性リンパ浮腫と踵の潰瘍

病因
リンパ流の循環障害．先天性のリンパ管奇形によるものと，後天性のリンパ節郭清術，放射線照射などによるものがあり，後者が圧倒的に多い．他にも明らかな原因を特定できない場合もある．

症状
下肢，とくに下腿全周性に浮腫がみられ，浮腫が著明になると，水疱形成がみられることもある．リンパ液が漏出してくると難治で，潰瘍形成もみられる．慢性の経過をとり，さらに悪化してくると硬く触れるようになり，皮膚表面は角化し疣状の肥厚を呈してくる．外的刺激が加わり潰瘍化すると治癒が遷延する．蜂窩織炎を繰り返すことも多い．手術（乳癌の腋窩リンパ節郭清）後に，上肢のリンパ浮腫が持続し，血管肉腫が生じることがある（Stewart-Treves 症候群）．

鑑別診断
リンパ浮腫をきたす疾患．

検査
リンパ管シンチグラフィー

治療
リンパ管マッサージ，弾性包帯・ストッキング

注意
象皮症から二次的に有棘細胞癌が生じることがある．

8) うっ滞性皮膚炎/うっ滞性脂肪織炎
stasis dermatitis/stasis panniculitis

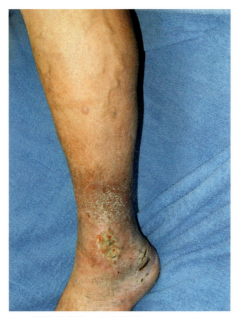
うっ滞性皮膚炎，皮膚潰瘍

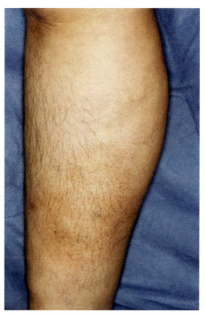
うっ滞性脂肪織炎

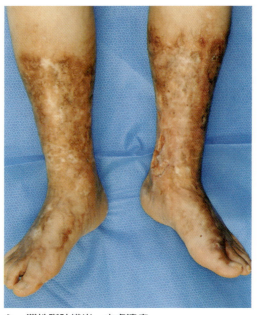
うっ滞性脂肪織炎，皮膚潰瘍

病因
静脈系の循環障害による．立ち仕事の人に多い．

症状
静脈のうっ滞により下腿に表在性の静脈瘤，静脈の怒張を伴い褐色調の湿疹局面がみられる．皮膚潰瘍を生じることもある．静脈性潰瘍は，立ち仕事，静脈瘤などによる慢性弁不全の結果，静脈のうっ滞があり，加えて下腿伸側は打撲などの外傷を受けやすく，いったん潰瘍が生じると，修復機転が低下しているため難治性の慢性潰瘍となる．
うっ滞性脂肪織炎は，lipodermatosclerosis, hypodermitis sclerodermiformis, sclerosing panniculitis などの名称でも呼ばれてきた．境界明瞭な板状の硬化局面を認める．

鑑別診断
血管炎，壊疽性膿皮症，蜂窩織炎，慢性色素性紫斑

検査
深部静脈血栓症の有無．

治療
弾性包帯・弾性ストッキングの着用，静脈瘤の手術，副腎皮質ステロイド薬の外用．

注意
体重過多や立ち仕事による負荷の軽減に努める．消毒液や長期にわたる抗菌外用薬による接触皮膚炎なども，潰瘍の難治化の要因の一つと考えるべきである．

17. 角化症

1) 尋常性魚鱗癬
ichthyosis vulgaris

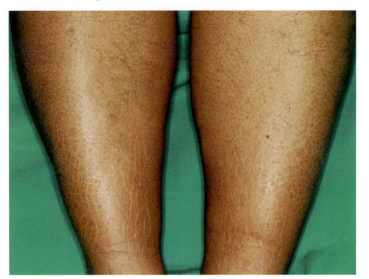

両下腿の皮疹

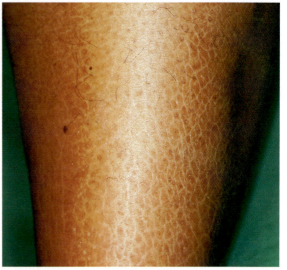

下腿の皮疹

病因
魚鱗癬とは，角層の形成や脱落の障害により皮膚が乾燥し落屑となり，魚のうろこのような外観を示す状態である．尋常性魚鱗癬は常染色体半優性遺伝でフィラグリンの遺伝子異常による．フィラグリンは角層の天然保湿因子の供給源である．

症状
乳幼児期に発症し，青年期には自然軽快する．全身，特に四肢伸側・背部の皮膚に乾燥と落屑がみられる．痒みはない．

鑑別診断
アトピー性皮膚炎，老人性皮脂欠乏症

治療
ビタミン D_3 外用薬，尿素軟膏，白色ワセリンの外用．

注意
アトピー性皮膚炎の一部でもフィラグリンの遺伝子異常がみられる．

関連疾患
伴性遺伝性魚鱗癬（X-linked ichthyosis） 伴性劣性遺伝で，ステロイドサルファターゼの欠損による角層の脱落の遅延が原因である．出生時から，関節部屈側も含めたほぼ全身に，大きい鱗屑がみられる．

表皮融解性魚鱗癬（epidermolytic ichthyosis） 水疱型先天性魚鱗癬様紅皮症（bullous erythrodermia ichthyosiformis）ともいう．常染色体優性遺伝で，ケラチンのK1またはK10の遺伝子異常による．新生児期にはびまん性の潮紅と水疱がみられる．小児期～青年期には潮紅を伴った厚い鱗屑が全身にみられる．

ネザートン症候群（Netherton syndrome） 常染色体劣性遺伝で *SPINK5* の遺伝子異常による． *SPINK5* はセリンプロテアーゼインヒビターをコードする遺伝子で，角化と毛髪形成に関与する．先天性魚鱗癬，結節性裂毛（bamboo hair），アトピー素因を3主徴とする．

2) 掌蹠角化症/更年期角化腫
palmoplantar keratoderma/keratoderma climactericum

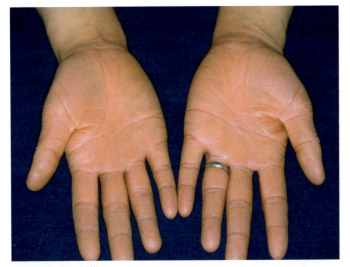
掌蹠角化症の手掌

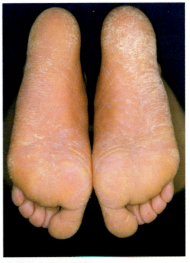
掌蹠角化症の足底

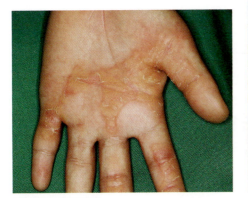
掌蹠角化症の手掌

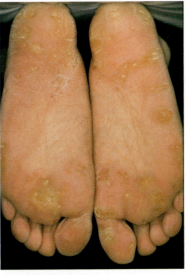
掌蹠角化症の点状型

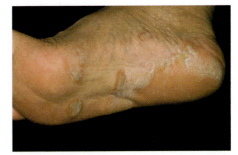
更年期角化腫の足底

病因
先天性に手掌・足底に角化を生ずる疾患群である．遺伝性のものが多く，原因遺伝子も様々なものが発見されている．

症状
生直後〜乳幼児期に発症する．手掌・足底に角化がびまん性または限局性にみられる．痒みはない．長島型・Unna-Thost 型・Vörner 型などがある．点状の角化が多発するものを点状型という．

鑑別診断
更年期角化腫，尋常性疣贅，慢性胼胝状亀裂性湿疹

検査
専門施設での遺伝子診断の検査を行う．

治療
尿素軟膏，白色ワセリンの外用．重症例ではエトレチナートの内服．

関連疾患
更年期角化腫（keratoderma climactericum） 中年以降の女性に好発する．手掌・足底に限局性角化・亀裂がみられる．慢性胼胝状亀裂性湿疹と異なり，紅斑や痒みはみられない．

3) ダリエー病
Darier's disease

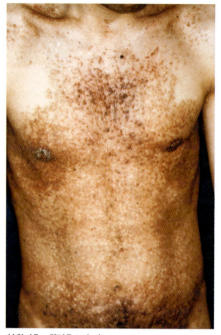
前胸部・腹部の皮疹

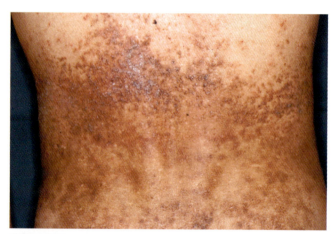
背部の皮疹

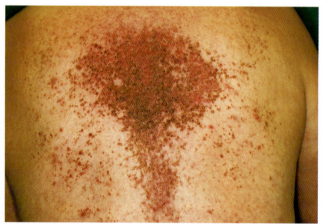
背部の皮疹（別症例）

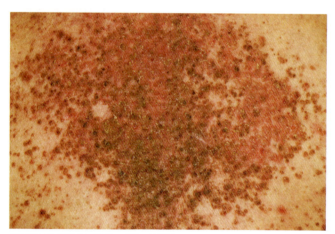
皮疹の拡大像（左下段と同一症例）

病因
常染色体優性遺伝で，ATP2A2の遺伝子異常による．ATP2A2は角化細胞の小胞体にあるカルシウムポンプ（SERCA2）をコードする．

症状
小児期〜青年期に発症する．体幹，特に前胸部と背部に好発する．3〜5mm大の紅褐色の角化性小丘疹が多発・集簇する．痒みはない．夏季に悪化する．掌蹠の角化・爪病変・神経症状なども合併する．

鑑別診断
ヘイリーヘイリー病，脂漏性皮膚炎

検査
病理検査で，表皮基底層直上の棘融解性の裂隙・円形体（corps ronds）と顆粒（grains）を伴う異常角化がみられる．専門施設での遺伝子診断の検査を行う．

治療
尿素軟膏，サリチル酸ワセリン，白色ワセリンの外用．エトレチナートの内服．

4) ヘイリーヘイリー病
Hailey-Hailey disease

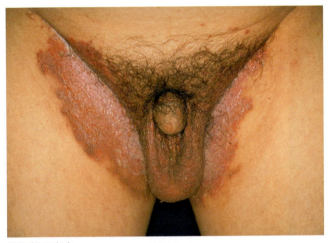

鼠径部の皮疹
(川田 暁, 他. チャート医師国家試験対策 カラー皮膚科. 医学評論社; 2010)

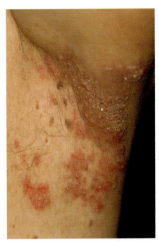

腋窩の皮疹

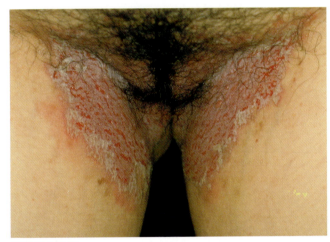

鼠径部の皮疹

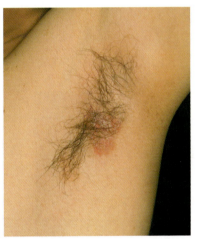

腋窩の皮疹

病因
家族性良性慢性天疱瘡ともいう．常染色体優性遺伝で，*ATP2C1* の遺伝子異常による．*ATP2C1* は角化細胞の Golgi 体にあるカルシウムポンプ(SPCA1)をコードする．

症状
青年期〜壮年期に発症する．鼠径部・腋窩・肛囲などの間擦部位に好発する．比較的境界明瞭な紅斑・びらん局面がみられ，紅斑の上に小水疱もみられる．痒みはない．夏季に悪化する．

鑑別診断
ダリエー病，脂漏性皮膚炎，カンジダ性間擦疹，股部白癬，乳房外パジェット病

検査
病理検査で，表皮内の棘融解・裂隙・絨毛状構造(villi)・崩れた煉瓦様外観(dilapidated brick wall)がみられる．専門施設での遺伝子診断の検査を行う．

治療
副腎皮質ステロイド薬，ビタミン D_3，白色ワセリンの外用．

注意
細菌や真菌感染を合併することがある．

5）汗孔角化症
porokeratosis

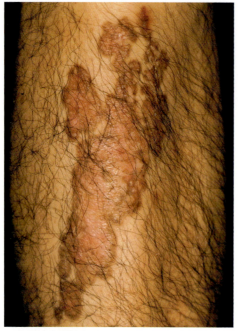

汗孔角化症（限局型）：下腿の皮疹

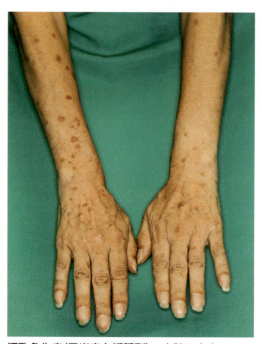

汗孔角化症（日光表在播種型）：上肢の皮疹

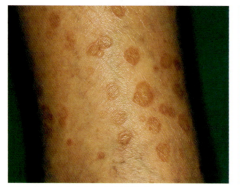

汗孔角化症（日光表在播種型）：下腿の皮疹

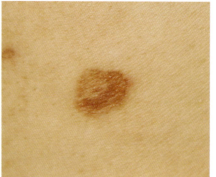

汗孔角化症：拡大像

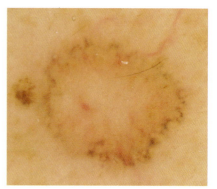

ダーモスコピー

病因
表皮の角化細胞が限局性に異常角化を示す疾患である．一部は常染色体優性遺伝である．紫外線・X線・外傷が関与する．ナローバンドUVB治療後にも発症する．

症状
青年期〜壮年期に発症する．四肢・体幹・顔面に好発する．環状〜円形の紅褐色の角化性局面としてみられる．辺縁は堤防状隆起を示し，中央部には萎縮がみられる．痒みはない．
古典型（Mibelli型）：四肢・顔面に1〜2 cm大の紅褐色斑が多発する．
限局型：殿部・下肢に大型（5 cm以上）の紅褐色局面が単発する．
日光表在播種型〔disseminated superficial actinic porokeratosis（DSAP）〕：5〜10 mm大の紅褐色斑が露光部に多発する．

鑑別診断
脂漏性角化症，老人性色素斑，ボーエン病，有棘細胞癌

検査
病理検査で，柱状の錯角化（cornoid lamella）とその直下の有棘細胞の異常角化がみられる．ダーモスコピーで病巣辺縁の白色の縁取り（whitish peripheral rim）（右下図）と角栓を伴う毛孔・汗孔の開大（open pores with plugs）がみられる．

治療
単発で限局性の場合は外科的切除．

注意
有棘細胞癌，ボーエン病，基底細胞癌を発症することがある．

6) 毛孔性苔癬/顔面毛包性紅斑黒皮症/単純性粃糠疹
lichen pilaris/erythromelanosis follicularis faciei/pityriasis simplex

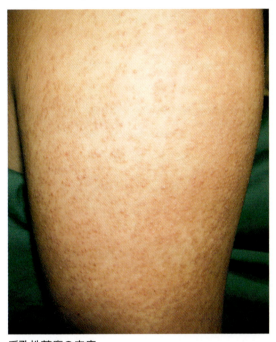

毛孔性苔癬の皮疹
(川田 暁, 他. チャート医師国家試験対策 カラー皮膚科. 医学評論社; 2010)

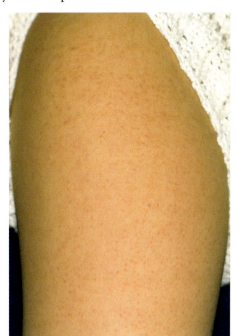

毛孔性苔癬の皮疹

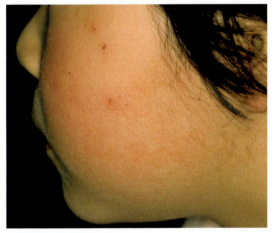

顔面毛包性紅斑黒皮症の皮疹

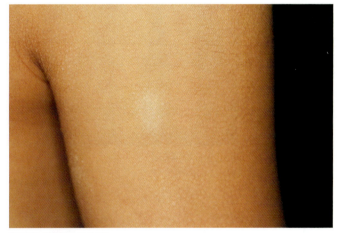

単純性粃糠疹の皮疹

病因
毛孔性角化症(keratosis pilaris)ともいう. 常染色体優性遺伝の可能性がある. 肥満に合併しやすい.

症状
小児期に発症する. 上腕伸側・大腿部伸側に好発する. 2～3 mm大の皮膚色の角化性丘疹が毛孔一致性に多発する. 痒みはない. 思春期に増悪するが, 中年以降に自然消退する.

治療
尿素軟膏, サリチル酸ワセリンの外用.

注意
顔面毛包性紅斑黒皮症を合併することがある.

関連疾患
顔面毛包性紅斑黒皮症(erythromelanosis follicularis faciei) 青年の顔面, 特に頬部・耳前部に境界不明瞭な黒ずんだ紅斑と毛孔一致性の角化性丘疹がみられる. 痒みはない. 毛孔性苔癬と合併する.

単純性粃糠疹(pityriasis simplex) 小児の顔面に好発するが, 体幹・四肢にもみられる. 1～3 cm大の類円形の, うすい鱗屑(粃糠鱗屑)を伴う白色局面が多発する. 痒みはない. 治療は不要または白色ワセリンの外用で良い. 小児湿疹と誤診されやすい.

7）胼胝腫/鶏眼
tylosis/clavus

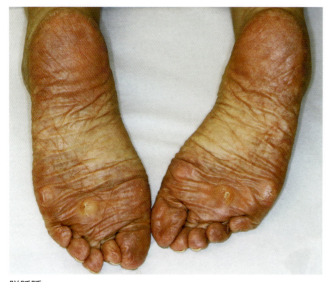

胼胝腫

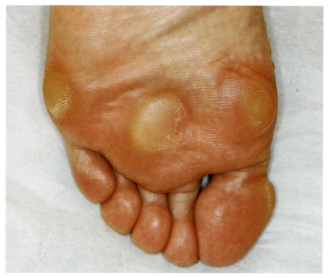

胼胝腫

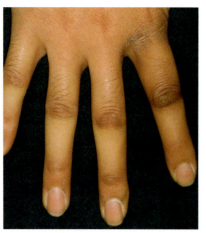

指に生じた胼胝腫

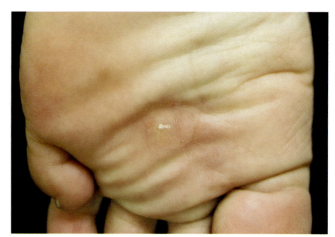

鶏眼

病因
「たこ」である．外力による慢性の圧迫で生じる限局性の角質増殖に，胼胝腫と鶏眼がある．胼胝腫は鶏眼よりも大型で圧痛が軽い．

症状
中高年の足底，特に母指球・小指球に多い．1〜3 cm 大の，境界明瞭で隆起した，皮膚色の角化性結節・局面がみられる．ペンだこは指に，座りだこは足関節背面に生じる．

鑑別
鶏眼，尋常性疣贅，更年期角化腫，疣状癌

治療
スピール膏を貼付した後に削る．

関連疾患
鶏眼（clavus）「魚の目」である．鶏眼は胼胝腫よりも小型で圧痛が強い．中高年の足底，特に趾腹に多い．3〜5 mm 大の皮膚色の角化性丘疹がみられる．治療は胼胝腫と同様である．

8) 黒色表皮腫
acanthosis nigricans

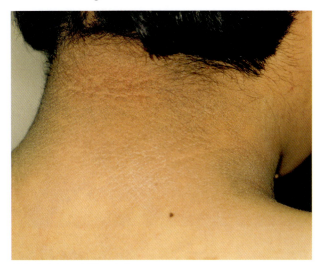
黒色表皮腫の項部の皮疹

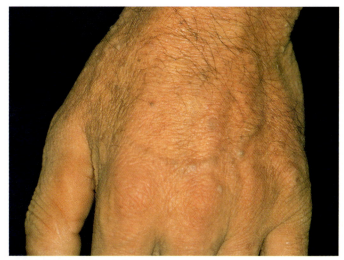
黒色表皮腫の手背の皮疹

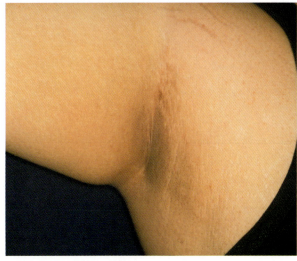
黒色表皮腫の腋窩の皮疹

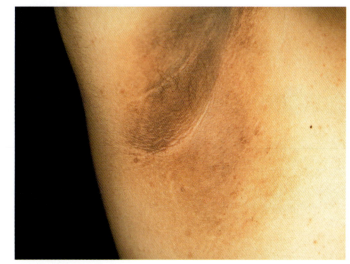
黒色表皮腫の腋窩の皮疹

病因
原因は不明である．種々のサイトカインによって表皮角化細胞が増殖したものと考えられている．悪性型・肥満関連型・症候型に分類される．悪性型は胃癌などの内臓悪性腫瘍に合併する．肥満関連型は肥満とともに発症する．症候型は高アンドロゲン血症・高インスリン血症・全身性エリテマトーデスなどに合併する．

症状
項部・腋窩・鼠径部・肛囲に好発する．比較的境界明瞭な黒褐色局面でみられ，細顆粒状〜乳頭状に隆起し（おろし金様），乾燥を伴う．痒みはない．

鑑別
固定薬疹

検査
病理検査で乳頭腫症，過角化，基底層の色素沈着がみられる．

18. 炎症性角化症

1) 乾癬
psoriasis

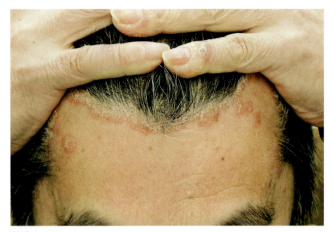
乾癬

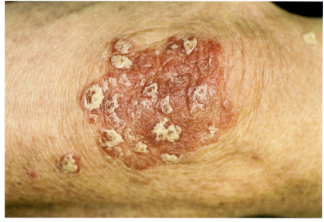
乾癬

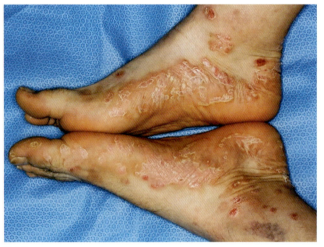
乾癬

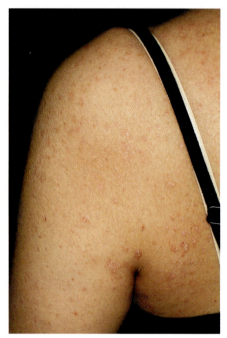
滴状乾癬

成因
不明だが，遺伝的素因として HLA Cw6 の関与が想定されている．

症状
尋常性(局面型)，滴状，関節症性，膿疱性の4型に分かれる．乾癬病変(の主に紅斑)が広範囲に拡大し紅皮症状態になったものを乾癬性紅皮症と呼ぶ．タイプ別では尋常性乾癬が最も多く，境界明瞭な紅斑・紅斑性局面の上に鱗屑が固着する．部位別では頭部が最も多く，肘・膝などの外的な刺激が加わる部位(ケブネル現象)や爪に好発する．滴状乾癬は若年者に多く，病巣感染との関連が高い．かゆみを伴うことが多い．特殊なタイプとして，seborrheic psoriasis, psoriasis inversa, psoriasis verrucose, ostraceous psoriasis などが挙げられる．

鑑別診断
乾癬型薬疹，貨幣状湿疹，慢性湿疹，脂漏性湿疹

検査
メタボリック症候群の精査．

治療
副腎皮質ステロイド薬，ビタミン D_3 製剤の外用，レチノイド，免疫抑制剤，PDE4 阻害薬，光線療法，生物学的製剤．

注意
外的な刺激を避ける．

2) 乾癬性関節炎
psoriatic arthritis

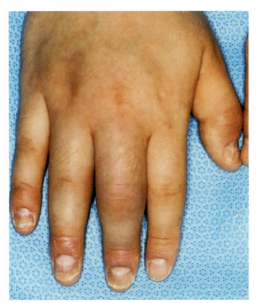
乾癬性関節炎：指趾炎

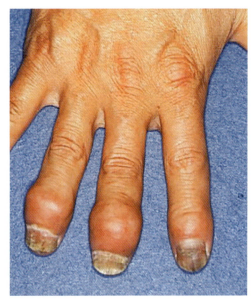
乾癬性関節炎：DIP 型

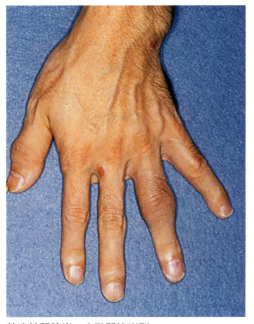
乾癬性関節炎：少数関節炎型

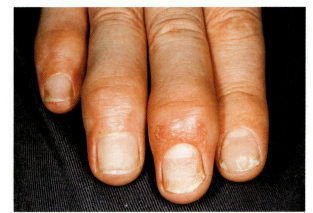
乾癬性関節炎：DIP 関節の腫脹と爪の変化

成因
HLA-B27 を始めとする遺伝的素因が関与する．付着部に，微小な外的負荷が繰り返しかかることによる付着部炎が関節炎の primary event と考えられている．

症状
乾癬のタイプは局面型が最も多い．皮疹が軽微なこともある(PsA sine psoriasis)．手足のゆびの腫脹(指趾炎)，アキレス腱や足底腱膜の痛みや腫れ(付着部炎)が特徴的．関節症状は，Moll & Wright の分類により，DIP 型，oligo-arthritis 型，poly-arthritis 型，ムチランス型，強直性脊椎炎型に分かれる．後の２つのタイプは稀で，ムチランス型は進行が速い．DIP 関節の腫脹と爪乾癬はほぼ一緒にみられる．

鑑別診断
変形性関節症，関節リウマチ

治療
非ステロイド系消炎鎮痛剤，メトトレキサート，PDE4 阻害薬，生物学的製剤

注意
関節変形が進行しそうな症例には強力な治療法を選択する．

3）膿疱性乾癬
pustular psoriasis

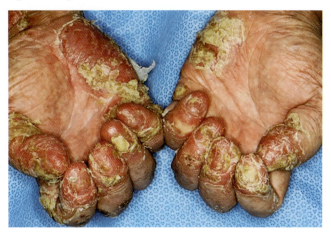

膿疱性乾癬

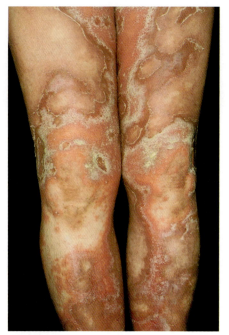

膿疱性乾癬

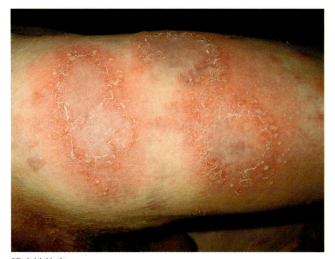

膿疱性乾癬

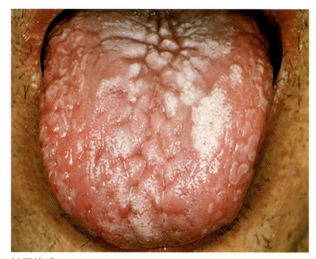

地図状舌

成因
不明．IL-36RN，CARD14遺伝子の変異誘発因子として，感染，薬剤，妊娠，ステロイド内服などがある．

症状
膿疱性乾癬は，汎発性と限局性とに分かれ，前者は全身症状（発熱，関節痛）を伴う．乾癬の既存があり，膿疱性乾癬へと移行するタイプと，乾癬の既往がなくいきなり膿疱性乾癬として発症するタイプとがある．汎発性膿疱性乾癬（generalized pustular psoriasis：GPP）は，急性型のZumbusch typeが代表で膿疱化を繰り返すことも多い．特殊型として，妊婦に生じる妊娠性疱疹，アロポー稽留性肢端皮膚炎の汎発化，再発性環状紅斑様乾癬（annular pustular psoriasis）の汎発化などが入る．悪化因子として，感染症，薬剤，妊娠などがある．限局性の膿疱性乾癬は，再発性環状紅斑様乾癬（annular pustular psoriasis），アロポー稽留性肢端皮膚炎が代表的である．

鑑別診断
角層下膿疱症，急性汎発性発疹性膿疱症（AGEP），急性汎発性膿疱性細菌疹（AGPB）

治療
エトレチナート，生物学的製剤，顆粒球吸着除去療法

注意
合併症として，ブドウ膜炎，心血管病変，呼吸器疾患などに注意する．

18. 炎症性角化症

4) 類乾癬
parapsoriasis

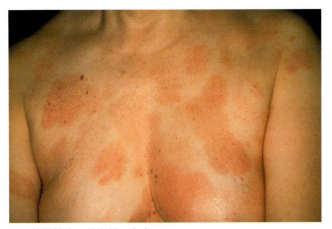

局面状類乾癬：前胸部の皮疹
(川田 暁, 他. チャート医師国家試験対策 カラー皮膚科. 医学評論社; 2010)

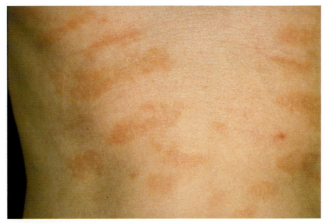

局面状類乾癬：前胸部の皮疹

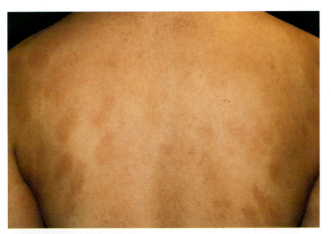

局面状類乾癬：背部の皮疹

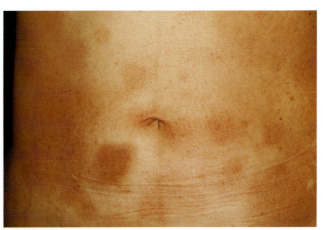

局面状類乾癬：腹部の皮疹

病因
原因は不明である．炎症性角化症の一つで，菌状息肉症の前駆病変である．局面状類乾癬と苔癬状粃糠疹(pityriasis lichenoides)の2型がある．さらに苔癬状粃糠疹は慢性苔癬状粃糠疹と急性痘瘡状苔癬状粃糠疹とに分類される．

局面状類乾癬(parapsoriasis en plaque)
症状
中高年の体幹・四肢に好発する．比較的境界明瞭な紅褐色斑と薄い鱗屑がみられる．紅褐色斑は10cm以上になる．表面に「ちりめん皺」状の萎縮を示す．痒みはみられない．

鑑別
尋常性乾癬，急性湿疹，菌状息肉症

検査
病理検査で真皮上層の血管周囲性のリンパ球の浸潤がみられる．さらにリンパ球の表皮内浸潤，軽度異型もみられる．

治療
副腎皮質ステロイド薬の外用，紫外線療法(PUVA, ナローバンドUVB)．

18. 炎症性角化症

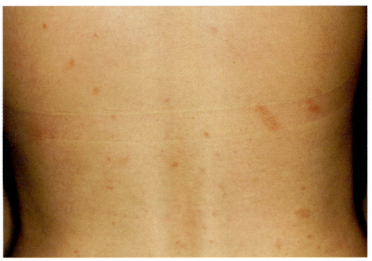

慢性苔癬状粃糠疹

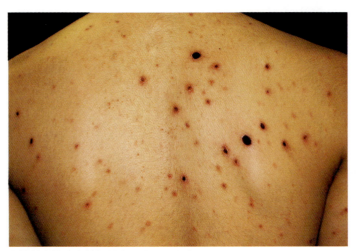

急性苔癬状痘瘡状粃糠疹：背部の皮疹

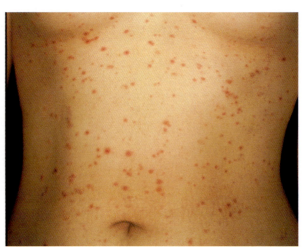

急性苔癬状痘瘡状粃糠疹：胸腹部の皮疹

苔癬状粃糠疹（pityriasis lichenoides）
慢性苔癬状粃糠疹（pityriasis lichenoides chronica：PLC）

症状
滴状類乾癬（parapsoriasis guttata）と呼ばれていた．青壮年の体幹・四肢に好発する．薄い鱗屑を付けた1cmまでの小型の紅斑が多発する．痒みはみられない．

急性痘瘡状苔癬状粃糠疹（pityriasis lichenoides et varioliformis acuta：PLEVA）

症状
Mucha-Habermann's disease とも呼ばれていた．小児〜青年の体幹・四肢に好発する．微熱・倦怠感とともに、5〜10mm大の紅色丘疹が多発し、色素沈着を残して治癒する．紅色丘疹の中央は陥凹し痂皮が付着する．通常は2週間程度で自然軽快するが、3〜6か月間皮疹の出没を繰り返すこともある．

5) 扁平苔癬/線状苔癬/光沢苔癬
lichen planus/lichen striatus/lichen nitidus

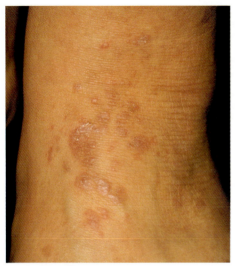
扁平苔癬：足関節の皮疹

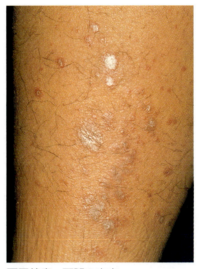
扁平苔癬：下腿の皮疹

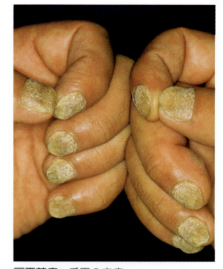
扁平苔癬：爪甲の皮疹

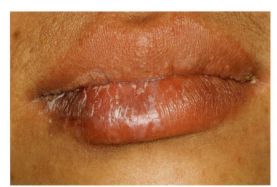
扁平苔癬：口唇の皮疹

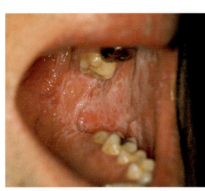
扁平苔癬：頬粘膜の皮疹

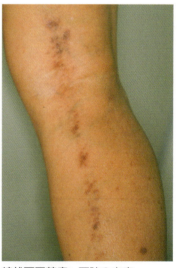
線状扁平苔癬：下肢の皮疹

病因
原因不明の炎症性角化症である．C 型肝炎・金属アレルギー・薬剤性などが誘因と考えられている．CD4 陽性 T リンパ球が活性化し，表皮の基底細胞を攻撃していると考えられている．

症状
中高年の口腔（頬粘膜・口唇）・外陰（亀頭部・陰茎）・手背・前腕・下腿・爪に好発する．手背と四肢では 10〜20 mm 大の，わずかに隆起した類円形の灰青色〜紫紅色斑が多発する．表面に軽度の鱗屑が付着する．軽度の痒みを伴う．オリーブ油をたらしてルーペでみるかダーモスコピーでみると，表面に灰白色の線条（Wickham 線条）を認める．Köbner 現象（擦過や外傷などの刺激を受けた部位に同様の病変が生じる）がみられる．頬粘膜では網目状の白色線条が，口唇・外陰では白色局面やびらんが，爪では白濁・肥厚・萎縮が，それぞれみられる．四肢で病変が線状を示すことがあり，線状扁平苔癬という．

鑑別
滴状乾癬，滴状類乾癬

検査
病理検査で表皮突起の鋸歯状変化(saw-toothed appearance)，基底細胞の液状変性，表皮ケラチノサイトの個細胞壊死，真皮上層のリンパ球の帯状(band-like)浸潤がみられる．

治療
副腎皮質ステロイド薬の外用．

18. 炎症性角化症

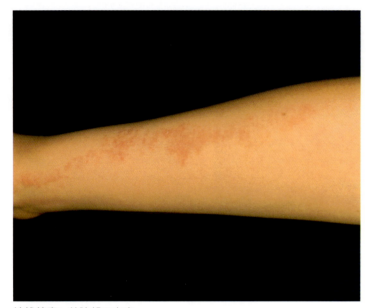

線状苔癬：前腕部の皮疹

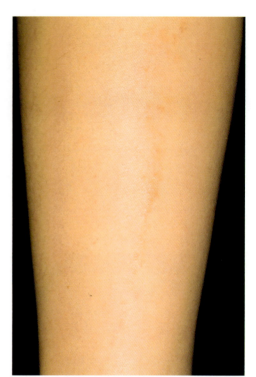

線状苔癬：下腿部の皮疹

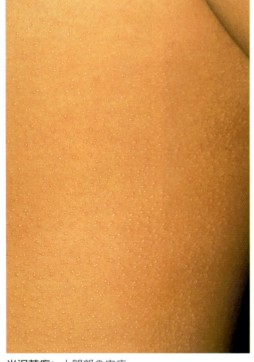

光沢苔癬：大腿部の皮疹

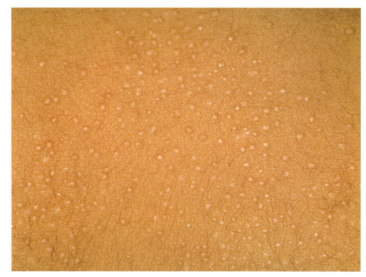

光沢苔癬：拡大像

関連疾患

線状苔癬（lichen striatus） 扁平苔癬とは全く異なる疾患である．小児の四肢に好発する．角化を伴った紅斑がBlaschko線に沿って線状に分布する．通常痒みはみられない．線状扁平苔癬，表皮母斑，色素失調症との鑑別を要する．1年以内に自然治癒することが多い．

光沢苔癬（lichen nitidus） 小児の体幹・陰茎に好発する．1〜3 mm大の黄白色で光沢のある小丘疹が多発する．融合傾向はない．

18. 炎症性角化症

6）硬化性萎縮性苔癬
lichen sclerosus et atrophicus

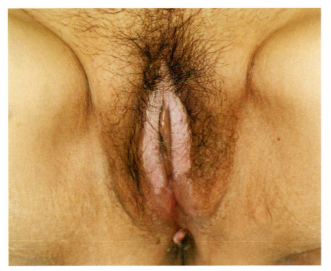

外陰部の皮疹

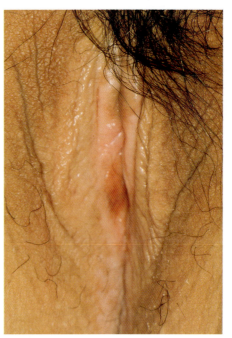

拡大像

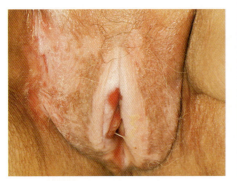

外陰部の皮疹

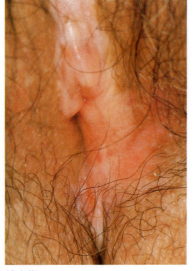

拡大像

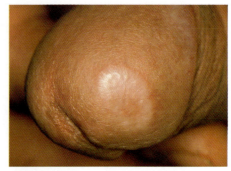

亀頭部の皮疹

病因
外陰部に白色萎縮局面がみられる原因不明の疾患である．有棘細胞癌の発生母地である．陰門萎縮症（kraurosis vulva），陰茎萎縮症（kraurosis penis），閉塞性乾燥性亀頭炎（balanitis xerotica obliterans）も類縁疾患である．

症状
中高年女性の外陰に好発する．3～5 mm 大の円形な白色丘疹から始まる（white spot disease）．その後萎縮と硬化を伴った，10～20 cm 大の白色の境界明瞭な局面を形成する．強い痒みを伴う．

鑑別
尋常性白斑，限局性強皮症

検査
病理検査で基底細胞の液状変性，真皮上層の好酸性均質無構造がみられる．

治療
副腎皮質ステロイド薬の外用，抗ヒスタミン薬の内服．

7) 毛孔性紅色粃糠疹
pityriasis rubra pilaris(Devergie)

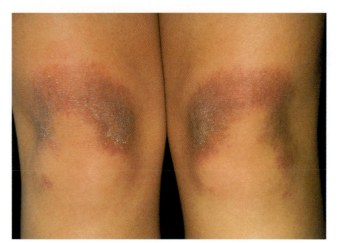

膝蓋部の皮疹

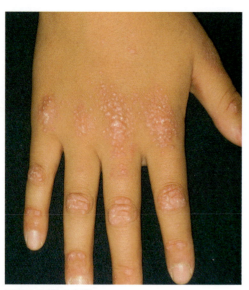

手背と指背の皮疹

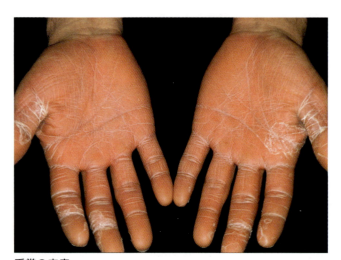

手掌の皮疹

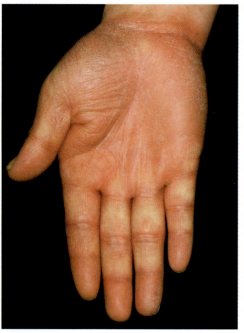

手掌の皮疹

病因
原因不明の炎症性角化症の1つである．小児型と成人型がある．小児型の一部は常染色体優性遺伝で，*CARD14*の遺伝子異常がみられる．HIV感染時にもみられる．小児型は難治であるが，成人型は自然治癒することが多い．

症状
発症時期には小児期と中高年の2つのピークがある．四肢伸側(肘頭・膝蓋)に乾癬様の紅斑・鱗屑局面がみられる．その局面に毛孔一致性の角化性丘疹が多発集簇する(おろし金様)．痒みは伴わない．手掌・足底にはびまん性の紅斑と著明な角化がみられる．しばしば全身に拡大し紅皮症となる．

鑑別
尋常性乾癬，脂漏性皮膚炎

検査
病理検査で錯角化と正角化の水平および垂直方向の交互の出現(checkerboard pattern)と毛孔角栓がみられる．

治療
尿素軟膏・サリチル酸ワセリン・ビタミンD_3の外用．エトレチナートの内服．

8) ジベル薔薇色粃糠疹
pityriasis rosea Gibert

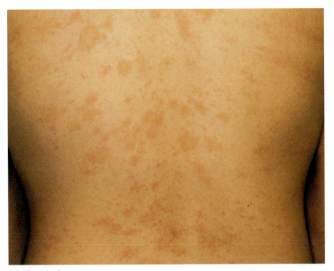

背部の皮疹
(川田 暁, 他. チャート医師国家試験対策 カラー皮膚科. 医学評論社; 2010)

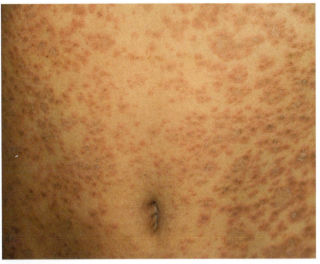

腹部の皮疹

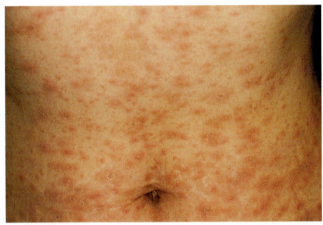

腹部の皮疹

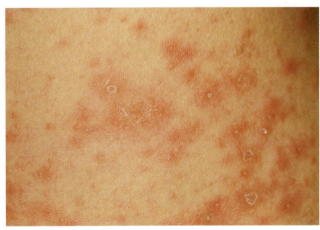

皮疹の拡大像

病因
原因不明の炎症性角化症の1つである．上気道感染後のアレルギー・ウイルス(HHV-6, HHV-7)，遺伝的素因などが考えられている．1～2か月で自然治癒することが多い．

症状
小児期～青年期に好発する．まず体幹に3～5cm大の楕円形の紅斑(ヘラルドパッチ)から始まる．紅斑の辺縁には襟飾り状(collarette)の鱗屑が付着する．その後四肢(上腕・大腿)に薄い鱗屑を伴う，1～2cm大の円形～楕円形の紅斑が急激に多発してくる．それらの紅斑は皮膚割線の方向に一致して分布する(クリスマスツリー様)．軽度の痒みがある．

鑑別
尋常性乾癬，脂漏性皮膚炎，体部白癬

治療
副腎皮質ステロイドの外用，抗ヒスタミン薬の内服．

19. 色素異常症

1) 顔面の色素斑と類縁疾患

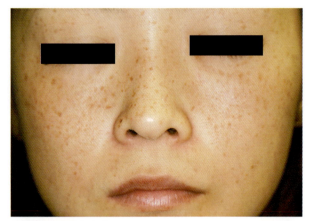

雀卵斑：顔面の皮疹

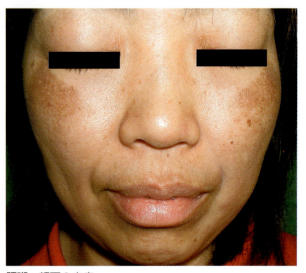

肝斑：顔面の皮疹

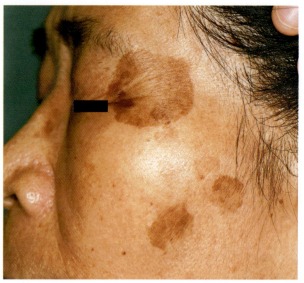

老人性色素斑：顔面の皮疹

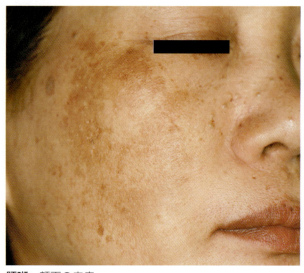

肝斑：顔面の皮疹

病因
いわゆる「顔のシミ」といわれるものには，雀卵斑，老人性色素斑，肝斑などがある．いずれも紫外線によって誘発または悪化する疾患である．表皮内のメラノサイトの活性化または数の増加，あるいは両者により，メラニン合成が進んだ状態である．

雀卵斑(ephelides)
症状
「そばかす」である．家族内発生し，髪の毛がブロンドで色白の人に多い．小児期の顔面(頬部)に好発する．夏季に濃くなり，冬季に軽快する．1〜3 mm 大の類円形の淡褐色斑が融合せずに多発する．成人期には薄くなるが，時に残存することもある．IPL(intense pulsed light)照射(保険外治療)が有効である．

老人性色素斑(senile freckle, senile lentigo)
日光黒子(solar lentigo)ともいう．中高年の顔面・手背・前腕伸側に好発する．長径が 10 mm 以下を小斑型，10 mm より大きいものを大斑型という．両者が混在していることも多い．類円形〜楕円形の境界明瞭で，淡褐色〜黒褐色の色素斑でみられる．軽度の痒みがある．色素斑が隆起し，脂漏性角化症や尋常性疣贅が合併する．Q スイッチレーザーや IPL(intense pulsed light)照射(ともに保険外治療)が有効である．

肝斑(melasma)
紫外線曝露，妊娠(chloasma, the mask of pregnancy)，経口避妊薬，ホルモン製剤などで発症または悪化する．30〜50 代の女性の眼周囲〜頬骨部に，境界が比較的明瞭な褐色斑が左右対称性に分布する．前額部や口囲にもみられる．ビタミン C とトラネキサム酸の内服・サンスクリーン剤による遮光．

2) アッシー皮膚症/摩擦黒皮症/ミノサイクリンによる色素沈着

Ashy dermatosis/friction melanosis/pigmentation due to minocycline

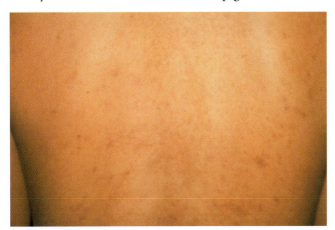
アッシー皮膚症：背部の皮疹

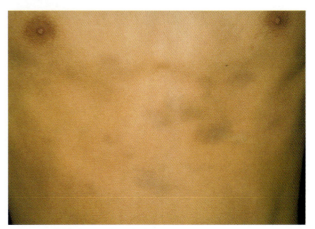
アッシー皮膚症：腹部の皮疹

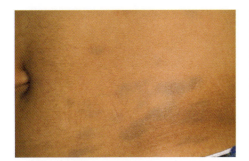
アッシー皮膚症：腹部の皮疹

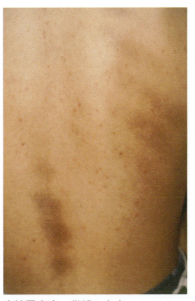
摩擦黒皮症：背部の皮疹

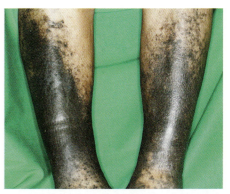
ミノサイクリンによる色素沈着：下腿の皮疹

アッシー皮膚症（Ashy dermatosis）

症状
色素異常性固定紅斑（erythema dyschromicum perstans）ともいう．青年期の体幹に，原因なく色素斑が多発する疾患である．1〜3 cm大の楕円形の灰青色〜褐色斑が多発し，時に融合する．自覚症状はない．

摩擦黒皮症（friction melanosis）

症状
入浴時のナイロンタオルの使用（towel melanosis）などの，慢性の強い外的刺激によって生じた色素沈着をいう．痩身の若い女性の肋骨部・鎖骨部・脊椎部に灰黒色斑が限局性に分布する．

治療
入浴時のナイロンタオルの使用を中止．ビタミンCの内服．

ミノサイクリンによる色素沈着（pigmentation due to minocycline）

病因
ミノサイクリンの長期内服によって生じる色素沈着である．ミノサイクリンとその代謝物質が鉄とキレート結合し，その酸化物が真皮に沈着する．血流のうっ滞も関与している．

症状
ミノサイクリンを3〜6か月以上連用している中高年に発症する．びまん性の灰青色〜黒褐色の色素沈着が，下腿・足背・前腕・口腔粘膜・舌・歯牙にみられる．静脈瘤などの血行障害を合併していることが多い．自覚症状はない．

治療
ミノサイクリンの内服を中止すれば，6〜12か月で軽快する．

3）遺伝性対側性色素異常症/光線性花弁状色素斑
dyschromatosis symmetrica hereditaria（DSH）/pigmentatio petaloides actinica

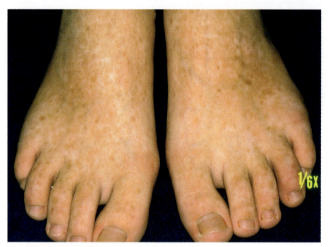

遺伝性対側性色素異常症：足背の皮疹

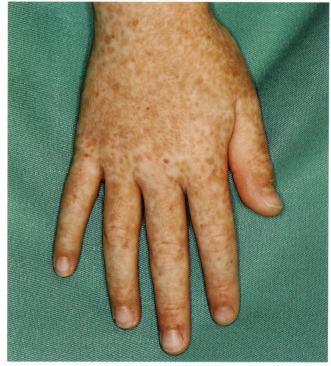

遺伝性対側性色素異常症：手背の皮疹

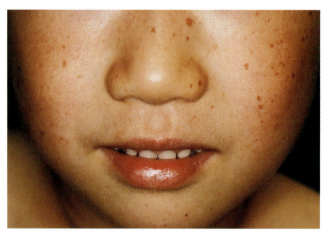

遺伝性対側性色素異常症：顔面の皮疹

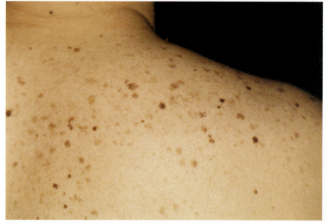

光線性花弁状色素斑：背部の皮疹

病因
常染色体優性遺伝の色素異常症である．ADAR1 の遺伝子異常による．ADAR1 は細胞の生存やアポトーシスの制御に関与する．アジア人に多い．

症状
幼児～小児期に好発する．四肢伸側に 3～5 mm 大の類円形の褐色斑と脱色素斑が混在する．顔面には雀卵斑様の小型の褐色斑が多発する．自覚症状はない．

鑑別
雀卵斑，色素性乾皮症

光線性花弁状色素斑（pigmentatio petaloides actinica）
水疱が形成されるような激しいサンバーンを反復した後に生ずる色素斑である．悪性黒色腫の発症因子の 1 つとされている．20～30 代の肩～上背部に，3～5 mm 大の花弁状または金平糖様の黒褐色斑が多発する．

4) 口唇メラニン性色素斑/LEOPARD症候群/ポイツ・イエガー症候群

labial melanotic fleckle/LEOPARD syndrome/Peutz–Jeghers syndrome

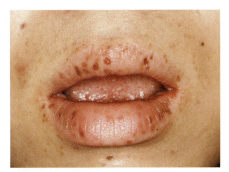
口唇メラニン性色素斑

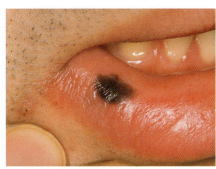
口唇メラニン性色素斑

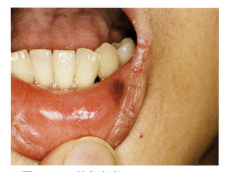
口唇メラニン性色素斑
（川田　暁，他．LEOPARD症候群の1例．皮膚科の臨床．1989; 31(11): 1566-7）

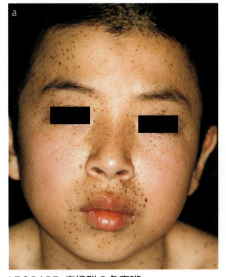
LEOPARD症候群の色素斑

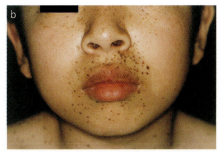
LEOPARD症候群の色素斑

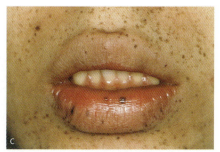
ポイツ・イエガー症候群の色素斑

病因
口唇に好発する原因不明の色素異常症である．

症状
青壮年期の下口唇に好発するが，時に上口唇にもみられる．3〜5 mm大の不整形の境界明瞭な黒色色素斑が多発する．自覚症状はない．口腔内や他の部位に多発している場合は，後述のLaugier-Hunziker-Baran症候群を考える．

鑑別
色素性母斑，悪性黒子

治療
Qスイッチルビーレーザー照射（保険適応外）が有効である．

関連疾患
Laugier-Hunziker-Baran症候群　口唇・口腔粘膜・外陰部・指趾に3〜5 mm大の不整形の境界明瞭な黒色色素斑が多発する．爪甲線条を伴う．**LEOPARD症候群**（図a, b）とは心電図異常，眼間隔開離，肺動脈狭窄，性器異常，発育障害，感音性難聴の有無で鑑別できる．**ポイツ・イエガー症候群**（Peutz-Jeghers syndrome）（図c）とは遺伝歴の有無と消化管ポリポージスの有無で鑑別できる．

5) 尋常性白斑/老人性白斑
vitiligo vulgaris/leukodorma senile

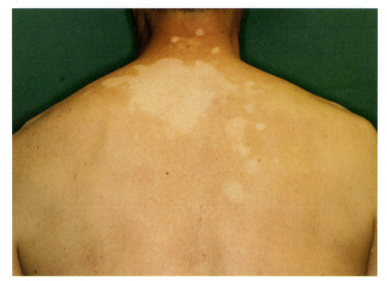

尋常性白斑：背部の皮疹

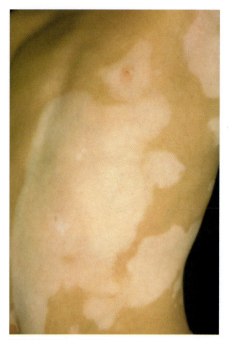

尋常性白斑：分節型

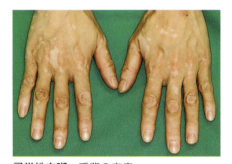

尋常性白斑：手背の皮疹

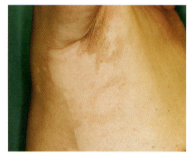

尋常性白斑：腋窩の皮疹

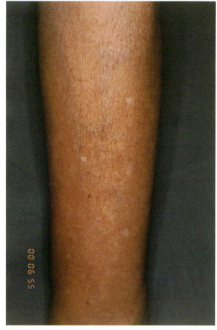

前腕にみられた老人性白斑

病因
「しろなまず」ともいう．後天性に脱色素斑をきたす疾患である．メラノサイトの減少または消失による．メラノサイトに対する自己免疫・末梢神経障害などが関与する．橋本病，アジソン病，悪性貧血を合併することもある．

症状
小児～中高年の幅広い世代に発症する．境界明瞭で完全な脱色素斑（白斑）としてみられる．形は様々で，大きさも1〜10 cm程度と様々である．自覚症状はない．以下の3型がある．
汎発型：ほぼ全身に白斑が多発・拡大する．
分節型：神経支配領域に一致して片側性に分布する．
肢端顔面型：指趾・顔面に限局して白斑がみられる．

鑑別
脱色素性母斑，白斑黒皮症，まだら症，サットン白斑，老人性白斑〔老人性白斑（leukodorma senile）は3～5 mmと小型で前腕・下腿に好発する，右下図〕．

診断
病理検査で表皮メラノサイトの減少・消失とメラニン色素の減少がみられる．

治療
カルプロニウムや副腎皮質ステロイド薬の外用，紫外線療法（PUVA・ナローバンドUVB・エキシマライト），植皮，ファンデーションによる遮蔽．

6) サットン白斑
Sutton's nevus, halo nevus

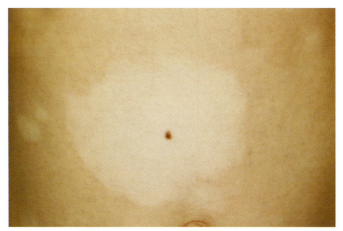
色素性母斑に生じたサットン母斑

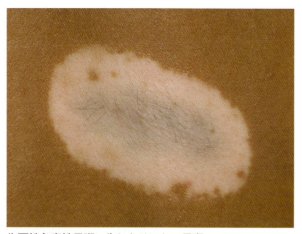
先天性色素性母斑に生じたサットン母斑

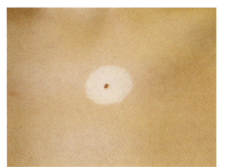
色素性母斑に生じたサットン母斑

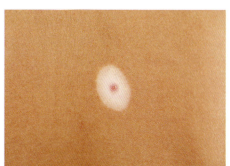
血管腫に生じたサットン母斑

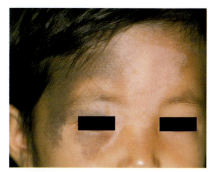
太田母斑に生じたサットン母斑

病因
色素性母斑の周囲の皮膚に，突然白斑が生じたものをサットン白斑という．メラノサイトに対する自己免疫が生じ，その周囲の正常皮膚のメラノサイトに対して免疫反応が起こると考えられている．尋常性白斑を合併することもある．色素性母斑以外に，脂漏性角化症・悪性黒色腫・青色母斑・神経線維腫にも同様の現象が起こる（サットン現象）．

症状
小児期の体幹・顔面に好発する．色素性母斑の周囲に 5〜10 mm の幅で，境界明瞭な白斑がみられる．中央部の母斑は退色または自然軽快することが多い．自覚症状はない．

鑑別
尋常性白斑

診断
病理検査で母斑部の真皮にリンパ球の浸潤，白斑部に表皮メラノサイトの減少とメラニン色素の減少がみられる．

治療
中央部の母斑を切除すると白斑が治癒することがある．原疾患によっては経過観察．

7）フォークト・小柳・原田病
Vogt-Koyanagi-Harada disease

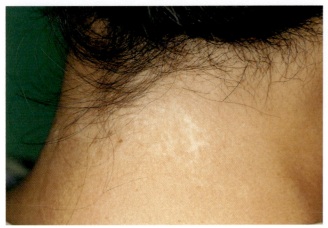

フォークト・小柳・原田病の白斑

病因
メラノサイトに対する自己免疫による疾患である．メラノサイト関連蛋白に対する細胞障害性T細胞が関与する．髄膜・ぶどう膜・内耳・皮膚に症状が出現する．HLA-DR4やHLA-DR53が関連する．

症状
成人に発症する．髄膜炎症状と発熱から始まり，その後ぶどう膜炎・網膜剝離が，次いで内耳症状（難聴・耳鳴）が出現する．その後に白斑・白毛・脱毛がみられる．白斑は大小様々かつ不整形で多発する．自覚症状はない．

鑑別
尋常性白斑，脱色素性母斑，白斑黒皮症，まだら症，サットン白斑

治療
副腎皮質ステロイド薬やシクロスポリンの内服．白斑には尋常性白斑と同様の治療．

8）まだら症
piebaldism, partial albinism

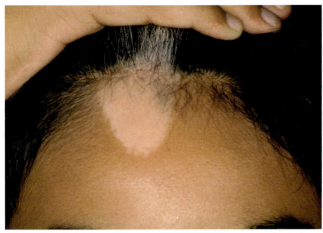

まだら症の白斑

病因
「限局性白皮症」ともいう．常染色体優性遺伝で，*KIT*遺伝子の異常による．*KIT*遺伝子はメラノサイトの表皮への移動・定着に関与する遺伝子である．

症状
出生時からみられる．前額部〜前頭部に，三角形〜菱形の境界明瞭な白斑がみられる．同部の毛髪は白毛となる（white forelock）．四肢・体幹に地図状の白斑もみられる．自覚症状はない．

鑑別
尋常性白斑，サットン白斑

診断
病理検査で白斑と白毛部の表皮にメラノサイトが欠如している．

治療
植皮

注意
本症と同様の白斑・白毛，虹彩異色症，先天性難聴がみられるものをWaardenburg-Klein症候群という．

9) 眼皮膚白皮症
oculocutaneous albinism（OCA）

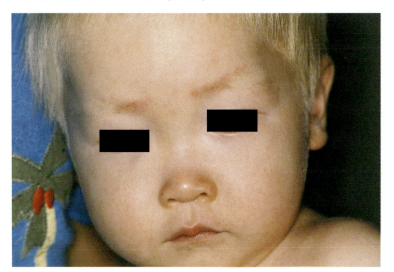

眼皮膚白皮症の皮疹

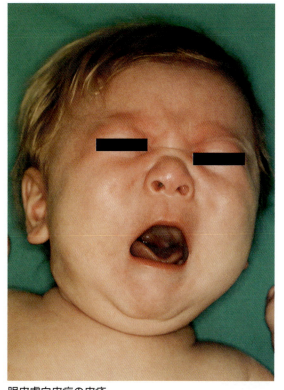

眼皮膚白皮症の皮疹

病因
「先天性白皮症（albinism）」ともいう．常染色体劣性遺伝である．メラニン合成に関与する各種の蛋白をコードする遺伝子の異常による．OCA1型はチロシナーゼ遺伝子，OCA2型はP遺伝子，OCA3型は*TYRP*遺伝子，OCA4は*SLC45A2/MATP*遺伝子の異常による．OCA1型は日本人に一番多い型で，さらにOCA1a型，OCA1b型，OCA1mp型，OCA1ts型に分類される．

症状
OCA1a型について解説する．チロシナーゼ活性が完全に消失しているため，メラニン合成ができない．出生時から全身の皮膚は白色〜ピンクで，毛は白毛である．サンバーンを起こしやすく，皮膚癌も発症しやすい．虹彩・脈絡膜は青色，眼底はピンク色で，羞明・眼振・視力障害がみられる．

鑑別
尋常性白斑

診断
病理検査で表皮のメラノサイトの数・形は正常である．電子顕微鏡で未熟なメラノソームがみられる．

治療
サンスクリーン剤を含めた遮光．眼に対しても日光から保護する．

注意
Hermansky-Pudlak症候群やChédiak-Hogashi症候群でも，その1症状として眼皮膚白皮症がみられる．

10) 色素分界線条
pigmentary demarcation line

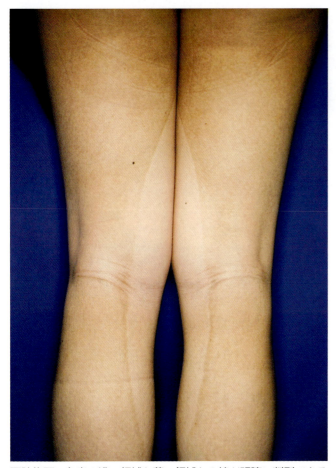

下肢後面に色素の濃い領域と薄い領域との境が明瞭に判別できる（妊娠を契機に気づかれた例）
（竹原友貴, 他. 妊娠に伴った色素分界線条. 皮膚病診療. 2007; 29: 959-62）

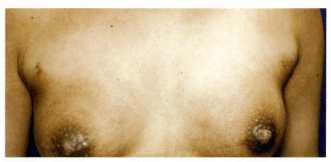

腋窩から乳房部にかけて境界やや不鮮明な色素沈着がみられる（同症例）
（竹原友貴, 他. 妊娠に伴った色素分界線条. 皮膚病診療. 2007; 29: 959-62）

病因
濃い色調の皮膚から薄い色調の皮膚への移行を表す境界線のことであり，生理的に認めうるもの．しかしその頻度や色調は人種差，個人差が大きい．妊娠などを契機に明瞭となって気づいたり，新たに出現することもある．

症状
A～Eの5型に分けられている．A型：上肢上前部と腋窩から胸部にかけて内外を分ける線条．B型：下肢後面を内外に分ける線条．C型：胸骨部，傍胸骨部から腹部正中にかかる線条．D型：脊柱部後内側の線条．E型：鎖骨から乳輪部にかけての低色素斑．

鑑別診断
炎症後色素沈着

検査
なし

治療
とくに治療を要さない．妊娠によって明瞭となったものは出産とともに目立たなくなる．

20. 母斑・母斑症

1）表皮母斑
epidermal nevus

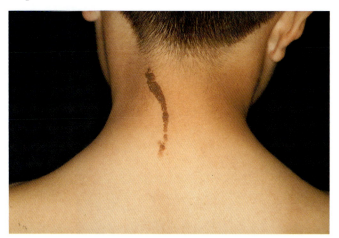

表皮母斑

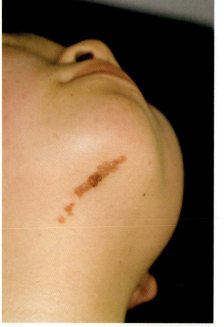

褐色で表面顆粒状の褐色角化性結節が列序性に配列

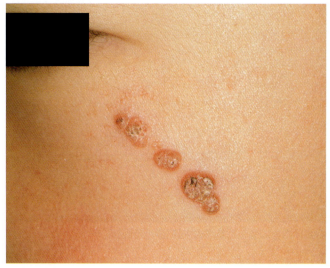

頬部の褐色角化性結節が列序性に配列した表皮母斑

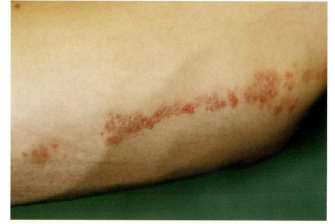

前腕屈側に生じた炎症性線状疣贅状表皮母斑

病因
表皮角化細胞を構成要素とする上皮系母斑．

症状
淡褐色ないし黒褐色角化性疣状結節が集まって線状，帯状に配列する．Blaschko 線に一致した配列を示す．出生時もしくは幼児期に生じる．

広範囲に線状，帯状に生じたものを列序性母斑（線状母斑）と呼ぶ．また特異なものとして，強い痒みと炎症を伴った紅色調で厚い鱗屑を付す角化性結節が列序性にみられる炎症性線状疣贅状表皮母斑（ILVEN：inflammatory linear verrucous epidermal nevus）がある．女児に多い．

鑑別診断
ウイルス性疣贅，脂漏性角化症

検査
生検による組織診断．

治療
小範囲のものは切除，凍結療法，レーザー治療など

20. 母斑・母斑症

2) 脂腺母斑
sebaceous nevus

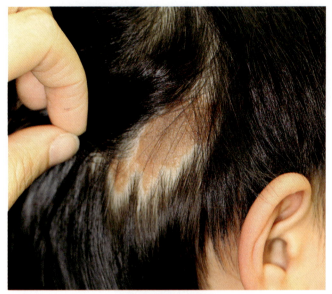

脂腺母斑：後頭部にみられた黄褐色表面顆粒状の脱毛局面

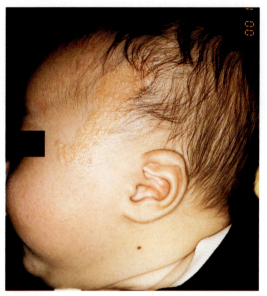

側頭部に生じた黄褐色局面

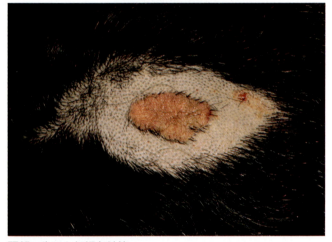

頭部に生じた紅褐色結節

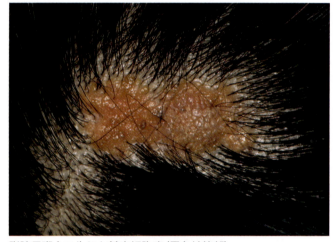

脂腺母斑上に生じた基底細胞癌（黒色結節部）

病因
脂腺の増加を特徴とする上皮系母斑の一型．構成成分は脂腺だけでなく表皮，毛包，汗腺も含まれ類器官母斑（organoid nevus）としてとらえられている．

症状
出生時は黄色ないし橙色調の境界明瞭な脱毛局面としてみられる．年齢とともに表面は顆粒状，乳頭腫状となって隆起し，ときに角化を伴って疣状を呈する．

鑑別診断
先天性皮膚欠損症，congenital triangular alopecia，若年性黄色肉芽腫

検査
必要に応じて皮膚生検．

治療
整容的目的または二次性腫瘍発現時には切除．

注意
二次性腫瘍として乳頭状汗管嚢胞線腫，基底細胞癌，trichoblastoma，アポクリン腺癌などがありその発生に留意する．

3) 副乳
accessory breast

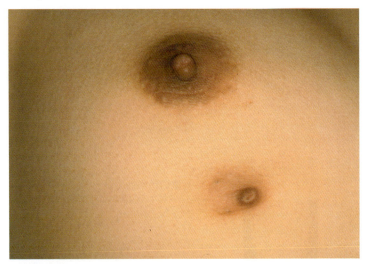
正常乳輪部下方に乳頭と不完全な乳輪がみられる

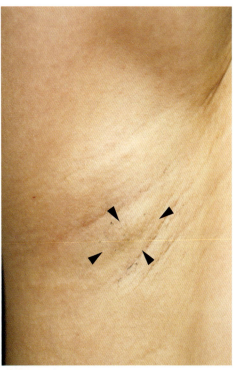
腋窩の副乳：皮下結節主体で，乳輪，乳頭は伴っていない

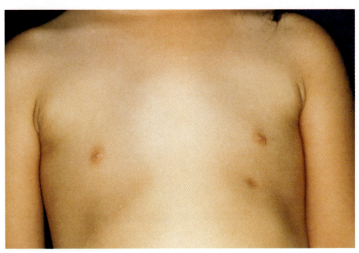
左乳房の下方に褐色の扁平な結節を認める

病因
胎生期の乳腺原器が完全に消退せず乳頭，乳輪，乳腺組織が種々の組合わせで残存したもの．

症状
腋窩から乳輪部を通って鼠径部に至る乳線上のいずれかの部位に，乳頭，乳輪，または皮下結節が見られる．

鑑別診断
異所性乳腺，粉瘤，化膿性汗腺炎

検査
生検による組織学的診断．

治療
整容的目的で切除．

注意
副乳癌の発生に留意．

4)-1 色素性母斑（母斑細胞性母斑）
nevus pigmentosus（nevus cell nevus）

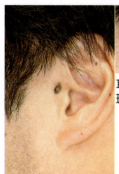

耳前部の色素性母斑（Miescher 母斑）

背部に生じた色素性母斑（Unna 母斑）
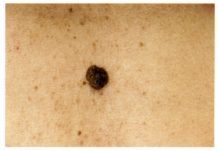

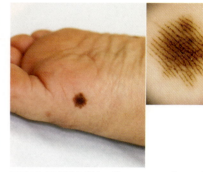
足底の色素性母斑：ダーモスコピーで皮溝に一致して線状に色素沈着（皮溝平行パターン；parallel furrow pattern）がみられる

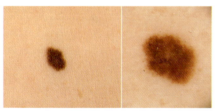
Clark 母斑：ダーモスコピー（右）では網状パターン，定型的色素ネットワーク，multifocal に色素脱失を認める

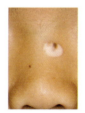
サットン母斑

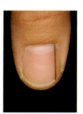
爪甲黒色色素線条としてみられた母斑細胞性母斑

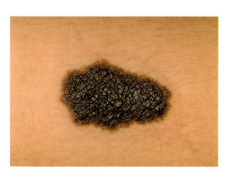
先天性色素性母斑

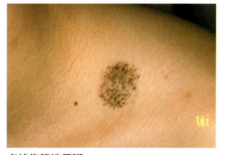
点状集簇性母斑

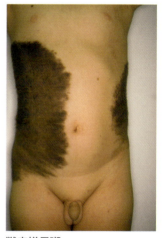
獣皮様母斑

病因
メラノサイトに類似する母斑細胞が表皮・真皮内で増殖．

症状
後天性色素性母斑と先天性色素性母斑に分けられる．後天性にはさらに Unna（色素性）母斑，Miescher 母斑，Spitz 母斑（別項），Clark 母斑がある．
Unna（色素性）母斑：体幹に好発．広基性または有茎性で黒褐色，表面顆粒状ないし乳頭状の結節．真皮内母斑が多い．Miescher 母斑：顔面・頭部にみられる半球状に隆起し表面平滑，しばしば中心部は黒色，辺縁にいくにしたがって茶褐色から常色の結節．真皮内母斑が多い．Clark 母斑（dysplastic nevus）：体幹，四肢，掌蹠に褐色から黒色色素斑で辺縁やや不整，ときに中心部が軽度隆起して結節状になるものもある．境界部型または複合型が主．なお小型の母斑を中心として周囲に脱色素斑を生じたものをサットン母斑（Sutton nevus）と呼ぶ．尋常性白斑や悪性黒色腫に合併してみられることがあることから，色素細胞に対する免疫学的な排除機構によるものと推測されている．先天性色素性母斑は出生時から数か月以内にみられる黒褐色斑ないし軽度隆起する結節としてみられ，また上下眼瞼にまたがって生じる分離母斑，黒褐色斑や小結節が密集した点状集簇性母斑などもある．さらに最大径 20 cm ほど以上の大きなものは巨大色素性母斑と呼ばれる．なかでも大きな黒色斑ないし隆起する局面で剛毛を有するものを獣皮様母斑とよぶ．単発または多発する先天性色素性母斑（多くは巨大色素性母斑）に加えて，脳軟膜などでの母斑細胞の増生による神経メラノーシスと中枢神経症状を伴うものは神経皮膚黒色症とよばれる．

鑑別診断
悪性黒色腫，脂漏性角化症，扁平母斑，Becker 母斑，蒙古斑

検査
判断に迷う際には生検による組織診断．

治療
希望により切除．

注意
獣皮様母斑や先天性巨大色素性母斑では悪性黒色腫の発生に留意して観察．また中枢神経病変の有無に注意する．

4)-2 スピッツ母斑
Spitz nevus

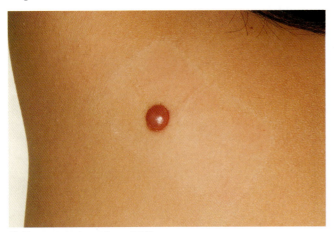
体幹にみられたスピッツ母斑

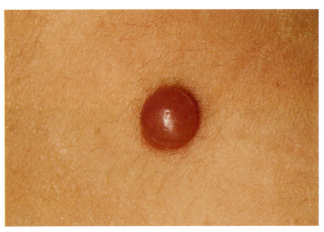
拡大像

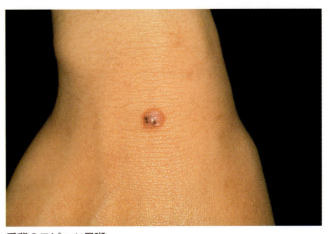
手背のスピッツ母斑

病因
Spitz により小児に発生した予後のよいメラノーマとして報告された色素性母斑の一型．若年性黒色腫とも呼ばれたが良性の病変．

症状
小児に多いが成人にもみられる．比較的急速に増大する半球状に隆起する紅色結節．

鑑別診断
汗孔腫，スポロトリコーシス，若年性黄色肉芽腫，悪性黒色腫

検査
切除生検による組織学的診断．
大型で淡い好酸性胞体と明瞭な核小体をもつ類上皮形または紡錘形の母斑細胞からなる胞巣を形成．核分裂像や核異型が目立つことがある．過角化を伴う表皮肥厚や Kamino body の存在を特徴とする．

治療
切除

4)-3 白色海綿状母斑
white sponge nevus

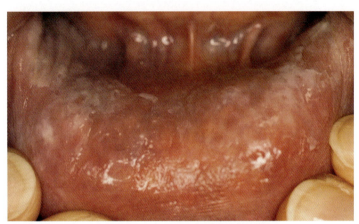

48歳，女性例：中学生頃の発症．下口唇粘膜と境界やや不鮮明な白色角化性局面がみられる
（井上梨紗子, 他. White sponge nevus 扁平苔癬を疑われた例. 皮膚病診療. 2009; 31: 195-8）

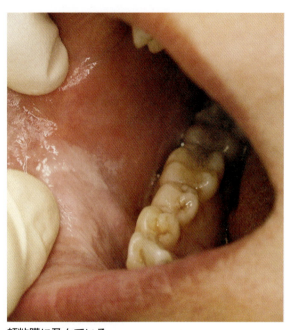

頬粘膜に及んでいる
（井上梨紗子, 他. White sponge nevus 扁平苔癬を疑われた例. 皮膚病診療. 2009; 31: 195-8）

病因
粘膜上皮が上方に分化するに伴って空胞化し，錯角化を呈しつつ剥離遅延を起こすために白色局面としてみられる．ケラチン4(K4)もしくは13(K13)の遺伝子のロッドドメイン両端主体に変異がみられた報告が多く，粘膜細胞の分化ないし角化異常と考えられる．しかし単純ヘルペスウイルスやEBウイルス，ヒト乳頭腫ウイルスの関与を示唆する報告もあり，局所環境の要因も症状発現や誘発に関わっている可能性がある．

症状
主に頬粘膜や口唇粘膜，歯肉，舌下面，口蓋などに白色角化性局面がみられる．痛みなどの自覚症状はないことが多いが，不定期に白色局面の表面が一部はがれて不快さを訴える．家族性で小児期の発症が主だが，孤発例で40歳以降の発症例もある．また食道，腟，肛門，直腸，鼻腔粘膜が侵されることがある．

鑑別診断
扁平苔癬，白板症，カンジダ症

検査
生検による組織学的診断．

治療
治療は要さないが，エトレチナート，アジスロマイシンやペニシリン系抗菌薬の内服，テトラサイクリン系薬剤の咳嗽などで一時的に症状が軽快した例がみられる．

20. 母斑・母斑症

5）扁平母斑/Becker母斑（遅発性扁平母斑）
nevus spilus/Becker's nevus（nevus spilus tardivius）

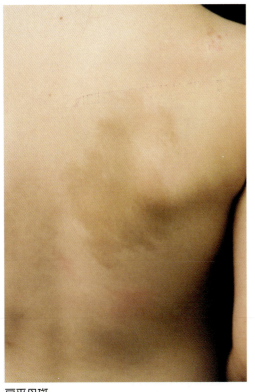
扁平母斑

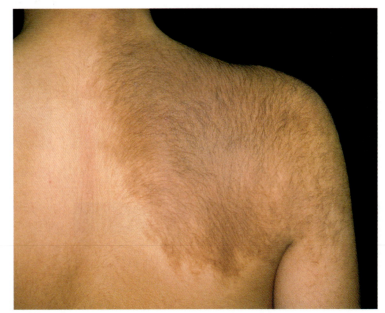
Becker 母斑

病因
小児期からみられる色素異常症であるが遺伝性はない．表皮基底層のメラニン増加からなり，メラノサイトや母斑細胞の増加はみられない．

症状
出生早期ないし乳児期から出現する．境界明瞭で卵円形から不正型で濃淡のない一様な淡褐色斑．
Becker母斑は遅発性扁平母斑ともいわれ，多くは思春期頃になって気づかれる淡褐色から褐色色素斑．病変部の多毛を伴う．

鑑別診断
神経線維腫症1型にみられるカフェ・オ・レ斑，巨大先天性色素性母斑．

検査
臨床的な判別が難しいときは生検．

治療
通常治療を要さないが，美容的に適応があればQスイッチルビーレーザー治療など．

6) 青色母斑
blue nevus

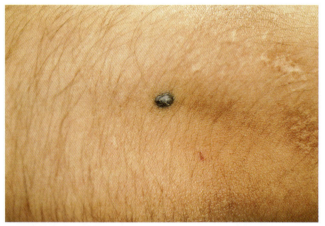

青黒色の皮内の結節

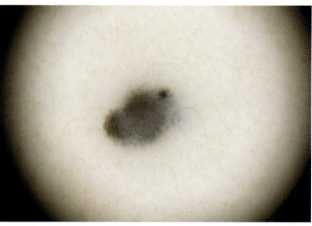

ダーモスコピー像：中心部の homogeneous blue pigmentation がみられ辺縁は一部放射状になっている

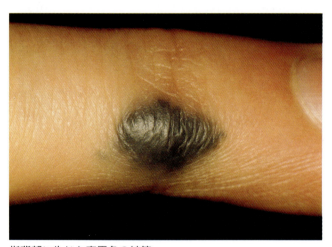

指背部に生じた青黒色の結節

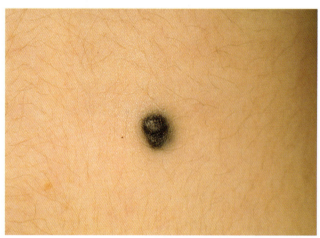

青黒色の小結節

病因
真皮メラノサイトが膠原繊維の増生を伴って塊状に増殖したもの．

症状
通常型青色母斑（common blue nevus）は径 1 cm ほどの青黒色から灰青色のやや硬く触れる結節．細胞増殖型青色母斑（cellular blue nevus）では 1 cm を超えるような結節ないし局面となり，出生時ないし幼小児期からみられるものが多い．異型青色母斑は同じ部位に他の母斑要素（色素性母斑，扁平母斑，結合織母斑など）がみられるものをさす．稀に悪性化する（malignant blue nevus）．

鑑別診断
悪性黒色腫，色素性母斑，外傷性刺青

検査
切除生検による組織診断．真皮内に紡錘形のメラノサイトが増殖し，膠原線維の増生がみられる．

治療
切除

7)-1 太田母斑
nevus of Ohta

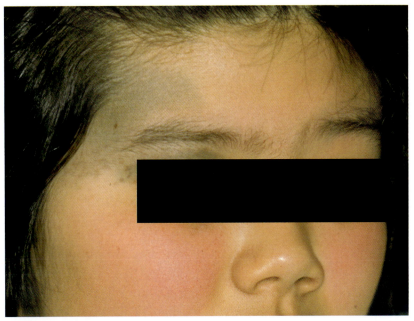

三叉神経1枝領域に灰青色斑がみられる

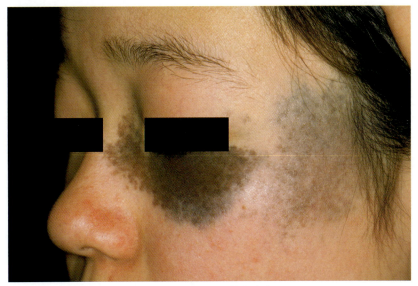

三叉神経2枝領域の太田母斑：点状から小斑状色素斑を混じている

病因
胎生期に神経管から皮膚にメラノサイトが遊走する際の異常によるとされる．

症状
三叉神経1枝または2枝領域に灰黒色から灰青色の色素斑がみられる．色調は一様なものから，濃淡のあるもの，点状色素斑を混じるものなどがある．また眼球強膜，口腔粘膜に色素斑を伴うこともある．思春期頃まで発症するが，多くは1歳前にすでにみられる．

鑑別診断
異所性蒙古斑，外傷性刺青，後天性真皮メラノサイトーシス

検査
判断に迷う際には生検．

治療
レーザー治療Qスイッチルビーレーザー，Qスイッチアレクサンドライトレーザー

7)-2 後天性真皮メラノサイトーシス
acquired dermal melanocytosis

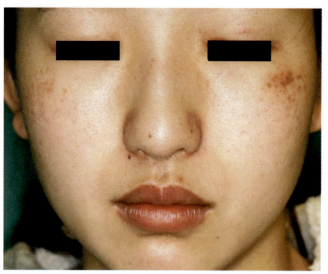

19歳, 女性例: 頬骨部に米粒大ほどの褐色斑が集簇している

病因
後天性に真皮のメラノサイトの増加によってみられる色素斑. 顔面にみられるものは両側性太田母斑, 後天性両側性太田母斑様色素斑などとして報告されてきた. 顔面だけでなく, 四肢とくに手背や体幹に生じるものも本症に含められている.

症状
顔面のものは20歳代後半から30歳以降にみられ, 女性に多い. 前額中央や両端, 頬骨部やときに眼瞼に両側性に径数mmの淡褐色または灰褐色色素斑が集簇してみられる. 手背の後天性真皮メラノサイトーシスはアトピー性皮膚炎などにしばしばみられ, 灰青色斑状となるものが多い.

鑑別診断
肝斑, 雀卵斑, 色素沈着型接触皮膚炎

検査
皮膚生検による他疾患との鑑別.

治療
レーザー治療(Qスイッチルビーレーザー, Qスイッチアレクサンドライトレーザー)

8) 蒙古斑
Mongolian spots

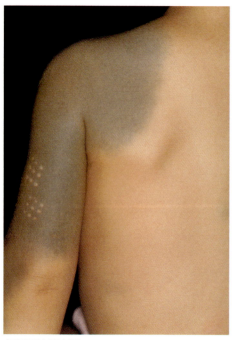

(異所性)蒙古斑

病因
真皮メラノサイトの自然消失が遅延したもの. 黄色人種に多い.

症状
出生時よりみられ仙骨部, 殿部, 腰部, 背部に生じる灰青色斑. 境界は明瞭で色調は単一である. 肩や腹部, 四肢, 顔面などにみられるものは異所性蒙古斑と呼ばれる. 学童期頃までには自然消退するが数%は残存する.

鑑別診断
太田母斑, 伊藤母斑, 扁平母斑

検査
なし

治療
自然消退を期待する. 異所性蒙古斑で消退せず, 整容的に問題となるものはレーザー治療(Qスイッチルビーレーザー, Qスイッチアレクサンドライトレーザー).

9) 陰茎縫線嚢腫
median raphy cyst of the penis

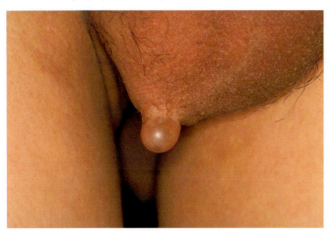
陰茎縫線嚢腫

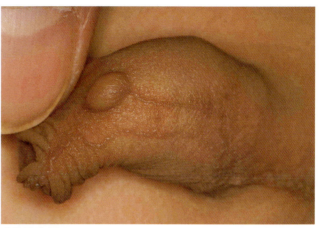
陰茎縫線嚢腫

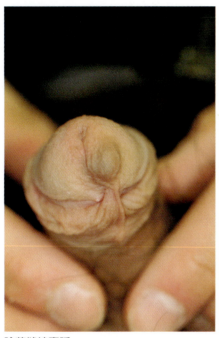
陰茎縫線嚢腫

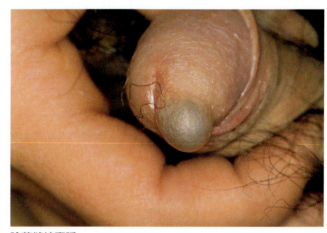
陰茎縫線嚢腫

病因
陰茎腹側の正中縫線上に生じる，先天性の嚢腫．

症状
若年男性の，陰茎縫線上ないし尿道口付近に生じる嚢腫．通常単発性だが，数個繋がって大きめの嚢腫となることもある．病理組織は，円柱上皮ないし立方上皮からなり嚢腫壁を認める．

鑑別疾患
非性病性硬化性リンパ管炎，傍外尿道口嚢腫

検査
特になし．

治療
切除

10) 表在性皮膚脂肪腫性母斑
nevus lipomatosus cutaneous superficialis

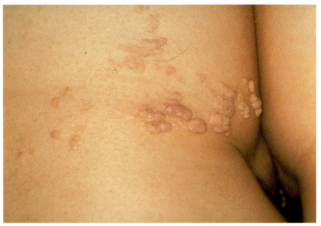

多発型：常色ないし淡紅色のやわらかい腫瘤が集簇している

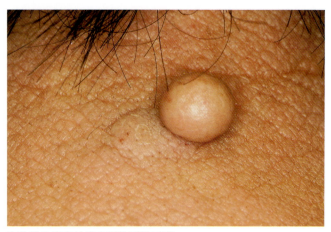

有茎性の表在性皮膚脂肪腫性母斑

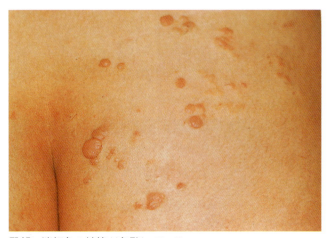

殿部に淡紅色の結節が多発している

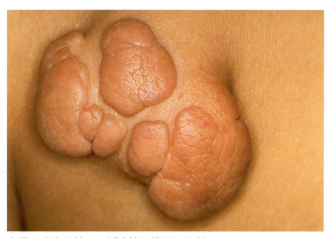

皮下の病変を伴って腫瘤状に隆起した例

病因
真皮に成熟脂肪細胞の増殖がみられる過誤腫．

症状
多発型と単発型に分けられる．常色で健常皮膚より境界明瞭に軽度隆起または広基性や有茎性に隆起するやわらかい腫瘤を形成．多発型は殿部に好発し，神経分節に沿って集簇しながら列序性にみられることが多い．20歳頃までに発症する．一方，単発型は臀部以外にも多くみられ，成人以降，ときに高齢の発症例もある．

鑑別診断
軟性線維腫，神経線維腫

検査
なし

治療
外科的切除

11) 副耳/軟骨母斑
accessory tragi/nevus cartilaginous

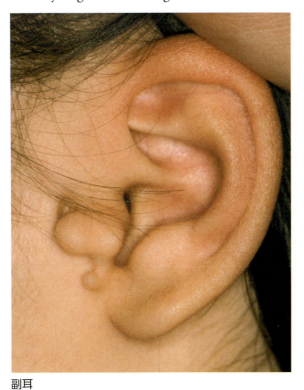
副耳

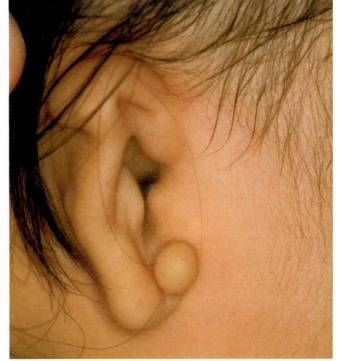
副耳

病因
胎生期鰓弓に由来する発生異常によるもので，軟骨組織を含む母斑．耳珠から口角にかけてと，胸鎖乳突筋の起始部付近に生じやすい．耳介付近にみられるものを副耳と呼ぶ．

症状
広基性ときに有茎性で正常皮膚色の小腫瘤．軟毛を有し軟骨成分を含むことから深部は硬く触れる．

鑑別診断
臨床所見から容易だが，軟骨組織を含まないときは毛包母斑となる．

検査
切除生検による組織診断．

治療
治療は不要だが，患者希望があれば切除．

20. 母斑・母斑症

12）結節性硬化症
tuberous sclerosis complex, Bourneville-Pringle phacomatosis

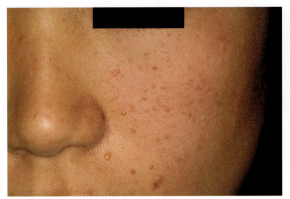
顔面に多発する血管線維腫

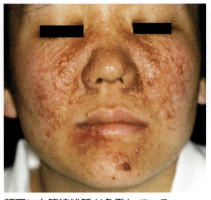
顔面に血管線維腫が多発している

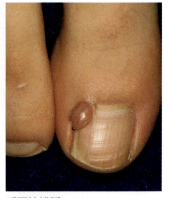
爪囲線維腫
（川田　暁，他．チャート医師国家試験対策　カラー皮膚科．医学評論社；2010）

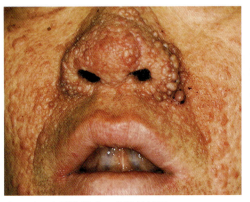
鼻周囲に多発集簇する血管線維腫
（川田　暁，他．よくわかる皮膚病理アトラス，金原出版；2008）

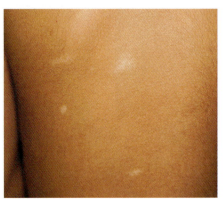
背部にみられた木の葉型白斑
（川田　暁，他．よくわかる皮膚病理アトラス，金原出版；2008）

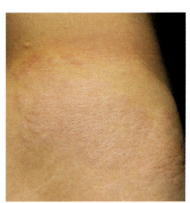
殿部にみられたシャグリンパッチ

病因
9番染色体に位置する遺伝子 *TSC1* もしくは16番染色体に位置する *TSC2* 遺伝子の変異による．これらはそれぞれ hamartin, tuberin を遺伝子産物としており，腫瘍抑制遺伝子に相当する．複合体を形成して mTORC1（mammalian target of rapamycin complex 1）を抑制する機能をもつが，これらの異常により mTORC1 が恒常的に活性化し，全身臓器に腫瘍ないし過誤腫を生じる．
古典的にはてんかん発作，知能低下，顔面の小結節（血管線維腫：かつて脂腺腫とよばれた）を3主徴とされた．

症状
① 白斑：出生時ないし早期から出現する葉状の白斑．ときに"紙吹雪"様の小白斑となることもある．
② 顔面の血管線維腫：幼児期から目立つようになる頬や鼻翼周囲に対称性に多発する常色から暗赤色表面平滑な小結節．
③ シャグリンパッチ（粒起革様皮）：学童から思春期頃に出現する常色から淡いピンクもしくは黄白色の局面．みかんの皮様ないし豚皮様であったり，皮内結節が敷石状に集簇したような外観を呈する．
④ 爪囲線維腫：成人以降に生じやすい．爪囲，爪甲縁に生じる常色から淡紅色小結節が単発ないし多発集簇してみられる．
⑤ その他：若年時から多発するスキンタッグ，口腔内線維腫など．

これらに加えて，神経症状（てんかん，知的障害，皮質異形成，上衣下結節など），心横紋筋腫，腎などの血管筋脂肪腫，肺リンパ脈管筋腫症，網膜の多発結節性過誤腫など．

鑑別診断
Birt-Hogg-Dube syndrome, Cowden 病, MEN1

検査
各臓器病変の検索や遺伝子検査．

治療
本症にみられる上衣下巨細胞性星細胞腫，腎血管筋脂肪腫や肺リンパ脈管筋腫症にエベロリムスやシロリムスといった mTORC1 阻害薬の内服が可能になっている．またシロリムスの外用は白斑や血管線維腫に効果がある．その他，外科的切除やレーザー治療など．

13) スタージ・ウエバー症候群
Sturge-Weber syndrome

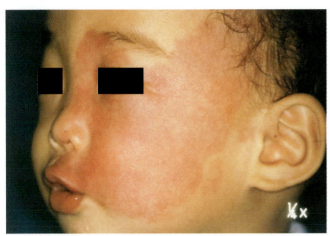

2歳児の三叉神経第2枝領域に単純性血管腫を生じたスタージ・ウエバー症候群

病因
胎生期の一次血管叢が消失せずに遺残したものと考えられている．

症状
三叉神経領域に片側性に生じた単純性血管腫（ポートワイン母斑）に加え，同側脳軟膜・眼球脈絡膜の血管奇形などを伴う．脳，眼球の血管病変によるけいれん発作，片麻痺，緑内障，牛眼などを生じる．

鑑別診断
正中部母斑

検査
頭蓋骨単純X線撮影，CT検査で大脳皮質の石灰化（tram-line calcification）がみられる．眼底・眼圧検査

治療
皮膚病変に対しては色素レーザー治療．けいれんや眼圧上昇などの合併症に対して治療を行う．

注意
三叉神経領域の単純性血管腫では本症候群の可能性を考えて精査する．

14) クリッペル・ウエバー症候群
Klippel-Trenaunay-Weber syndrome

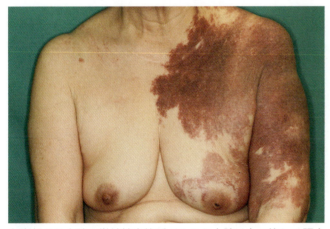

左胸部から上肢に単純性血管腫がみられ上肢は右に比して肥大している

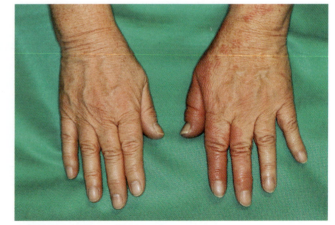

血管拡張は手指の一部にまで及んでいる

病因
先天的異常に基づく脈管形成異常を呈する母斑症．成因は不明．

症状
四肢片側性の単純性血管腫（ポートワイン母斑）に加え，患側の骨・軟部組織肥大または萎縮，静脈瘤（静脈奇形）（Klippel-Trenaunay症候群）や動静脈瘻（Penkes-Weber症候群）を伴う．

鑑別診断
スタージ・ウエバー症候群

検査
脚長差の測定，下肢単純X線や静脈エコー，造影CTなどによる静脈奇形や動静脈瘻の有無の検索．

治療
皮膚病変に対しては色素レーザー治療．静脈瘤に対するストリッピング術や不全穿通枝結紮など．

注意
脚長差による代償性側弯症を生じたり，静脈血栓症や肺塞栓症，Kasabach-Meritt症候群の発症に留意する．

15）オスラー病（遺伝性出血性末梢血管拡張症）
Rendu-Osler-Weber syndrome (hereditary hemorrhagic telangiectasia)

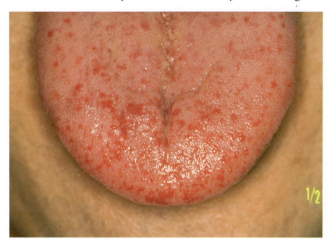

舌に生じた毛細血管拡張

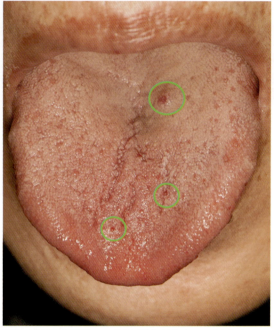

所見が比較的軽微で，繰り返す鼻出血や口腔内出血で見出された例

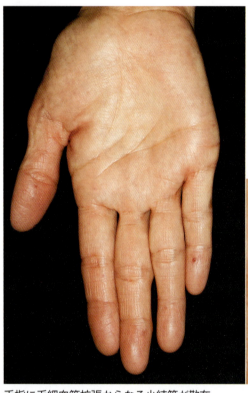

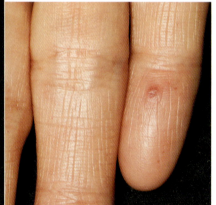

手指に毛細血管拡張からなる小結節が散在

病因
皮膚，その他の臓器における末梢血管拡張やそれに伴う出血をきたす常染色体優性遺伝疾患．Endoglin, activing receptor-like kinase 1, smad 4 をコードする遺伝子のいずれかの異常による．

症状
小児期から鼻出血を繰り返し，年齢とともに，手指，口唇，舌，鼻部などの径数 mm 程度までの点状，小斑状，小結節状の毛細血管拡張が目立つようになる．
毛細血管拡張は皮膚，鼻粘膜の他に消化管や膀胱粘膜などにも生じうる．肺動静脈瘻を合併することもある．

鑑別診断
クモ状血管腫，全身性強皮症でみられる毛細血管拡張．

検査
消化管内視鏡検査，造影 CT による動静脈瘻の有無の検索．

治療
皮膚病変は治療不要だが，出血繰り返す病変は電気焼却や切除．

注意
消化管出血による吐血，下血や肺動静脈瘻による喀血，血胸，脳梗塞，脳膿瘍に注意．

16) ポイツ・イエガー症候群
Peutz-Jeghers syndrome

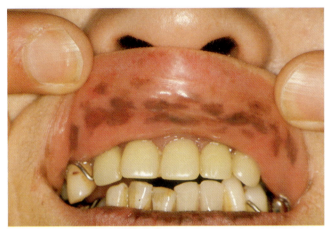

上下口唇に淡黒褐色斑が多発

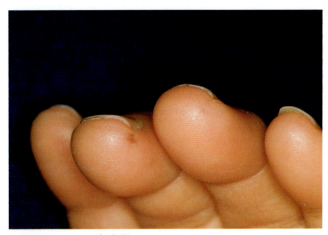

指尖部にみられた色素斑

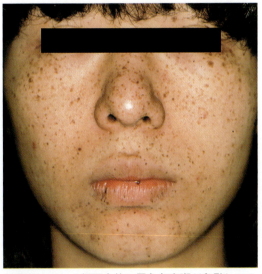

口唇だけでなく顔面全体に黒色色素斑が多発してみられた例
(川田　暁, 他. チャート医師国家試験対策　カラー皮膚科. 医学評論社; 2010)

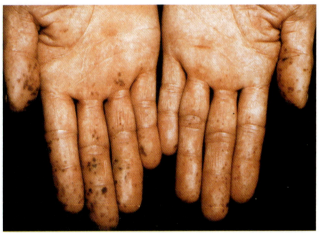

手掌・指腹にみられた黒色色素斑
(川田　暁, 他. チャート医師国家試験対策　カラー皮膚科. 医学評論社; 2010)

病因
口唇・口腔粘膜，手指・足趾の色素斑，消化管のポリポージスを主徴とする常染色体優性の遺伝性疾患．これまでに，Serine-threonin kinase をコードする STK11/LKB1 遺伝子の変異が知られている．

症状
上下口唇，ときに口腔粘膜に米粒大ほどまでの黒色色素斑が多発する．また手指，足趾の指尖部腹側にも色素斑がみられる．これらはダーモスコピーで皮丘優位型である．消化管ポリープは胃，十二指腸，小腸，大腸に多発してみられる．

鑑別診断
Lauger-Hunziker-Baran 症候群，Cronkhite-Canada 症候群，Carney complex 症候群

検査
内視鏡などによる消化管のポリープの有無の検査．

治療
色素斑は治療不要だが，整容的な面から希望に応じて液体窒素療法やレーザー治療など．

注意
年齢とともに卵巣癌，膵癌を含む消化管癌など発生に注意．

20. 母斑・母斑症

17）色素失調症
incontinentia pigmenti, Bloch-Sulzberger syndrome

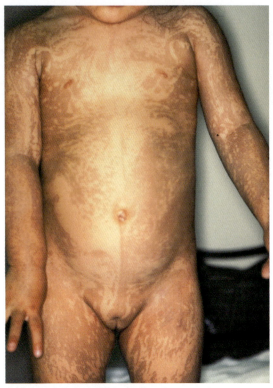

色素失調症色素沈着期：渦巻き状ないし水しぶきを飛ばしたような黒褐色色素沈着がみられる

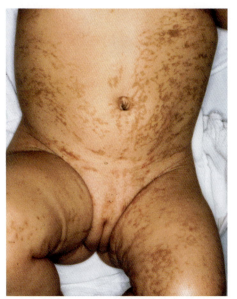

体幹と下肢に網目状の褐色色素沈着がみられている
（川田　暁，他．チャート医師国家試験対策　カラー皮膚科．医学評論社：2010）

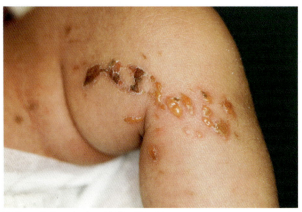

下肢に痂皮と水疱が線状に配列している

病因
X染色体優性遺伝性の疾患であり，*NEMO*（NF-κB essential modulator）/*IKKγ*（IκB kinase γ）遺伝子の変異によることがわかっている．X染色体の一方はランダムに不活性化され，正常*NEMO/IKKγ*発現細胞と変異*NEMO/IKKγ*発現細胞とがモザイク状態になっている．そのため皮膚症状はBlaschko線にそって病変が形成されることになる．

症状
女児に発症し，男児は胎生致死になるが，数％の割合で男児例が存在する．
第Ⅰ期（水疱期または炎症期）：出生後まもなくから米粒大程度の紅斑と水疱が多発，列序性にBlaschko線に沿ってみられるようになる．膿疱，びらん痂皮形成を生じながら数週から数か月続く．
第Ⅱ期（疣状期）：やがて角化傾向を呈し疣状丘疹となる．
第Ⅲ期（色素沈着期）：網目状や渦状もしくは水しぶきが跳ねたような特徴的黒褐色色素沈着を呈する．
第Ⅳ期（色素消退期）：5歳頃から徐々に消退してゆく．
皮膚以外の症状として，歯芽異常，網膜異常，けいれん・精神発達遅延などが知られる．

鑑別診断
病時によって異なるがⅠ期では新生児中毒性紅斑，一過性新生児膿疱黒皮症，Ⅱ期では表皮母斑（列序性母斑や炎症性線状疣贅状母斑），Ⅲ期では無色性色素失調症（伊藤白斑）（incontinentia pigmenti acromians, hypomelanosis Ito）など．

検査
皮膚生検，遺伝子解析，眼科的検索

治療
対症療法で経過を観察．色素沈着が高度で学童期にはいっても消退せず整容的に問題となる例ではレーザー治療．

注意
網膜病変の発症を見落とさないよう，数か月から半年ほどの間隔で検診を行う．

18) LEOPARD 症候群（汎発性黒子症）
LEOPARD syndrome（lentiginosis profusa）

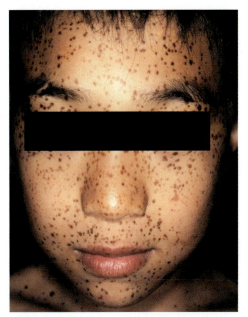

顔面広範囲に米粒大の黒褐色斑が多発

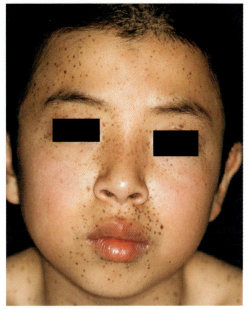

顔面に黒褐色色素斑が多発している
（川田　暁，他．皮膚臨床．1989; 31: 1441-2, 1566-7）

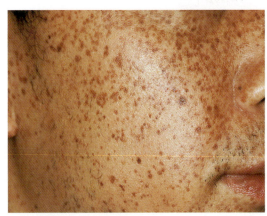

頬部に多発する褐色色素斑

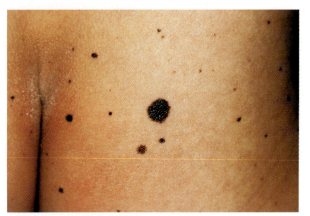

背部に多発する黒色色素斑

病因
原因遺伝子として12番染色体に位置し，protein tyrosine phosphatase, SHP-2[Src homology 2(SH2)-containing protein-tyrosine-phosphatase 8PTP]をコードする *PTPN11*（protein-tyrosine phosphatase non-receptor type 11）が知られている．LEOPRADとは主徴となる頭文字，すなわち multiple Lentigines, Electrocardiographic condition defects, Ocular hypertelorism, Pulmonary stenosis, Abnormalities of the genitalia, Retardation of growth, sensorineural Deafness から成っており，常染色体優性遺伝の疾患である．

症状
出生時または幼児期からみられ，ほぼ全身に多発する黒色から黒褐色の色素斑．手掌や足底にもみられるが，粘膜にはみられない．

皮膚外病変としては，心症状（心伝導障害，肺動脈狭窄，肥大型心筋症），両眼隔離症，生殖器異常（停留睾丸など），低身長，感応性難聴，内分泌異常（性ホルモンや甲状腺ホルモン異常），骨格異常などがある．

鑑別診断
雀卵斑，神経線維腫症1型，ポイツ・イエガー症候群，Carney complex 1, Noonan 症候群

検査
心電図，心エコー，聴力検査，内分泌機能検査など

治療
皮膚症状にはよい治療法がない．各臓器合併症に対する対応．

21. 皮膚付属器疾患

1) 尋常性痤瘡
acne vulgaris

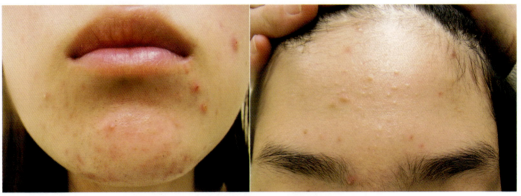

頤に毛孔性紅色丘疹，また前額には多数の面皰が散在

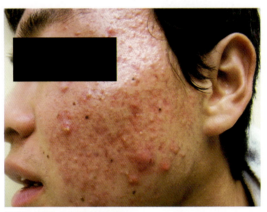

頬部に膿疱と丘疹が多発

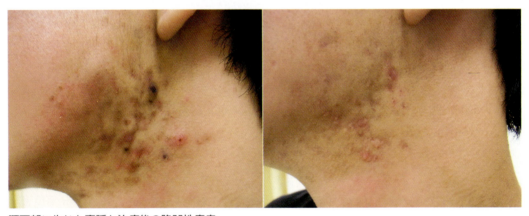

顎下部に生じた囊腫と治癒後の陥凹性瘢痕

病因
脂腺毛包における慢性炎症．皮脂分泌の増加，毛包漏斗部の角化による閉塞，*Cutibacterium*（*Propionibacterium*） *acnes* によって引き起こされる炎症などが要因．

症状
毛包に一致する面皰にはじまり，やがて炎症が加わって紅色丘疹や膿疱（膿疱性痤瘡）になる．また結節形成，囊腫形成に至るものもあり，後に萎縮性瘢痕やときに肥厚性瘢痕を生じる．10代前半から徐々にみられるようになる．

鑑別診断
酒皶，酒皶様皮膚炎，好酸球性膿疱性毛包炎，毛包虫症，化膿性汗腺炎，SAPHO症候群，PAPA症候群など．

検査
重症，難治例では多囊腫性卵巣症候群やクッシング症候群など内分泌異常の有無をスクリーニング．
検鏡にて毛包虫の有無を確認．

治療
面皰主体の場合はアダパレンゲルや過酸化ベンゾイル外用．炎症性病変が多いときは外用抗菌薬の併用．炎症が強いときには抗菌薬（ドキシサイクリンなど）の内服．

2) ステロイド痤瘡
steroid acne

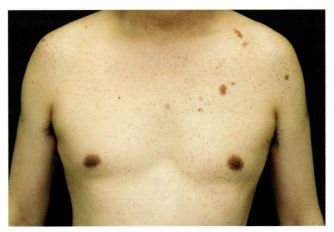

体幹に広範囲に紅色丘疹が多発

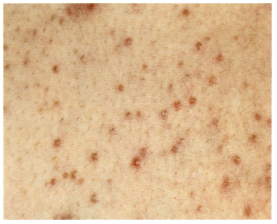

毛孔一致性丘疹で頂部に膿疱が形成されているものもみられる

病因
副腎皮質ホルモン剤の全身投与によって生じる痤瘡様皮疹.

症状
比較的急速に多発して生じる毛孔一致性紅色丘疹.ときに膿疱形成をみる.尋常性痤瘡と異なって丘疹の時期や形態が一様なことが多く,また体幹にみられやすい.

鑑別診断
尋常性ざ瘡,マラセチア毛包炎,ハロゲン痤瘡

検査
とくにない.

治療
副腎皮質ホルモン剤の減量もしくは中止が望ましいが,原疾患によっては困難なことが多い.アダパレンゲル,過酸化ベンゾイル外用.抗菌薬の外用や内服(ドキシサイクリンなど).

3) 酒皶 (しゅさ)
rosacea

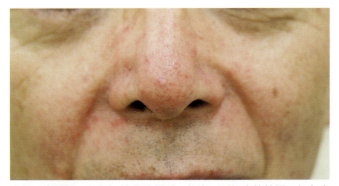

鼻部,鼻唇溝,頬部に境界不鮮明な紅斑と毛細血管拡張,紅色小丘疹がみられる

症状
鼻部,頬部など顔面中心部を主体に潮紅と毛細血管拡張,そして紅色丘疹や膿疱がみられる.緊張や温度変化,日光などの刺激で一過性,発作性にほてりやヒリヒリ感を訴える.結膜充血,羞明感などの眼症状を伴ったり,鼻部の皮膚肥厚や凹凸(鼻瘤)を呈することもある.紅斑毛細血管拡張型,丘疹膿疱型,鼻瘤型,眼型がある.

鑑別診断
酒皶様皮膚炎,毛包虫症,脂漏性皮膚炎,接触皮膚炎,尋常性痤瘡

検査
検鏡にて毛包虫の有無をスクリーニング.

病因
いわゆる"赤ら顔".原因は不明であり,外的刺激に対する感受性亢進や毛細血管の機能異常などがいわれてきた.近年では自然免疫の関与,すなわち患者皮膚病変部のTLR2 (Toll-like receptor 2)の発現亢進とそれによるカリクレイン5とCathelicidin(LL-37)の産生が炎症や血管増生,拡張を引き起こすといった機序が推察されている.

治療
スキンケア,古典的外用薬の塗布.ただしワセリンなどを厚く塗りすぎると毛包虫症を誘発しやすい.丘疹や膿疱にはメトロニダゾール含有軟膏やアゼライン酸含有クリームの外用.ドキシサイクリンまたはミノサイクリン内服.

4) 酒皶様皮膚炎/口囲皮膚炎
rosacea-like dermatitis/perioral dermatitis

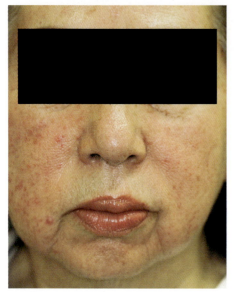

酒皶様皮膚炎

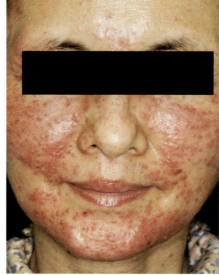

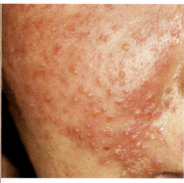

毛包虫症を合併していた症例：小膿疱が多くみられる

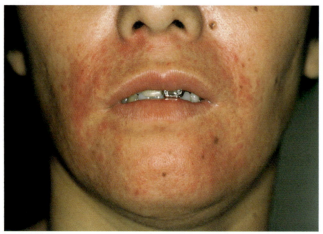

口囲皮膚炎

病因
酒皶様皮膚炎は副腎皮質ステロイド薬外用により酒皶に類似する症状が誘発されたものをさし，口囲に限局してみられるものは口囲皮膚炎と呼ぶ．

症状
顔面とくに頬を主体に潮紅と毛細血管拡張，紅色丘疹や膿疱がみられる．酒皶と同様に発作性のほてりやヒリヒリ感を伴い，皮膚症状のみから酒皶と鑑別するのはときに難しい．膿疱内から容易に多数の毛包虫が検出されること（毛包虫症または毛包虫性痤瘡）もしばしばである．

鑑別診断
酒皶，接触皮膚炎，脂漏性皮膚炎

検査
検鏡により毛包虫の有無を確認する．

治療
副腎皮質ステロイド薬外用の中止．スキンケア，古典的外用薬の塗布．丘疹や膿疱にはメトロニダゾール軟膏外用．ドキシサイクリン，ミノサイクリン内服．毛包虫に対してイオウカンフルローションも有効．

注意
副腎皮質ステロイド薬外用中止によって一過性に悪化することがある．またタクロリムス軟膏の外用により，毛包虫症を伴って本症に類似する症状が誘発または悪化することがあるため使用する際には注意する．

5) 円形脱毛症
alopecia areata

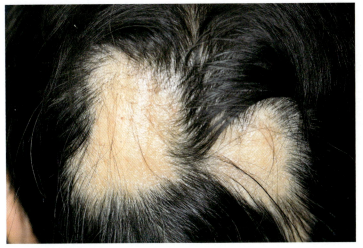

円形脱毛症（多発型）

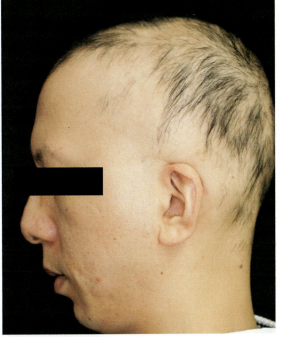

汎発型：頭部に広範囲に，また眉毛部や須毛部にも一部脱毛がみられる

病因
後天性の脱毛症の一つであり，毛包組織とくに成長期毛の毛球部周囲を標的とした自己免疫的機序によって脱毛を生じる．甲状腺疾患，尋常性白斑，SLEなどの自己免疫疾患やアトピー性皮膚炎に合併することがある．

症状
円形またはときに不正形の境界明瞭な径数cm程度の脱毛斑を生じる．進行期には感嘆符毛ないし漸減毛，さらに切断毛や毛孔に一致した黒点がみられる．単発型，多発型，全頭型（頭部全体の脱毛），汎発型（眉毛，睫毛，腋毛なども侵されるもの），さらに側頭部から後頭部にかけて帯状ないし蛇行状に境界明瞭な脱毛を生じる蛇行型がある．

鑑別診断
瘢痕性脱毛，パターン脱毛（男性型脱毛，女性型脱毛），トリコチロマニア，休止期脱毛

検査
甲状腺機能や抗核抗体のスクリーニング．

治療
副腎皮質ステロイド薬外用，副腎皮質ステロイド薬局注，局所免疫療法，紫外線療法，急速に進行する場合には副腎皮質ステロイド薬内服やステロイドパルス療法など．

6) 男性型脱毛症
androgenetic alopecia, male pattern alopecia

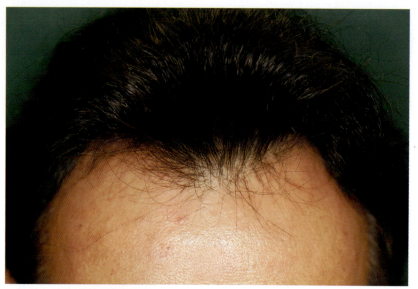

前頭部から始まる男性型脱毛症

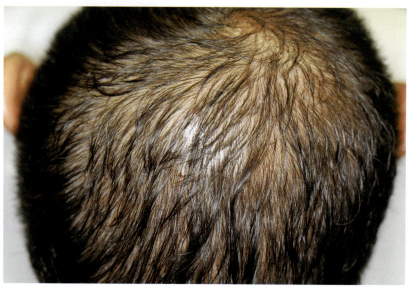

頭頂部の男性型脱毛症

病因
アンドロジェンの毛乳頭細胞への作用により成長期が短縮. 徐々に毛包がミニチュア化し軟毛となってくるためとされる.

症状
前頭部や頭頂部から(それぞれM型, O型)毛髪が徐々に軟毛化しボリュームがなくなってくる. 30〜40歳頃から明らかになることが多い.

鑑別診断
円形脱毛, 薬剤性脱毛, 全身疾患や消耗性疾患にともなう慢性休止期脱毛.

検査
なし

治療
ミノキシジル外用, フィナステリドまたはデュタステリド内服.

7）毛巣洞
pilonidal sinus

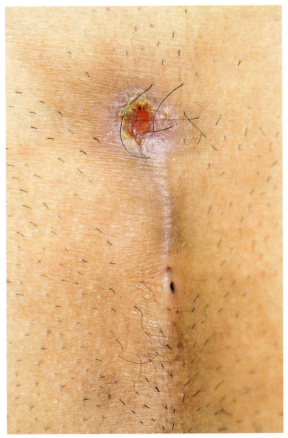

仙骨部の毛巣洞：下端に瘻孔がみられ皮下を上方に向かって伸び，盲端部から潰瘍を形成

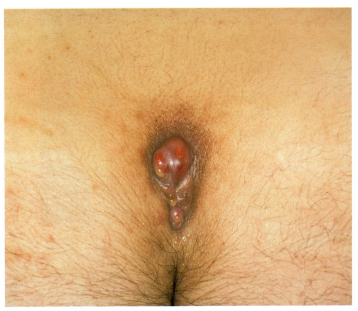

瘻孔開口部で肉芽組織が隆起して腫瘤状となっている

病因
毛孔の閉塞または毛の反転によって毛髪が表皮を貫通して真皮に迷入するためと推測されている．扁平上皮に囲まれた瘻孔が形成され，毛髪を容れ，瘻孔壁が破壊されると周囲に肉芽腫反応や線維化，化膿性炎症などをきたす．

症状
殿部とくに仙骨部に多い．瘻孔の開口部がみられ，その部位から皮下に線状ないし蛇行状に索状硬結を触れる．ときに瘻孔開口部周囲に有痛性結節を生じたり，開口部からの排膿がみられる．また瘻孔先端の盲端となっている部位の皮下に膿瘍を生じて自壊，排膿することもある．多毛の人や運転手など座位を長時間とる人にみられやすい．

鑑別診断
炎症性粉瘤，痔瘻孔

検査
とくにない．

治療
瘻孔を周囲皮下の瘢痕組織含めて一塊に全切除．

8) 汗疹
miliaria

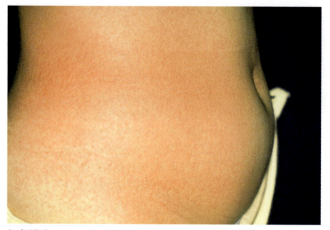

紅色汗疹

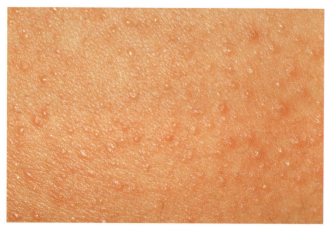

紅色汗疹：紅色丘疹が集簇しており，一部は頂部が小水疱様となっている

背部にみられた紅色汗疹

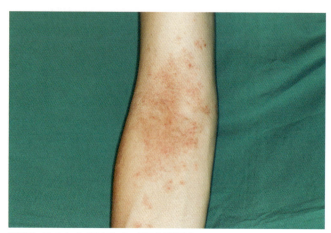

肘窩にみられた汗疹および汗疹性湿疹

病因
多汗により汗が汗管外に貯留して生じる．水晶様汗疹，紅色汗疹，深在性汗疹に分けられる．水晶様汗疹は角層下で汗が貯留．紅色汗疹は表皮内汗管上部の閉塞によって表皮内に汗が漏出，また深在性汗疹は表皮内汗管下部で閉塞して真皮上層に汗が漏出し，汗に含まれるいずれかの成分に対して炎症をきたしたものと推測されている．

症状
水晶様汗疹は径1mmほどの透明な小水疱が胸腹部などに多発してみられる．紅色汗疹では数mm程度以内の紅色丘疹，ときに頂部に小水疱を伴ったような丘疹が多発集簇してみられる．深在性汗疹はやや扁平に隆起する真皮性丘疹としてみられる．汗疹からしばしば湿疹化することがある(汗疹性湿疹)．

鑑別診断
毛包炎，虫刺症

検査
とくにない．

治療
通気性のよい衣類の着用，暑熱環境の改善，多量発汗後のシャワー浴や清拭など．
水晶様汗疹は自然経過で数日以内に軽快する．紅色汗疹ではフェノール亜鉛華リニメント塗布や炎症，痒みの強いときに副腎皮質ステロイド薬外用．

9)-1 爪甲横溝
transverse groove

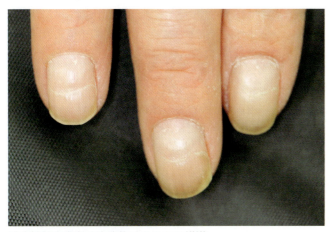

膿疱性乾癬患者の治療後にみられた横溝

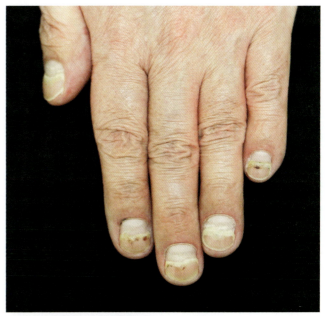

尋常性天疱瘡患者の寛解時にみられた横溝

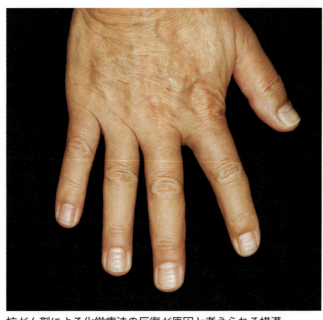

抗がん剤による化学療法の反復が原因と考えられる横溝

病因
爪母において一過性に細胞障害性ないし栄養障害性変化を生じたものと考えられ，障害の起こった数週後に爪甲の伸長とともに明らかとなる．急性の熱性ないし消耗性疾患や湿疹病変，乾癬，天疱瘡などの皮膚炎症が爪囲に及んだ際にみられる．

症状
爪甲を横切って溝状の変化がみられる．1条だけの場合はBeau's line とも呼ばれる．障害が繰り返されると複数の溝が横縞状(波板状爪甲)になってみられる．後爪郭をいじる癖も原因となる．

鑑別診断
なし

検査
とくにない．

治療
治療を要さない．

9)-2 爪甲縦線
longitudinal lines or grooves

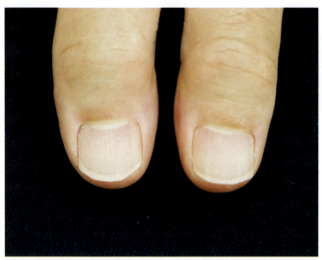

両手母指爪甲の生理的な縦線

病因
加齢による生理的変化としてみられるものや後爪郭，爪母付近の腫瘍性病変（指趾粘液囊腫など）で生じる．

症状
生理的なものは爪甲に縦の細い線がみられ年齢とともに平行して走る線条が多くなる．腫瘍性のものではやや幅の広い縦隆起となる場合や逆に陥凹した1本の溝となる．

鑑別診断
特にない．

検査
爪母や爪床に腫瘍性病変が疑われるときは生検．

治療
良い治療はない．

9)-3 爪甲剥離症
onycholysis

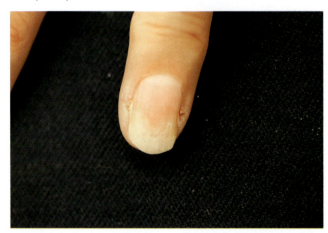

乾癬患者にみられた爪甲剥離

病因
爪甲が爪床からはなれる状態．原因として，局所の外傷や有機溶剤などの化学物質との接触，浸軟（職業要因や多汗など），カンジダの感染，薬剤内服，甲状腺機能異常，乾癬などがある．

症状
爪甲遠位から爪甲が爪床からはがれ，爪甲は白濁または黄白色になる．線状出血を伴うこともある．

鑑別診断
なし

検査
検鏡による真菌感染の有無の確認．

治療
局所要因の回避や基礎疾患の治療を優先．カンジダ感染がなく，局所の化学物質などとの接触要因が考えられれば爪甲の剥離部を除去してステロイド外用など．

10) 肥厚爪（厚硬爪甲）/爪甲鉤弯症
pachyonychia/onychogryposis

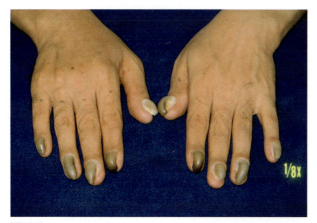
肥厚爪

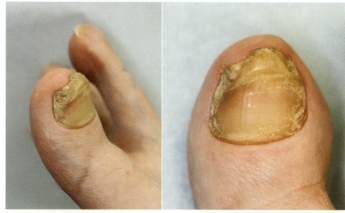
肥厚爪：趾尖部が上方へやや突出している

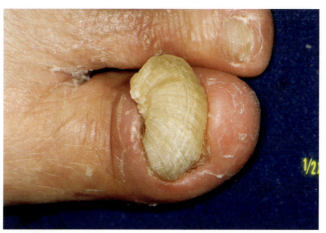
爪甲鉤弯症

病因
爪甲が厚くなる状態．黄色爪はリンパ浮腫と呼吸器病変を伴う黄色爪症候群やブシラミンによるものがある．先天性のものとして先天性厚硬爪甲（pachyonychia congenita）が知られる．局所物理的刺激も誘因となり，外反母趾の際の母趾爪甲，第2趾が他趾より突出している（ギリシャ型の足）場合の第2趾爪甲，ハイヒールを履く女性の第5趾爪甲は肥厚しやすい．爪白癬も肥厚爪となるためこれらとの見分けが重要．爪甲鉤弯症は肥厚爪の特殊型で，深い爪切りや抜爪，外傷による爪甲脱落などが誘因になる．

症状
爪甲は厚く肥厚し，硬く，透明感がなくやや黄色から淡褐色調になり爪甲の伸長速度は遅い．黄色爪では表面は平滑，爪床から剥離していることが多い．爪甲鉤弯症では黄褐色から黒褐色でヤギの角のように伸びながら側方に湾曲してゆく．表面は粗造または浅い横溝が多数みられる．この場合，爪甲は剥離しており，除去すると厚い爪の下に三角状の小さな爪がみられていることがある．母趾の肥厚爪では母趾先端の軟部組織が末節骨の先端とともに上方に隆起していることが多く，爪の前方への伸長が阻害されている．

鑑別診断
爪白癬

検査
検鏡による真菌感染の有無の確認．

治療
原疾患の治療，局所要因含めて，原因の除去．母趾の肥厚爪で趾尖部が上方に隆起している場合は，隆起した指尖部分を下方へ押すようにアクリル人工爪を作成して前方への伸長をうながす．爪甲鉤弯症では厚い部分や異常に伸びた部分をグラインダーなどで削る．

11）時計皿爪（ヒポクラテス爪）/ばち状指
watchglass nail (Hippocratic nail) / clubbed finger

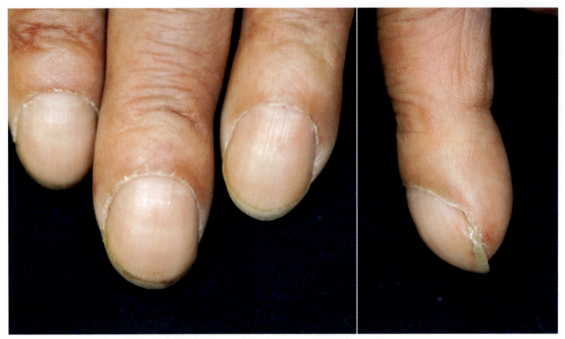

ヒポクラテス爪とばち状指：爪甲と後爪郭との角度がほぼ水平（膿胸合併例）

病因
肺気腫や肺癌などの呼吸器疾患，心不全などの心疾患，慢性肝炎・肝硬変，炎症性腸疾患，甲状腺機能亢進症など何らかの基礎疾患を有していることが知られるが，成因や病態は明らかでない．

症状
爪が大きく，爪甲が指尖部をまるく包み込むように曲がる．さらに爪甲と後爪郭とが作る角度がほぼ平らかそれ以上になる．指末節の軟部組織肥大を伴うとばち状指と呼ぶ．ばち状指に加え後天性に生じた長管骨の骨膜肥厚，関節症状を呈する場合は肥厚性骨関節症（hypertrophic osteoarthropathy）と呼ばれ，高率に肺疾患とくに肺癌（原発または転移性）を合併する（肺性肥厚性骨関節症）．またはち状指，骨膜性骨肥厚に加え，皮膚肥厚，頭部脳回転状皮膚を伴うものは肥厚性皮膚骨膜症（pachydermoperiostosis）と呼ばれ，*HPGD* 遺伝子の変異によることが知られる．手掌の多汗を伴い，ばち状指は 10 歳代にはみられるようになる．

鑑別診断
末端肥大症

検査
基礎疾患の検索，肥厚性骨関節症では肺癌の有無を精査．臨床的に末端肥大症との鑑別が困難なときには血中成長ホルモン値，IGF-1（ソマトメジン C）測定．

治療
よい治療法はない．

21. 皮膚付属器疾患

12) 陥入爪/巻き爪
ingrown nail/pincer nail

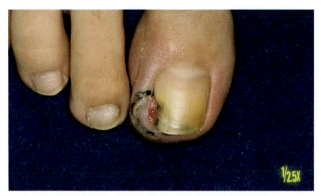

陥入爪：側爪郭が腫脹し爪甲に接して肉芽組織が形成されている

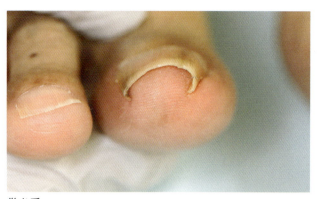

巻き爪

病因
爪甲の側縁や先端が爪郭の軟部組織を圧迫，損傷して炎症をきたしたものが陥入爪．一方，爪が過度に湾曲したものを巻き爪と呼ぶ．したがって陥入爪でも巻き爪がないこともあれば，巻き爪でも陥入症状がないこともある．陥入爪は運動や窮屈な靴，足の甲を靴紐などでしっかり固定しない靴を履くこと，外反母趾を含む足趾の変形，深爪や爪切りの際の棘形成，そして巻き爪などが誘因になる．対して巻き爪は窮屈な靴やハイヒール，外反母趾のために母趾が回内して圧迫されたり末節骨の変形が引き起こされたりすることなどが原因と考えられる．また逆に麻痺や寝たきりなどで歩行量が減少し，母趾爪甲に底側から力が加わらなくなることも誘因になるといわれる．

症状
主に側爪郭の片側または両側に爪甲が陥入し，爪郭は腫脹や発赤，しばしば赤色の肉芽組織が形成され圧痛を訴える．巻き爪では爪甲辺縁が片側または両側性に湾曲する．両側対称性に強く湾曲するとトランペット状になり trumpet nail と呼ばれる．

鑑別診断
Onychophosis，爪下外骨腫

検査
特にない．

治療
アンカーテーピング法，コットンパッキング，ガター法，アクリル人工爪，超弾性ワイヤーや形状記憶合金クリップによる矯正法など．大きく形成された肉芽組織には切離や冷凍凝固療法などで縮小をはかるのもよい．

13) 緑色爪
green nail

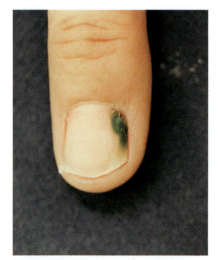

細菌性爪囲炎治療後に生じた緑色爪

病因
緑膿菌の感染により青緑色の色素が産生されて生じる．多くは，爪囲炎，細菌性爪囲炎（ひょう疽），カンジダ症，爪甲剥離症などに伴ったり，または続発する．

症状
爪甲の側縁や爪甲剥離のある中央先端部から斑状に爪甲が黄緑色ないし青緑色を呈し徐々に拡大する．

鑑別診断
悪性黒色腫，人工染料の付着など．

検査
真菌検査にてカンジダ，白癬の有無を確認．

治療
真菌感染があればその治療．爪グラインダーなどで緑色部を削って開窓し洗浄するなど．

21. 皮膚付属器疾患

14）さじ状爪
spoon nail

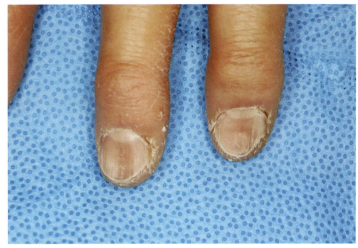

示指，中指のさじ状爪

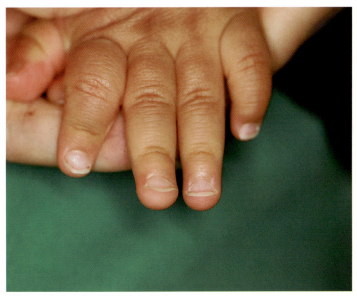

乳児にみられた生理的なさじ状爪

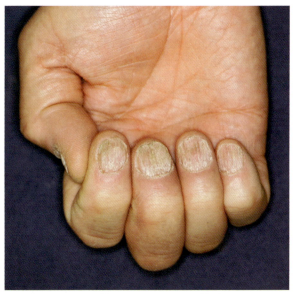

Trachyonychia に伴ってみられたさじ状爪

病因
爪の硬度が低下した状態で末節指腹側からの外力が持続的に加わると軟部組織が爪甲を押し上げることになりさじ状になると推測されている．乳児には生理的にみられる．また有機溶剤の使用など爪甲の質を低下させうる化学物質との接触機会の多い職業や指先に外力のかかる仕事（そば打ち職人など），扁平苔癬など爪甲の萎縮や異栄養状態をきたすもの，また全身疾患としては鉄欠乏性貧血，甲状腺機能異常などでみられやすい．

症状
爪甲のやや先端に近いところが陥凹し，爪甲遠位は上方に持ち上がるようになってさじ状を呈する．遊離縁は軽度の爪甲剥離になることがある．母指，示指，中指に多い傾向がある．

鑑別診断
なし

検査
貧血の有無，甲状腺機能の検査．

治療
よい治療はない．明らかな要因があるものはそれらからの回避ないし治療．

22. 代謝異常症

1）皮膚アミロイドーシス
cutaneous amyloidosis

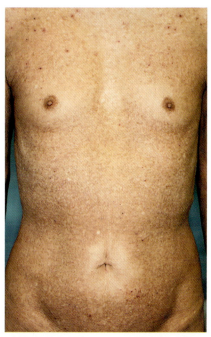

体幹にみられた amyloidosis cutis dyschromica

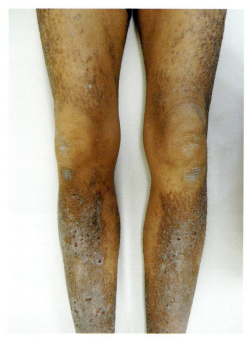

両下肢にみられたアミロイド苔癬

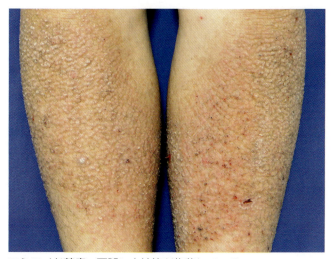

アミロイド苔癬：下腿に小結節が集簇している

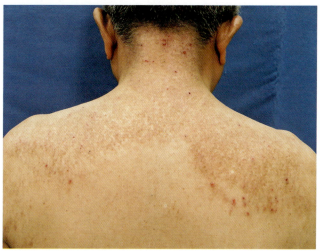

上背部にみられた斑状アミロイドーシス

病因
アミロイド蛋白の皮膚への沈着による．アミロイド苔癬，斑状アミロイドーシス，結節性アミロイドーシスに分かれる．前二者の前駆蛋白はケラチン由来で，両者が同一患者にみられることもある(biphasic cutaneous amyloidosis)．

症状
アミロイド苔癬は，四肢（とくに下腿）に，おろし金状に触れる硬い小結節が密に集簇し，ときに体幹に及ぶ．斑状アミロイドーシスは上背部に，さざ波状の境界不明瞭な褐色斑がみられる．全身にびまん性の色素沈着と点状の色素脱失を混じる稀なタイプもある(amyloidosis cutis dyschromica)．結節性アミロイドーシスは，皮膚に浸潤する形質細胞から産生された免疫グロブリンL鎖由来のアミロイドが結節を形成する．本邦人に生じた場合，被覆表皮が萎縮してみられ，萎縮性結節性皮膚アミロイドーシスと呼ばれることも多い．シェーグレン症候群を合併することもしばしばである．

鑑別診断
慢性湿疹，網状肢端色素沈着症

検査
生検組織でアミロイド染色．

治療
副腎皮質ステロイド薬外用，保湿剤外用，紫外線照射，重症型にはシクロスポリン内服．

注意
入浴時，ボディブラシの使用を避ける．

22. 代謝異常症

2) 全身性アミロイドーシス
systemic amyloidosis

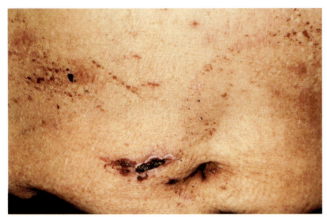
腹部の出血性変化

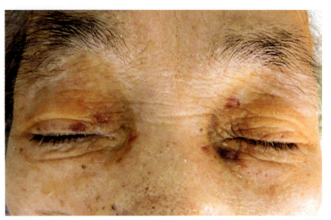
眼囲のアミロイドーシス

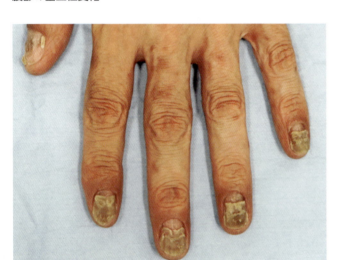
爪のアミロイドーシス

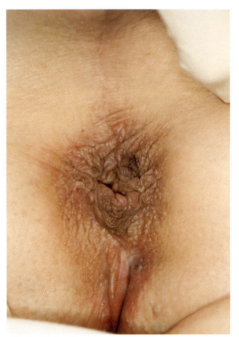
肛囲のアミロイドーシス

病因
免疫グロブリン L 鎖由来の AL アミロイドが，皮膚を始め諸臓器に沈着する．多発性骨髄腫に伴うものと，そうでない原発性のものとに分かれる．

症状
多発する紫斑，眼瞼の紫斑や小結節，巨舌などの皮膚粘膜症状から全身性アミロイドーシスが発見されることも多い．血管壁へのアミロイド沈着により血管が脆弱化し，浅い出血が起こる．他にも，水疱形成，皮下結節，腫瘤形成，爪の変化など多彩な症状がみられる．肛囲もしっかり観察する．

鑑別診断
老人性紫斑，稗粒腫，石灰沈着症，皮膚粘膜ヒアリノーシス

検査
尿中 Bence Jones 蛋白，血清 M 蛋白の検査を行う．

治療
化学療法，血漿交換に加え，各臓器症状に対する対症療法を行う．

注意
非特異的な臨床像を呈することもあり，生検組織のアミロイド染色で初めて診断がつくこともある．

3）脛骨前粘液水腫
pretibial myxedema

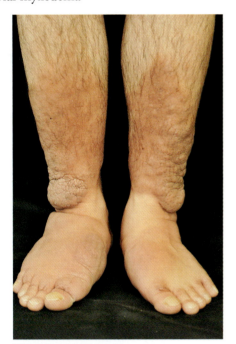

結節状脛骨前粘液水腫

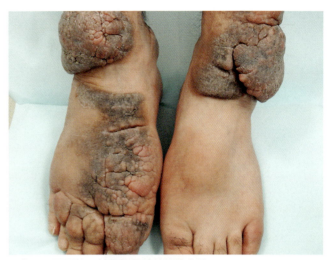

足背から足関節の結節状脛骨前粘液水腫

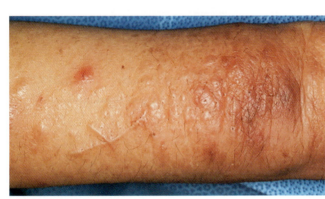

前腕の脛骨前粘液水腫

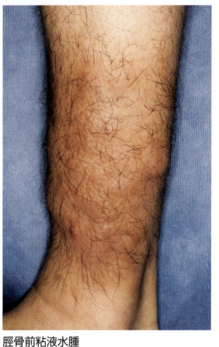

脛骨前粘液水腫

病因
バセドウ病に伴うことが多い．

症状
バセドウ病患者の下腿伸側にみられ，通常は局面状を呈するが，腫瘤（結節）状になることもある．毛孔は開大し，オレンジの皮様外観を呈する．結節形成してくると重力により，次第に下降してくる．足背～足趾に及ぶことも，また稀に前腕にみられることもある．組織は，真皮内にムチンの沈着が多量にみられる．ばち指，肥厚性骨関節炎を伴う症例は EMO 症候群と呼ばれる．

鑑別診断
リンパ浮腫，象皮症，リポイド類壊死

検査
甲状腺機能

治療
ケナコルト局注，副腎皮質ステロイド薬内服

22. 代謝異常症

4）浮腫性硬化症
sclerosis

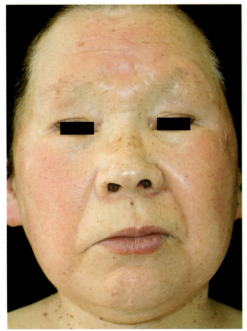
顔面にみられた浮腫性硬化症

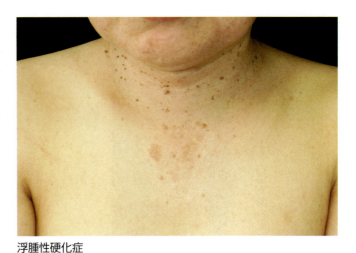
浮腫性硬化症

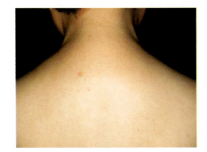
項部にみられた隆起性局面

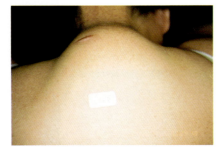
項部の巨大な隆起

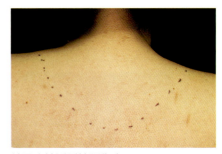
糖尿病性浮腫性硬化症

病因
急性感染症を契機に，あるいは糖尿病に合併して発症することが多い．

症状
主に溶連菌感染後に，顔面，項部，上背部を中心に境界不明瞭な板状の硬化（木様硬）が認められ，指圧痕を残さない．表面は淡紅色〜正常皮膚色を呈する．また，重症の糖尿病患者の項部〜上背部にかけて，皮膚硬化を認める．項部は横方向に走る深いしわがみられ，上背〜肩にかけては水牛のような隆起を呈する．病理組織では，肥厚した真皮内の膠原線維間にムチンの沈着がみられる．この症状がみられる糖尿病患者の指も浮腫性腫脹がみられることが多く，diabetic digital sclerosis と呼ばれる．

鑑別診断
顔面の症状は，肉芽腫性眼瞼炎，肉芽腫性頬炎，Morbihan 症候群．

検査
CRP，赤沈，ASO，耐糖能

治療
自然寛解が多い．糖尿病がある場合は血糖コントロール．

22. 代謝異常症

5）糖尿病の皮膚病変

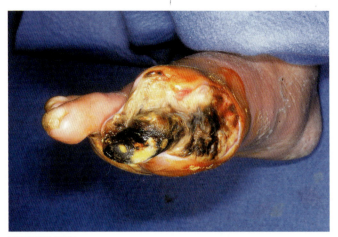

糖尿病性壊疽

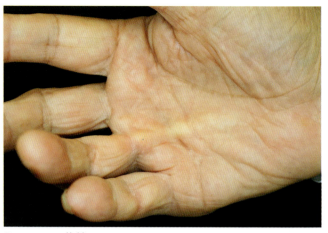

Dupuytren 拘縮

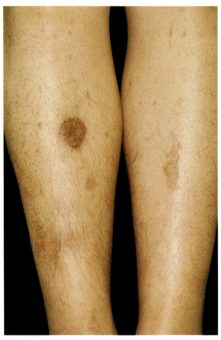

Pretibial pigment patch

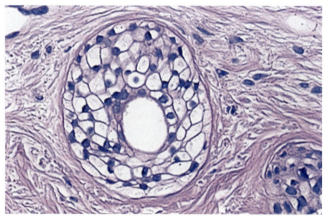

clear cell syringoma

Dupuytren 拘縮：手掌や足底に索状の硬結を触れる．組織は線維芽細胞の増殖で，進行すると二次性拘縮をきたす場合もある．

Pretibial pigment patch：下腿伸側に類円形の褐色斑がみられる．

Verrucous skin lesion：足底に角化の強い疣状局面を呈する．神経障害（diabetic neuropathy）をきたす症例に多い．

眼瞼付近に好発する汗管腫が糖尿病患者に生じた場合，管壁にグリコーゲンを含む明澄な細胞がみられ，clear cell syringoma と呼ばれる．

糖尿病性浮腫性硬化症，環状肉芽腫，リポイド類壊死症は，他項を参照．糖尿病性浮腫性硬化症患者の手指も浮腫性腫脹がみられることがあり，diabetic digital sclerosis と呼ばれる．

病因
Microangiopathy，易感染性，糖化など多岐にわたる．

症状
糖尿病性水疱（外的な刺激の加わる踵や第1趾にみられる水疱や血疱），糖尿病性潰瘍（足趾や足底に多く見られ，潰瘍の周囲に角質増殖がみられる．二次感染をきたすことも多い），糖尿病性壊疽（広範な壊死を伴い骨髄炎を併発し切断になるケースが多い）に加え，さまざまな皮膚症状がみられる．

後天性反応性穿孔性膠原線維症：体幹や四肢に強いかゆみを伴う硬い小結節が多発する．中央に角栓がめり込むような形で入るのが特徴である．病理組織は，垂直方向に走る膠原線維が経表皮的に排出される．

注意
糖尿病患者の易感染性により真菌症は多い．また創傷治癒も悪く，胼胝を自分で削っているうちに二次感染を起こすことはしばしばみられる．糖尿病の治療薬により水疱性類天疱瘡が誘発されることがある．

22. 代謝異常症

6）黄色腫
xanthoma

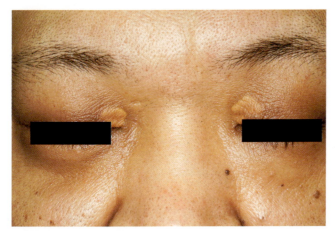

眼瞼黄色腫：内外眼角部の黄色の丘疹

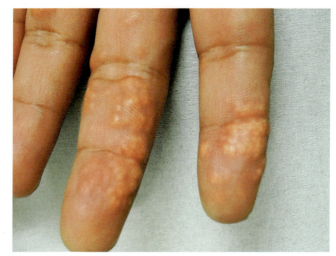

発疹性黄色腫：指腹の黄色丘疹

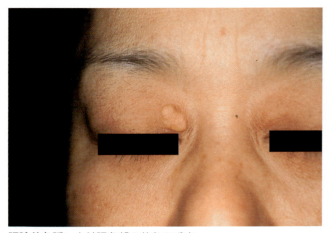

眼瞼黄色腫：内外眼角部の黄色の丘疹

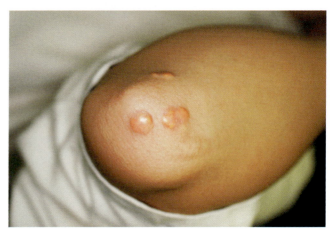

結節性黄色腫：肘頭の黄色結節

病因
家族性高コレステロール血症は，LDL 受容体による LDL の異化機序の遺伝的障害による．

症状
眼瞼黄色腫，結節性黄色腫，腱黄色腫，線状黄色腫，扁平黄色腫，発疹性黄色腫，疣状黄色腫などがある．このうち，疣状黄色腫は正脂血症性で，眼瞼黄色腫も正脂血症性のことが大半である．扁平黄色腫も，脂質異常と無関係に紫外線により誘発されることがある．結節性黄色腫は，肘や踵に黄色〜橙色の結節が散在する．発疹性黄色腫は，体幹，殿部，四肢に，2〜3 mm 程度の黄色丘疹が急速に多発する．病理組織は泡沫細胞や Touton 型巨細胞が真皮内に蓄積する．

鑑別診断
石灰沈着症，赤黄色を呈する他の皮膚腫瘍．

検査
コレステロール，中性脂肪，血糖値

治療
眼瞼黄色腫，結節性黄色腫は切除．脂質異常症治療薬の内服．

注意
血液系疾患のデルマドロームとして，扁平黄色腫がみられることがある．

7) ヘモクロマトーシス
hemochromatosis

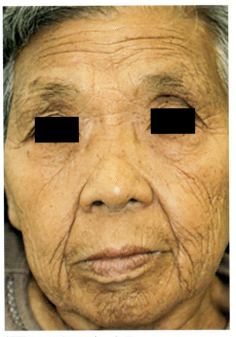
顔面のヘモクロマトーシス

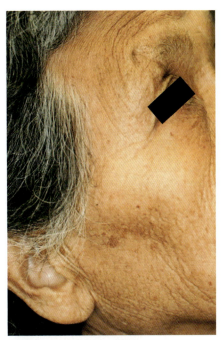
顔面のヘモクロマトーシス

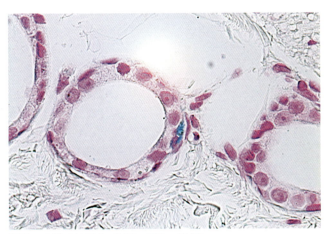
汗腺への鉄の沈着（ベルリンブルー染色）

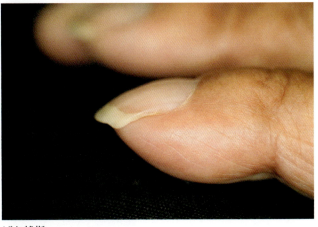
ばち状指

病因
肝臓，膵臓，皮膚などの臓器への鉄の過剰な沈着による．特発性のものと二次性のものがある．

症状
色素沈着がびまん性にみられ，とくに顔面，前腕，体幹にみられるが，色素沈着の程度はさまざまである．組織学的に，表皮基底層のメラニン増加と，汗腺，付属器周囲に鉄の沈着がみられる．ほかに，糖尿病，貧血，肝障害，易疲労感，動悸，息切れ，うっ血性心不全，不整脈，関節炎，性欲減退，性器萎縮，甲状腺機能低下症などが認められる．糖尿病や肝障害を伴うと，それに付随する皮膚症状もみられる．

鑑別診断
アジソン病，肝斑

検査
血清鉄，フェリチン値，CT，MRI，肝生検

治療
瀉血，鉄キレート剤の投与．

8）亜鉛欠乏症（腸性肢端皮膚炎）
acrodermatitis enteropathica

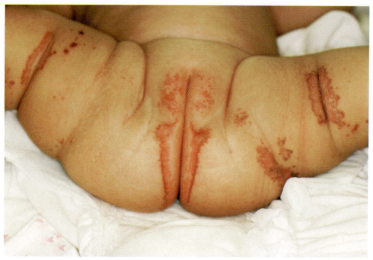

亜鉛欠乏症にみられる間擦部の皮疹

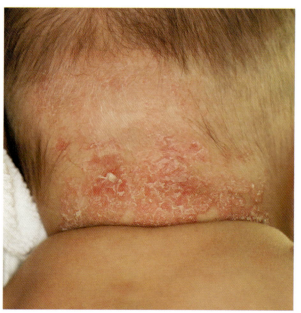

亜鉛欠乏症にみられる項部の皮疹

病因
亜鉛は生体の必須微量金属であり，先天性または後天性の原因により亜鉛が欠乏するために種々の症状が出現する．先天性の病因としては，腸管での亜鉛吸収障害や亜鉛結合蛋白の遺伝的欠損により，後天性の要因としては，亜鉛が含まれていない高カロリー輸液，経管栄養，低亜鉛母乳，未熟児などによる．

症状
開口部（眼囲，鼻孔，口囲，外陰部，肛囲）のびらん，痂皮と，四肢末端（手足，肘膝）の角化性紅斑，全脱毛，下痢を3主徴とする．開口部は膿痂疹様，四肢は乾癬様と表現される．乳児にも，高齢者にも生じる．

鑑別診断
壊死性遊走性紅斑，伝染性膿痂疹，脂漏性湿疹，白癬，乾癬

検査
血清亜鉛，アルカリフォスファターゼ

治療
硫酸亜鉛による亜鉛補充療法．

9) 痛風
gout

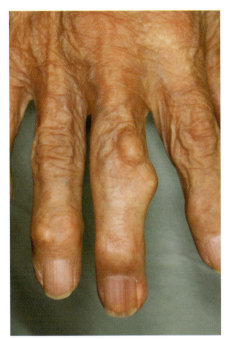

指背に生じた痛風結節

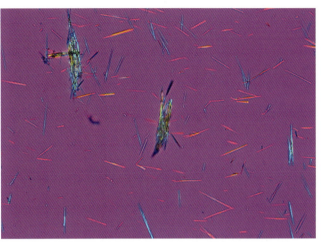

針状結晶

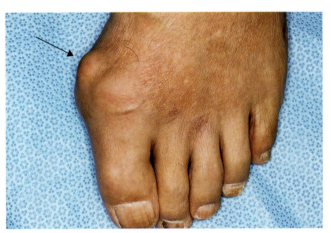

母趾に生じた痛風結節

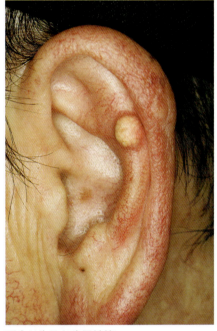

耳介に生じた痛風結節

病因
尿酸の過剰な産生や排出障害により，組織内に尿酸塩の結晶が析出することにより，急性関節炎をはじめ，痛風結節，尿路結石，腎障害（痛風腎）をきたす．

症状
高尿酸血症に伴い，尿酸塩の結晶が関節周囲や指趾，耳介に沈着し結節を形成したものが痛風結節で，常色～白色調を呈する．時に自潰し，白色チョーク様物質が排出される．Hematoxylin-eosin 染色では淡紅色無構造物質の周囲に，組織球や異物巨細胞が配列する肉芽腫の所見がみられる．ホルマリン固定でなく，アルコール固定により，針状結晶が確認される．

鑑別診断
リウマチ結節，石灰沈着症，皮下型環状肉芽腫，ヘバーデン結節，ガングリオンなど

検査
尿酸値，単純 X 線

治療
高尿酸血症の治療，切除．

注意
高プリン体，ビール摂取を控える．

22. 代謝異常症

10) ペラグラ
pellagra

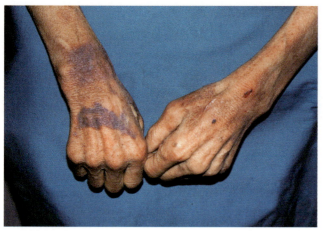

手背にみられたペラグラ

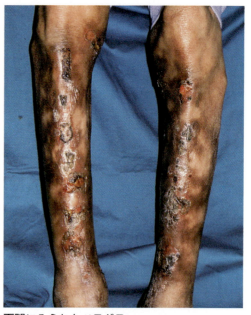

下腿にみられたペラグラ

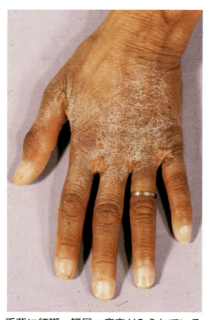

手背に紅斑・鱗屑・痂皮がみられている
(川田 暁, 他. ペラグラ. In: 戸倉新樹, 他編. 皮膚科診療プラクティス第20巻 Environmental Dermatology-環境・職業からみた皮膚疾患, 文光堂: 2008)

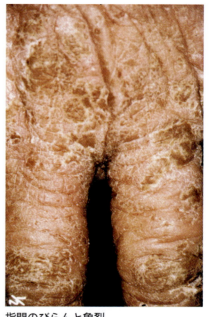

指間のびらんと亀裂
(川田 暁, 他. ペラグラ. In: 戸倉新樹, 他編. 皮膚科診療プラクティス第20巻 Environmental Dermatology-環境・職業からみた皮膚疾患, 文光堂: 2008)

病因
ニコチン酸，またはその前駆体であるトリプトファンの欠乏による．その要因として，食餌性(摂取障害)，吸収不全，アルコール多飲，トリプトファン代謝異常，薬剤性などが挙げられる．イタリア語で"荒れた皮膚"という意味とされる．

症状
皮疹(dermatitis)，下痢(diarrhea)，認知症(dementia)の3Dが3主徴．皮疹は，露光部(顔面，手背，腕，足背)に鱗屑，痂皮，ときに水疱を伴う褐色〜暗赤色調の斑状局面，色素沈着がみられる．口唇炎，口角炎，口腔内びらん，舌炎もみられることがある．

鑑別診断
日光皮膚炎，接触皮膚炎，慢性湿疹，光線過敏型薬疹，ハートナップ病(トリプトファンの吸収障害)．

検査
血中ニコチン酸，トリプトファン，尿中N'メチルニコチン酸アミド

治療
ニコチン酸アミド，ビタミンB製剤の内服．

23. 皮膚形成異常・萎縮症

1）皮膚萎縮症
skin atrophy

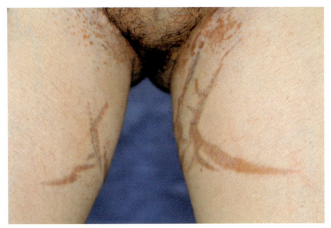

大腿内側線状皮膚萎縮症

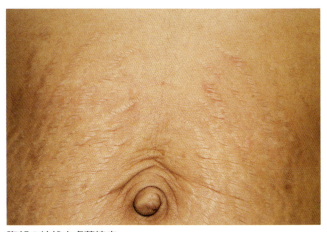

腹部の線状皮膚萎縮症

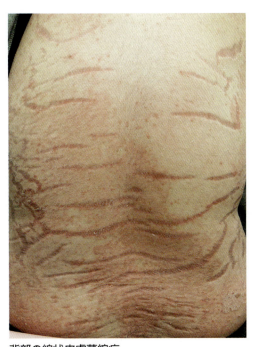

背部の線状皮膚萎縮症

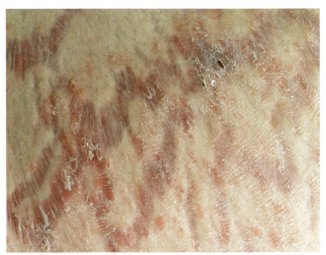

線状皮膚萎縮症の拡大像

成因
不明のものと，炎症や外傷，性ホルモンの影響などによるものがある．

症状
斑状，線状，特発性などが含まれる．斑状萎縮症はアネトデルマとも呼ばれ，特発性のもの，先行する炎症(水痘，痤瘡など)が治癒後に生じるものがある．皮膚線条(線状皮膚萎縮症)は，肥満，成長，妊娠，クッシング症候群などによって，皮膚が急速に過伸展することによる．ステロイド長期外用，全身投与の副作用として出現することもある．腋窩，腰部，大腿などに，帯状の萎縮性瘢痕が多発してみられる．進行性特発性皮膚萎縮症は，Pasini-Pierini型とも呼ばれる．モルフェアの萎縮したものとする考えもある．軽度陥凹する萎縮斑が，体幹，四肢にみられる．

鑑別診断
瘢痕，モルフェア

検査
皮膚生検

治療
有効なものはない．

2）硬化性（萎縮性）苔癬
lichen sclerosus (atrophicus)

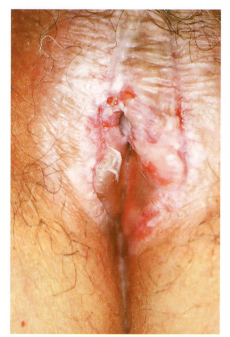

硬化性（萎縮性）苔癬（外陰部）

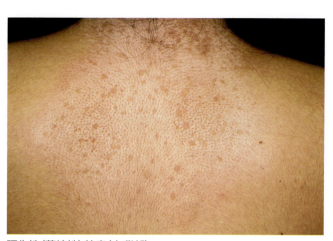

硬化性（萎縮性）苔癬（上背部）

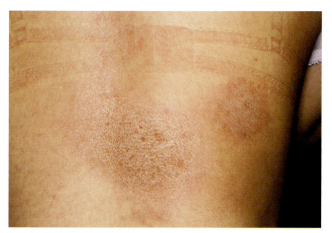

硬化性（萎縮性）苔癬（背部）

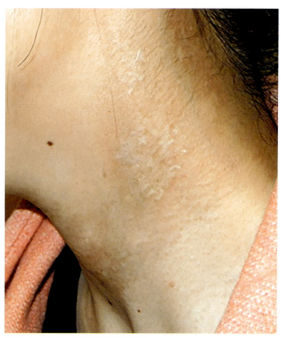

硬化性（萎縮性）苔癬（側頸部）

病因
不明．性ホルモンとの関連が想定されている．

症状
外陰部が最も多い部位であるが，他にも頸部，項部，背部，口唇などに生じることもある．なお，外陰部に生じる場合女性が圧倒的に多く，大陰唇の白色調変化，苔癬化を呈する（陰門萎縮症）．高齢女性に多いが，小児発症もある．これに対し男性例は少ない．組織学的に，角栓を伴う角質増殖，表皮の萎縮，基底層の液状変性，真皮乳頭層の浮腫と膠原線維の均質化がみられるのを特徴とする．

鑑別診断
扁平苔癬，白板症，慢性湿疹，外陰部 Paget 病，モルフェアを臨床的に，また組織学的に，モルフェアとの鑑別を要することもある．

治療
副腎皮質ステロイド外用薬，タクロリムス外用薬

注意
長い年月を経て，Bowen 病や有棘細胞癌が発生することもある．

3) マルファン症候群
Marfan's syndrome

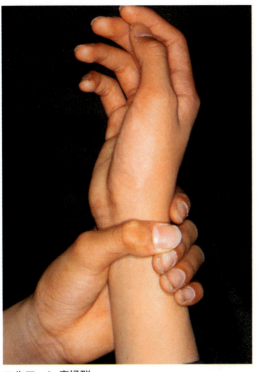

マルファン症候群

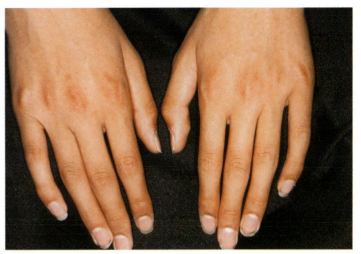

マルファン症候群

病因
fibrillin1 遺伝子（FBN1）異常によりエラスチン線維の断片化や細小化をきたす遺伝性結合織性疾患．

症状
骨格系異常（高身長，細長い四肢，クモ状指趾），眼症状（水晶体偏位），心血管系異常（動脈瘤，大動脈解離）を3主徴とする．皮膚症状は過伸展，皮膚線条，皮膚萎縮，皮下脂肪萎縮などで，蛇行性穿孔性弾力線維症がみられることもある．四肢，指趾は細長い．肺病変（蜂巣状肺，肺気腫）を伴うこともある．

鑑別診断
エーラース・ダンロス症候群

検査
遺伝子検査

治療
β遮断薬内服．循環器症状に対しては手術．

注意
心血管系の症状が生命予後を左右する．

4) エーラース・ダンロス症候群
Ehlers-Danlos syndrome

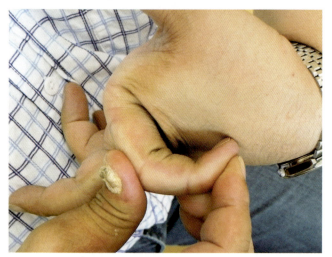

エーラース・ダンロス症候群

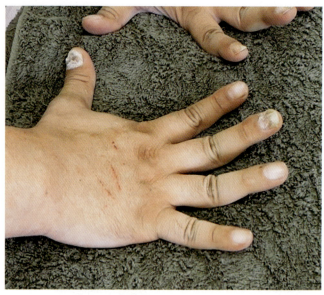

エーラース・ダンロス症候群

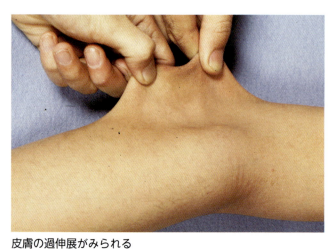

皮膚の過伸展がみられる
(川田 暁, 他. チャート医師国家試験対策 カラー皮膚科. 医学評論社; 2010)

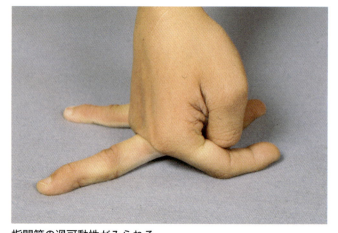

指関節の過可動性がみられる
(川田 暁, 他. チャート医師国家試験対策 カラー皮膚科. 医学評論社; 2010)

病因
細胞外基質蛋白であるコラーゲン生成不全.

症状
皮膚, 関節, 血管を始めとし, 心臓や消化管の異常を伴うこともある. 皮膚は柔らかく, 過伸展する. 脆弱性があり, 些細な外傷で裂けやすく, 出血斑, 血腫を生じる. 外傷後の萎縮性瘢痕もみられる. 指趾, 肘膝の関節も, 屈曲・伸展が過度に起こり, 変形, 脱臼しやすい. その他, 心臓 (心奇形, 弁膜障害), 血管系 (動静脈瘤), 眼症状 (水晶体偏位, 近視, 乱視, 眼底出血), 消化管症状 (内臓下垂, 横隔膜ヘルニア, 憩室) などがみられる.

鑑別診断
マルファン症候群, 皮膚弛緩症

治療
関節障害に対しては手術. 血管型は, 循環器, 消化器領域での対処を要する.

注意
打撲や外傷に注意する. 妊娠, 分娩時にも止血対策を講じておく必要がある.

5) 皮膚弛緩症
cutis laxa

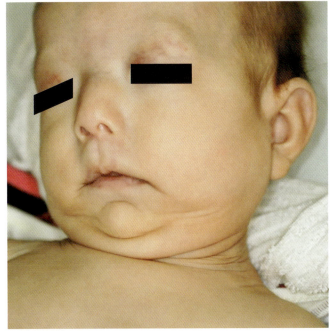

先天性皮膚弛緩症

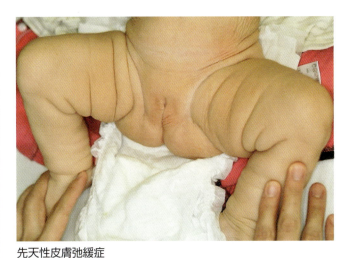

先天性皮膚弛緩症

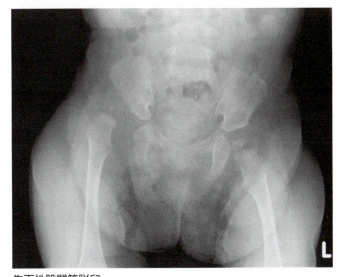

先天性股関節脱臼

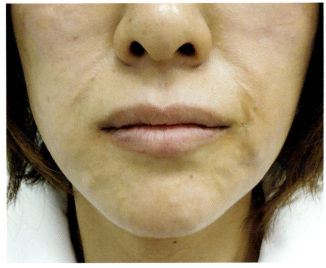

後天性皮膚弛緩症

病因
弾性線維（弾力線維）は，主にエラスチン（とその周囲のミクロフィブリル）からなり，分子間架橋構造をとっている．先天性皮膚弛緩症はエラスチンやミクロフィブリル蛋白の欠損による．後天性のものは，蕁麻疹などの炎症性病変が先行することが多いとされるが，不明な場合もある．

症状
弾力線維がなくなると皺やたるみが著明になり，早老様の外観を呈する．顔面，下顎部，頸部，腹部，鼠径部，四肢をはじめ全身の皮膚のたるみが顕著にみられる．後天性のものは皮膚に限局して，口囲や額に柔らかい陥凹性病変がみられる．周囲の健常皮膚と比較すると移行部では，弾力線維が短く切れ断片化し数も減少し，病変部においては消失してみられる．その機序としては，局所における線維芽細胞のelastin産生のターンオーバーが亢進しているためという報告もある．

鑑別診断
他の結合織疾患．

検査
遺伝子検査．全身症状（肺気腫，消化管憩室，ヘルニア，動脈瘤，関節脱臼など）の合併に注意．

注意
先天性のものは，成長とともに自然に軽快してくるが，後天性のものはよい治療法がない．

6) 弾力線維性仮性黄色腫
pseudoxanthoma elasticum

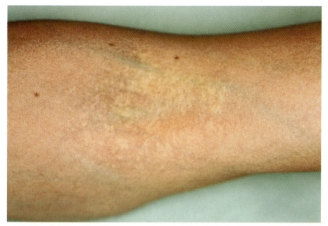
弾力線維性仮性黄色腫：黄色の丘疹が多発している

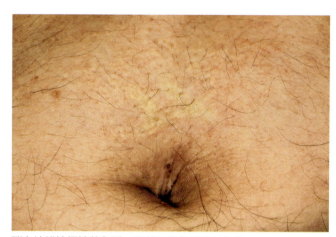
弾力線維性仮性黄色腫：腹部に黄色丘疹が集簇

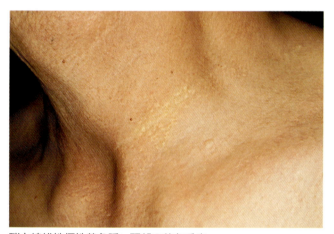
弾力線維性仮性黄色腫：頸部の黄色丘疹

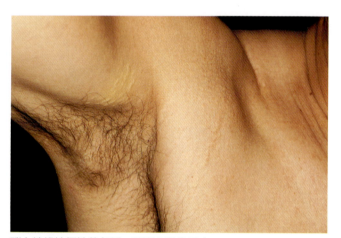
弾力線維性仮性黄色腫：腋窩の黄色丘疹

病因
膜輸送蛋白をコードする *ABCC6* 遺伝子変異による．

症状
側頸部，項部，腋窩，肘窩，臍，腹部，鼠径部などに黄白色の小丘疹が密に多発する．腋窩や体幹では，融合して軟らかい局面を呈することもある．臨床的にも診断は可能だが，生検組織像は真皮内に，断裂した糸状の弾力線維とカルシウム沈着がみられ，コッサ染色で黒色に染まる．変性した弾力線維を経表皮的に排出する，蛇行性穿孔性弾力線維症を合併することがある．代表的な合併症に，網膜色素線条，心血管系病変（脳血管障害，心電図異常，虚血性心疾患など）がある．

鑑別診断
他の弾力線維異常症（PXE-like papillary dermal elastolysis, Buschke-Ollendorff syndrome），D-ペニシラミン内服による皮膚症状．

検査
眼底検査，ホルター心電図，心エコーなど

治療
満足すべきものはない．たるみが顕著になった場合は手術．

注意
循環器科を定期的に受診する．眼底出血に注意する．

7) ウェルナー症候群
Werner's syndrome

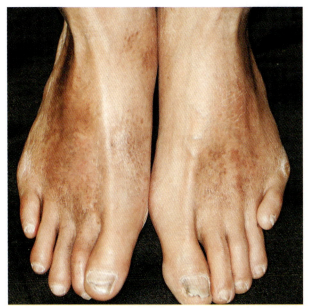

ウェルナー症候群

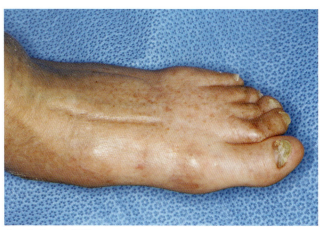

ウェルナー症候群

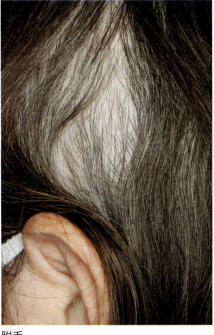

脱毛

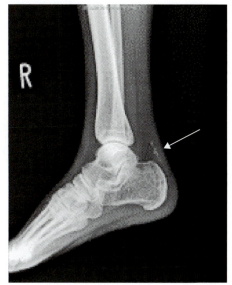

石灰化

病因
第8染色体の短腕に位置するRecQ3ヘリカーゼをコードするWRN遺伝子の変異による．

症状
早老症とも言われ，若くして白髪，禿頭，鳥様顔貌（尖った鼻），甲高い声，低身長，低体重のことが多い．白内障，糖尿病，脂質異常，動脈硬化，骨粗鬆症，性腺機能低下，統合失調症などがみられる．末梢部（とくに耳や足）の皮膚は脂肪組織の減少に伴い皮膚の萎縮，硬化を認める．足趾は変形し，胼胝が多発し，潰瘍になると治りが遅延する．

鑑別診断
全身性強皮症，プロゲリア

検査
遺伝子変異の検索．

治療
皮膚潰瘍，胼胝に対する治療．

注意
悪性黒色腫や，その他悪性腫瘍を合併することがある．

8) 先天性皮膚欠損症
aplasia cutis congenita

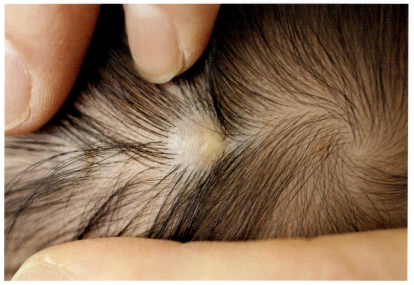

先天性皮膚欠損症：頭部の白色局面

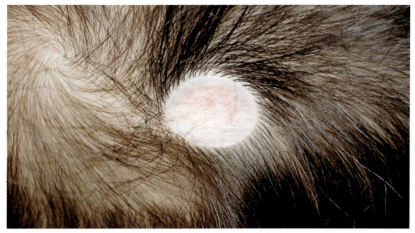

先天性皮膚欠損症：頭部の白色脱毛局面

病因
内因性，外因性，妊娠中の薬剤など．

症状
生下時から，皮膚の一部に，正常な構造を欠く部分がみられる．皮膚の癒合不全によるもので，頭部，とくに頭頂部に最も多い．典型的な症状は，頭頂部に類円形の境界明瞭な萎縮局面を認める．わずかに陥凹した羊皮紙状の脱毛を呈する局面で，下床が透けて見える．瘢痕になる前の時期はびらんや潰瘍がみられる．体幹，四肢に生じることもある．

鑑別疾患
分娩時外傷，脂腺母斑，結合織異常

治療
適切な時期を待って外科的に切除縫合する．

注意
同部の保護に努める．

9）後天性反応性穿孔性膠原線維症
acquired reactive perforating collagenosis

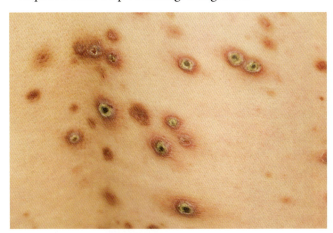
後天性反応性穿孔性膠原線維症：拡大像

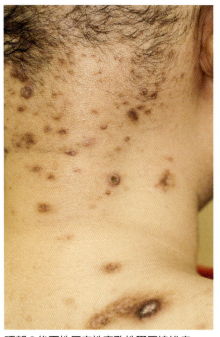
項部の後天性反応性穿孔性膠原線維症

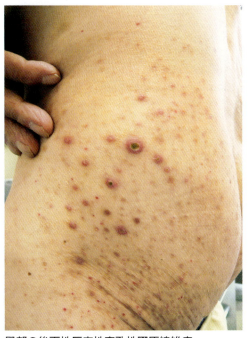
殿部の後天性反応性穿孔性膠原線維症

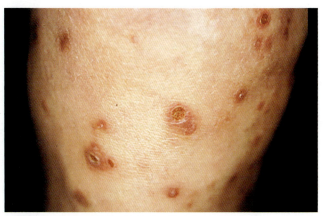
後天性反応性穿孔性膠原線維症：拡大像

成因
基礎疾患として，糖尿病，慢性腎不全に伴うことが多く，外傷や虫刺されなどが契機となる．

症状
体幹や四肢に強いかゆみを伴う硬い小結節が多発する．中央に角栓がのめり込むような形で入る臨床像が特徴である．外用薬に対する反応は乏しく，難治性．病理組織は，変性した膠原線維が垂直方向に配列し，表皮から排出される像がみられる（transepidermal elimination）．

鑑別診断
結節性痒疹，キルレ病，穿孔性毛包炎

検査
糖尿病を始めとする基礎疾患の精査．

治療
副腎皮質ステロイド薬外用，保湿剤外用，抗アレルギー剤内服，紫外線照射

注意
糖尿病に伴う場合，血糖コントロールを優先する．掻破をできるだけ抑える．

10) 脂肪萎縮症/小児腹壁遠心性脂肪萎縮症
lipodystrophy/lipodystrophia centrifugalis abdominalis infantilis

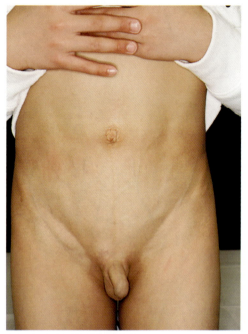
小児腹壁遠心性脂肪萎縮症

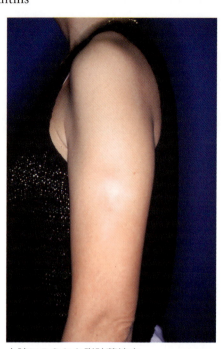
上腕にみられた脂肪萎縮症

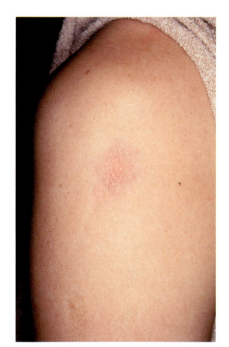
上腕にみられた脂肪萎縮症

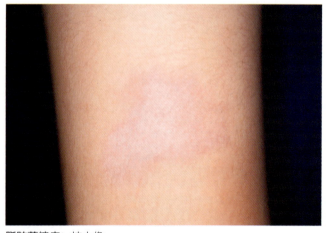
脂肪萎縮症：拡大像

病因
不明のものや，注射後に生じる．

皮膚症状
脂肪萎縮症は上腕外側や殿部などに軽度陥凹する局面がみられる．外的な刺激と関連することも，契機となる誘因が認められないこともある．小児腹壁遠心性脂肪萎縮症は，幼児，小児の鼠径部から始まり，軽度陥凹する局面が遠心性に周囲に拡大してくる．本邦人に多く，3，4歳までに発症し，その後数年で拡大は収束する．腋窩や頸部に生じる例もあるとされる．

鑑別診断
皮膚萎縮症，深在性モルフェア，深在性エリテマトーデス，ステロイド注射による脂肪萎縮など．

治療
有効な治療法はないが，自然軽快が期待できる．辺縁部に紅斑が見られる場合は，副腎皮質ステロイド薬の外用．

注意
打撲などに注意．

24. 肉芽腫・脂肪織疾患

1) サルコイドーシス
sarcoidosis

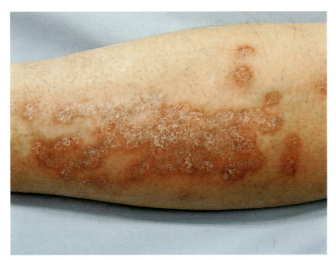

サルコイドーシス：局面型

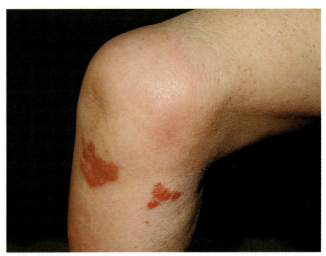

サルコイドーシス：局面型

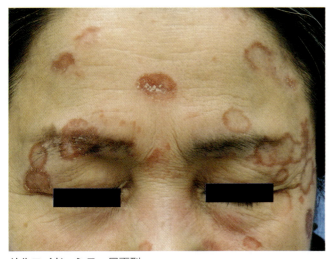

サルコイドーシス：局面型

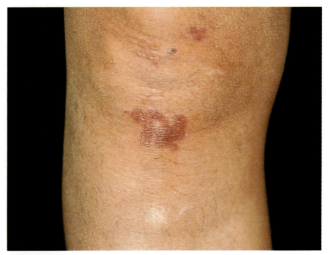

瘢痕浸潤

病因
不明だが，最近はアクネ桿菌との関連が注目されている．

症状
サルコイドーシスは全身性の肉芽腫性疾患であり，肺，眼，心臓を始め，腎，肝，筋肉，リンパ節，骨髄などにサルコイド肉芽腫をきたす．皮膚症状には特異疹（組織学的にサルコイド肉芽腫がみられるもの）と非特異疹がある．特異疹には，局面型，結節型，皮下型などの代表的なタイプに加え，特殊な外観（結節性紅斑様，乾癬様，疣状，苔癬様，魚鱗癬様，紅皮症様，モルフェア様など）を呈するものや，潰瘍形成を伴うものがあり，さらに病理組織学的検査により初めて診断される場合もある．びまん浸潤型(lupus pernio)（特異疹）は本邦人では少ない．また，非特異疹の代表は結節性紅斑だが，本邦における頻度は低い．膝の瘢痕浸潤は最も多くみられ，サルコイドーシスを疑った場合は必ず膝蓋部を確認する．

鑑別診断
結節性紅斑，乾癬，疣贅，魚鱗癬，紅皮症，扁平苔癬，下腿潰瘍などに近い臨床像を呈することがある．

注意
ケブネル現象をきたすため，外的な刺激（刺青，眼鏡，靴，ピアス）に注意する．

24. 肉芽腫・脂肪織疾患

2）メルカーソンローゼンタール症候群/肉芽腫性口唇炎

Melkersson-Rosenthal syndrome/cheilitis granulomatosa

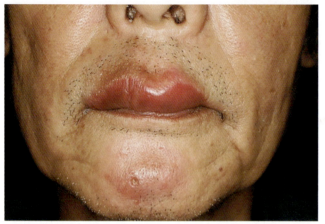

上口唇にみられた肉芽腫性口唇炎

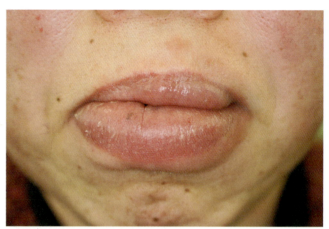

下口唇にみられた肉芽腫性口唇炎

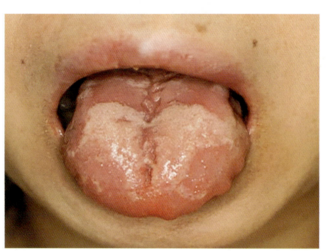

皺襞舌

病因
不明だが，遺伝的な素因に加え，病巣感染（とくに歯性感染症）アレルギー，歯科金属アレルギー，局所の循環（リンパ管）障害，などが推定されている．

症状
メルカーソンローゼンタール症候群は，口唇の腫脹，皺状舌，顔面神経麻痺を 3 主徴とするが，本邦人の場合，すべての症状が揃うことは稀である．肉芽腫性口唇炎は，口唇の持続的な浮腫性腫脹を生じ，慢性に経過する．上口唇，下口唇どちらにもみられる．基礎疾患として炎症性腸疾患（クローン病）に伴ってみられることがある．病理組織は，真皮内に小型の類上皮細胞性肉芽腫，巨細胞がみられる．なお，口唇以外にも，頬（肉芽腫性頬炎），上眼瞼（肉芽腫性眼瞼炎），額にも同様の腫脹がみられることがあり，古くは浮腫結合性肉芽腫，近年は orofacial granulomatosa として包括して呼ばれることも多い．

鑑別診断
血管性浮腫，サルコイドーシス

検査
歯性感染症，歯科金属パッチテスト

治療
原因となる歯科治療，歯科金属除去，トラニラスト内服，ミノサイクリン内服，副腎皮質ステロイド薬の局注

3) 環状肉芽腫
granuloma annulare

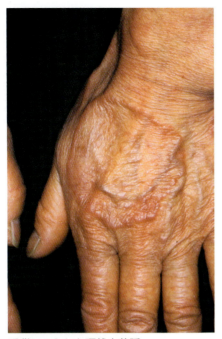

手背にみられた環状肉芽腫

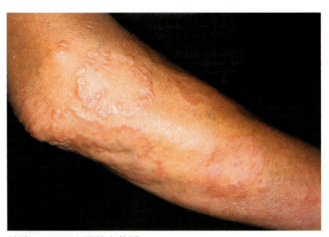

前腕にみられた環状肉芽腫

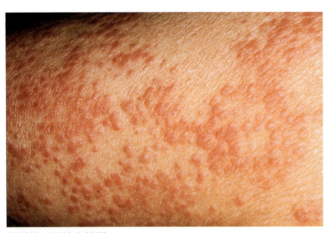

播種状の環状肉芽腫

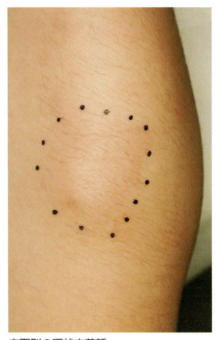

皮下型の環状肉芽腫

病因
膠原線維の変性．

症状
手背や四肢，体幹に，境界明瞭な環状，辺縁がやや隆起し軽度盛り上がる局面を呈する．多発することも，播種状にみられることもある．病理組織は，変性した膠原線維を取り囲むように類上皮細胞，組織球，リンパ球が配列し，膠原線維はムチン沈着が認められる．組織球が膠原線維間に浸潤する interstitial type もある．環状肉芽腫の臨床的分類は，localized, generalized, disseminated, subcutaneous，その他（papular, perforating など）に分かれる．糖尿病患者に生じることも，逆に本症から糖尿病がみつかることもあり，汎発型に多い．糖尿病以外に，血液疾患（悪性リンパ腫や白血病，HIV 感染症）も比較的多い．皮下型は小児の下肢（下腿や足背）に多い．生検後に自然退縮する．

鑑別診断
リポイド肉芽腫，サルコイドーシス，annular elastolytic giant cell granuloma などの肉芽腫性疾患，リウマチ結節．

検査
糖尿病の有無を精査．

治療
副腎皮質ステロイド薬の外用，副腎皮質ステロイド含有テープ剤の貼付．

4）リポイド類壊死症
necrobiosis lipoidica

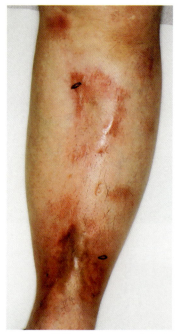
リポイド類壊死症：下腿の紅褐色局面

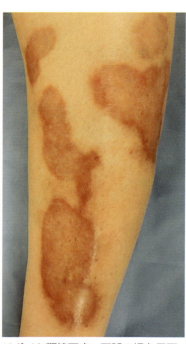
リポイド類壊死症：下腿の褐色局面

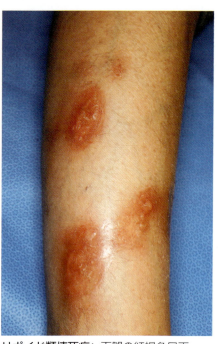
リポイド類壊死症：下腿の紅褐色局面

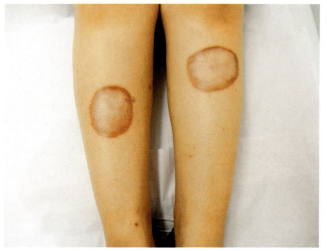
リポイド類壊死症：下腿の褐色局面

病因
糖尿病との合併が多いことから，微小血管障害が想定されている．糖尿病性リポイド類壊死症とも呼ばれる．

症状
下腿伸側に境界比較的明瞭な紅褐色～黄色調の類円形～不整形局面を呈する．光沢を伴い，中央はやや陥凹する．両側性に生じることが多い．局面は数か所散在してみられることもある．まれに手背，前腕にもみられる．病理組織は，真皮内の膠原線維の変性・類壊死，それを囲む類上皮細胞，組織球，巨細胞が層状に分布する柵状肉芽腫を呈する．

鑑別診断
環状肉芽腫，サルコイドーシス，限局性強皮症

検査
耐糖能検査

治療
副腎皮質ステロイド薬の外用，副腎皮質ステロイド含有テープ剤の貼付，光線療法．

注意
外傷を契機に潰瘍化することがある．

5）顔面播種状粟粒性狼瘡
lupus miliaris disseminatus faciei（LMDF）

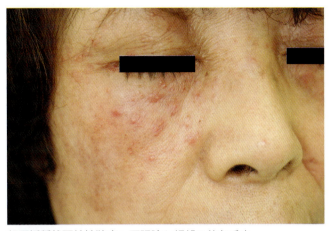

顔面播種状粟粒性狼瘡：下眼瞼と頬部の黄色丘疹

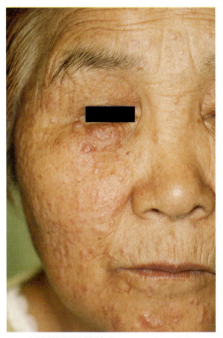

顔面播種状粟粒性狼瘡：下眼瞼の丘疹

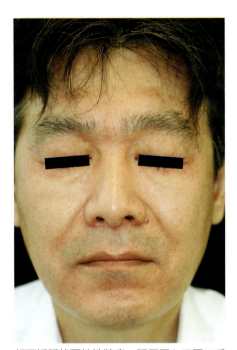

顔面播種状粟粒性狼瘡：眼周囲と口囲に丘疹が多発している

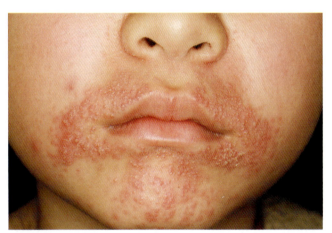

口囲皮膚炎：口囲に多数の疱疹がみられる

病因
結核菌に対するアレルギー反応と考えられていた時もあるが，現在は酒皶の一型と考えられている．

症状
下眼瞼に紅色小丘疹が並ぶのを特徴とする．膿疱や稗粒腫が混在することもある．口囲皮膚炎もみられる．20～40歳代の比較的若年者に好発するが，一方で高齢者にみられることもある．組織像は，真皮内に中心壊死を伴った類上皮細胞性肉芽腫が典型的であるが，サルコイド肉芽腫に似た類上皮細胞性肉芽腫がみられることもある．

鑑別診断
毛囊炎，尋常性痤瘡，毛包虫性痤瘡，汗管腫，稗粒腫，酒皶様皮膚炎，サルコイドーシス

検査
ツベルクリン反応

治療
ミノサイクリン，ドキシサイクリン，レクチゾール，リザベンの内服．クリンダマイシン外用．

索 引

あ

亜鉛欠乏症	274
アオバアリガタハネカクシ	172
悪性黒色腫	123
アクネ桿菌	287
足白癬	156
アッシー皮膚症	227
アトピー性皮膚炎	14
アナフィラクトイド紫斑	188
アネトデルマ	277
アミロイド苔癬	14
アロポー稽留性肢端皮膚炎	67
鞍鼻	54
イエダニ	166
異汗症	18
異汗性湿疹	18
異型青色母斑	242
萎縮	9
萎縮性苔癬	278
移植片対宿主病	45
異所性モンドール病	197
イチゴ状血管腫	102
苺状表面	80
遺伝性血管性浮腫	24
遺伝性出血性末梢血管拡張症	250
遺伝性対側性色素異常症	228
陰茎萎縮症	223
陰茎結核疹	139
陰茎縫線嚢腫	245
陰嚢被角血管腫	103
陰門萎縮症	223
ウェルナー症候群	283
うっ滞性脂肪織炎	207
うっ滞性皮膚炎	21, 207
ウロポルフィリノーゲン・デカルボキシ	
ラーゼ	182
ウンナ母斑	101
エーラース・ダンロス症候群	280
エクリン汗孔癌	78
エクリン汗孔腫	78
エクリン汗嚢腫	77
壊死性筋膜炎	136
エステラーゼインヒビター	24
壊疽性膿皮症	55
エラスチン線維	279
襟飾り状	225
円形脱毛症	257
炎症性線状疣贅状表皮母斑	235
炎症性粉瘤	71
遠心性環状紅斑	32

黄色期	175
黄色腫	272
黄色ブドウ球菌	128
大型青灰色卵円形胞巣	87
太田母斑	243
オスラー病	250
おろし金様	224
温熱蕁麻疹	23

か

外歯瘻	138
疥癬	165
海綿状血管腫	106
外毛根鞘嚢腫	71
潰瘍	7
顎口虫症	174
角層下膿疱症	67
鵞口瘡	160
ガス壊疽	137
家族性良性慢性天疱瘡	211
下腿潰瘍	21
化膿性汗腺炎	57, 134
化膿性肉芽腫	100
化膿性連鎖球菌	129
痂皮	9
痂皮型膿痂疹	129
カフェ・オ・レ斑	124
貨幣状湿疹	20
カポジ水痘様発疹症	144
カポジ肉腫	112
ガマ腫	93
汗管腫	77
眼瞼黄色腫	272
汗孔角化症	212
カンジダ性間擦疹	159
カンジダ性口角びらん症	160
カンジダ性指趾間びらん症	159
カンジダ性爪囲炎	159
環状顆粒状構造	80
環状紅斑	32, 52
環状肉芽腫	289
汗疹	260
関節リウマチ	53
乾癬	216
乾癬性関節炎	217
陥入爪	265
肝斑	226
乾皮症	19
眼皮膚白皮症	233
汗疱	18
顔面播種状粟粒性狼瘡	291

顔面毛包性紅斑黒皮症	213
寒冷蕁麻疹	23
機械性蕁麻疹	23
基底細胞癌	87
木村病	116
逆ゴットロン徴候	49
丘疹	3
丘疹壊疽性結核疹	139
丘疹-紅皮症	39
丘疹性梅毒	164
急性湿疹	12
急性蕁麻疹	22
急性痘瘡状苔癬状粃糠疹	195, 220
急性放射線皮膚炎	187
急性痒疹	26
局面状類乾癬	219
巨細胞様動脈炎	198
巨舌	268
魚鱗癬	208
キルレ病	285
菌状息肉症	119, 219
クモ状血管腫	105
クモ状指趾	279
クリオグロブリン血症	191
クリッペル・ウエバー症候群	249
グロムス腫瘍	107
クロモミコーシス	163
鶏眼	214
脛骨前粘液水腫	269
ケイラット紅色肥厚症	83
血痂	9
結核疹	34
血管性浮腫	24
血管線維腫	248
血管内大細胞型 B 細胞リンパ腫	120
血管肉腫	111
血球貪食症候群	38
血小板減少性紫斑病	200
結節	4
結節性黄色腫	272
結節性硬化症	248
結節性紅斑	33
結節性痒疹	27
結節性ループスムチノーシス	46
血栓性静脈炎	37
血疱	5
ケブネル現象	188
毛虫(毒蛾)皮膚炎	172
ケラトアカントーマ	86
ケルスス禿瘡	158
ケロイド	91

索引

腱黄色腫	272
減汗性コリン性蕁麻疹	25
限局性強皮症	51
限局性白皮症	232
限局性リンパ管腫	110
剣創状強皮症	51
原発性皮膚びまん性大細胞型 B 細胞リンパ腫	120
原発性皮膚未分化大細胞リンパ腫	121
原発性皮膚濾胞中心リンパ腫	120
原発性皮膚 CD30 陽性リンパ増殖症	121
原発性 CD4 陽性小・中細胞型 T リンパ増殖症	121
口囲皮膚炎	256
紅暈	1
口蓋の点状出血	147
硬化性萎縮性苔癬	223
硬化性苔癬	278
抗カルジオリピン抗体	48
抗がん剤	44
高ガンマグロブリン血症性紫斑	52
硬結性紅斑	34
口腔カンジダ症	160
厚硬爪甲	263
好酸球性筋膜炎	56
好酸球性血管性浮腫	30
好酸球性多発血管炎性肉芽腫症	199
好酸球性膿疱性毛包炎	69
好酸球を伴う血管リンパ様過形成	116
紅色汗疹	260
口唇メラニン性色素斑	229
光線性花弁状色素斑	228
光沢苔癬	222
好中球性紅斑	36
鉤虫症	174
後天性真皮メラノサイトーシス	244
後天性反応性穿孔性膠原線維症	285
後天性表皮水疱症	64
後天性リンパ管腫	110
更年期角化腫	209
紅斑	1
紅斑丘疹型	40
紅斑丘疹型薬疹	40
肛門仙骨部皮膚アミロイドーシス	99
抗リン脂質抗体症候群	48
小型の小点状血管	81
黒色期	175
黒色真菌感染症	163
黒色癬風	161
黒色表皮腫	215
悪性型	215
症候型	215
肥満関連型	215
黒色分芽菌症	163
黒点型	158
ゴットロン徴候	49

固定薬疹	43
股部白癬	156
コプリック斑	148
ゴム腫	164
コリン性蕁麻疹	25
コレステロール結晶	204
コレステロール血栓塞栓症	204

さ

サーモンパッチ	101
再発性多発軟骨炎	54
細胞増殖型青色母斑	242
さざ波状色素沈着	14
さじ状爪	266
サットン現象	231
サットン白斑	231
サットン母斑	238
サルコイドーシス	287
サンタン	178
サンバーン	178
散布疹	20
ジアノッティ・クロスティ症候群	151
ジアノッティ病	151
シェーグレン症候群	52
耳介偽嚢腫	94
自家感作性皮膚炎	20
色素失調症	252
色素性乾皮症	179
色素性蕁麻疹	115
色素性母斑	238
色素性痒疹	29
色素斑	3
色素分界線条	234
持久性隆起性紅斑	193
糸球体様血管	81
持久隆起性斑状毛細血管拡張症	115
指趾炎	217
糸状疣贅	154
脂腺癌	88
脂腺増殖症	76
耳前嚢腫	73
脂腺母斑	236
舌なめずり皮膚炎	14
肢端紅痛症	203
紫斑	2
紙幣状皮膚	105
ジベル薔薇色粃糠疹	225
脂肪萎縮症	286
脂肪腫	96
若年性黄色肉芽腫	113
雀卵斑	226
シャグリンパッチ	248
習慣性丹毒	131
重症血小板減少症候群	168
ジューリング疱疹状皮膚炎	62
酒皶	255

酒皶様皮膚炎	256
樹枝状血管	87
手掌紅斑	35
手掌足底線維腫	92
出血斑	2
種痘様水疱症	180
主婦湿疹	13
腫瘤	4
小水疱	5
掌蹠外病変	66
掌蹠角化症	209
掌蹠膿疱症	66
掌蹠膿疱症性骨関節炎	66
小児丘疹性肢端皮膚炎	151
小児ストロフルス	26
小児腹壁遠心性脂肪萎縮症	286
静脈湖	107
静脈瘤	21
静脈瘤症候群	21
初期硬結	164
褥瘡	175
食物依存性運動誘発性アナフィラキシー	22
シラミダニ	166
脂漏性角化症	70
脂漏性皮膚炎	16
神経線維腫	124
神経線維腫症 1 型	124
神経皮膚黒色症	238
進行性指掌角皮症	13
進行性特発性皮膚萎縮症	277
深在型エリテマトーデス	46
深在性汗疹	260
針状結晶	275
尋常性魚鱗癬	208
尋常性痤瘡	254
尋常性湿疹	12
尋常性天疱瘡	58
尋常性白斑	230
肢端顔面型	230
汎発型	230
分節型	230
尋常性毛瘡	127
尋常性疣贅	154
尋常性狼瘡	139
新生児エリテマトーデス	46
蕁麻疹	22
蕁麻疹様血管炎	194
水晶様汗疹	260
水痘	146
水痘帯状疱疹ウイルス	145
水疱	5
水疱型膿痂疹	129
水疱性エリテマトーデス	46
水疱性丹毒	131
水疱性膿皮症	130

294

索引

水疱性類天疱瘡	60	多発血管炎性肉芽腫症	189	禿髪性毛包炎	134
スタージ・ウエバー症候群	249	多発性汗腺膿瘍	128	独立脂腺	76
ズック靴皮膚炎	14	多発性丘疹状毛包上皮腫	74	時計皿爪	264
ステロイド痤瘡	255	多発性脂腺嚢腫	72	トリサシダニ	166
砂かぶれ皮膚炎	14	多発性青灰色小球	87	**な**	
スピッツ母斑	239	ダリエー病	210	波板状爪甲	261
スポロトリコーシス	162	ダリエー徴候	115	軟骨母斑	247
青色母斑	242	単純性血管腫	101	軟骨様汗管腫	79
成人T細胞白血病	122	単純性粃糠疹	213	軟性線維腫	90
成人発症Still病	38	単純ヘルペス	144	肉芽腫性眼瞼炎	288
正中部母斑	101	単純ヘルペスウイルス	144	肉芽腫性頬炎	288
赤色期	175	単純疱疹	144	肉芽腫性口唇炎	288
セザリー症候群	119	男性型脱毛症	258	日光角化症	80
せつ	126	丹毒	131	日光蕁麻疹	23
石灰化上皮腫	75	弾力線維性仮性黄色腫	282	日光皮膚炎	178
節外性辺縁帯リンパ腫	120	遅延性圧蕁麻疹	23	日光表在播種型	212
節外性NK/T細胞リンパ腫	121	遅発性扁平母斑	241	日本紅斑熱	169
接触皮膚炎	17	中毒疹	40	乳児寄生菌性紅斑	159
尖圭コンジローム	155	中毒性表皮壊死症	42	乳児血管腫	102
線状黄色腫	272	蝶形	149	乳房外パジェット病	82
線状紅斑	49	蝶形紅斑	46	乳房パジェット病	82
線状苔癬	221	腸性肢端皮膚炎	274	妊娠性疱疹	61
線状皮膚炎	172	鳥様顔貌	283	熱傷	176
線状扁平苔癬	221	通常型青色母斑	242	粘液嚢腫	93
線状IgA水疱性皮膚症	63	痛風	275	粘膜カンジダ症	160
全身性アミロイドーシス	268	痛風結節	275	粘膜疹	31
全身性エリテマトーデス	46	痛風腎	275	脳回転様外観	70
全身性強皮症	50	ツツガムシ病	167	膿痂疹	11
先天性厚硬爪甲	263	ツベルクリン反応	34	嚢腫	6
先天性色素性母斑	238	爪カンジダ症	159	膿疱	5
先天性白皮症	233	ツメダニ	166	膿疱性乾癬	218
先天性皮膚欠損症	284	爪白癬	157	膿瘍	8
先天性表皮水疱症	65	手足口病	150	膿瘍性穿掘性頭部毛包周囲炎	134
先天性風疹症候群	147	定型疹	38	ノミ刺症	171
旋尾線虫症	174	滴状類乾癬	219	**は**	
腺病性苔癬	139	手湿疹	13	バージャー病	196
爪囲線維腫	248	デスモグレイン1	59, 135	肺性肥厚性骨関節症	264
爪下外骨腫	98	デスモグレイン3	58	梅毒	164
爪甲横溝	261	点状集簇性母斑	238	梅毒性バラ疹	164
爪甲鉤弯症	263	伝染性紅斑	149	梅毒トレポネーマ	164
爪甲縦線	262	伝染性単核球症	152	灰白色の線条	221
爪甲剥離症	262	伝染性軟属腫	153	稗粒腫	60, 72
象皮症	206	伝染性軟属腫ウイルス	153	脾粒腫様嚢腫	70
早老症	283	伝染性膿痂疹	129	白色雲母状の乱反射	81
側頚嚢腫	73	癜風	161	白色海綿状母斑	240
た		殿部苔癬化	99	白色期	175
帯状疱疹	145	殿部慢性膿皮症	57	白色癜風	161
苔癬	10	凍傷	176	白癬	156
苔癬化	10	凍瘡	177	白斑	2
苔癬状粃糠疹	195, 220	多形滲出性紅斑型	177	白板症	83
体部白癬	156	樽柿型	177	バザン硬結性紅斑	34, 139
多形滲出性紅斑	31	凍瘡状エリテマトーデス	46	パジェット癌	82
多形日光疹	183	糖尿病性リポイド類壊死症	290	パスツレラ感染症	143
多形慢性痒疹	28	糖尿病の皮膚病変	271	ハチ刺症	173
蛇行性穿孔性弾力線維症	279	頭部浅在性白癬	158		
		頭部乳頭状皮膚炎	134		

索引

ばち状指	264
ハッチンソン徴候	123
針反応	37
バンコマイシン	63
瘢痕浸潤	287
斑状梅毒疹	164
ハンセン病	142
ハント症候群	145
晩発性皮膚ポルフィリン症	182
汎発性黒子症	253
被角血管腫	103
光接触皮膚炎	186
非結核性抗酸菌症	141
肥厚性骨関節症	264
肥厚性瘢痕	91
肥厚性皮膚骨膜症	264
肥厚爪	263
皮脂欠乏症	19
皮脂欠乏性湿疹	19
微小血栓	48
皮疹	1
非性病性硬化性リンパ管炎	197
ヒゼンダニ	165
ビダール苔癬	12
肥大型LE	47
ヒト乳頭腫ウイルス	154
ヒトパルボウイルスB19	149
ヒト8型ヘルペスウイルス	112
皮膚アミロイドーシス	267
皮膚萎縮症	277
皮膚エリテマトーデス	47
皮膚型結節性多発動脈炎	190
皮膚カンジダ症	159
皮膚筋炎	49
皮膚結核	139
皮膚骨腫	98
皮膚混合腫瘍	79
皮膚弛緩症	281
皮膚糸状菌	156
皮膚線維腫	89
皮膚腺病	139
皮膚粟粒結核	139
皮膚粘膜眼症候群	41
皮膚爬行疹	174
皮膚白血病	118
皮膚描記症	23
皮膚平滑筋腫	97
皮膚放線菌症	140
皮膚疣状結核	139
皮膚B細胞リンパ腫	120
ヒポクラテス爪	264
肥満細胞腫	115
肥満細胞症	115
びまん性体幹被角血管腫	104
びまん性皮膚肥満細胞症	115
表在性皮膚脂肪腫性母斑	246

ひょう疽	128
病巣感染	66
皮様嚢腫	71
表皮嚢腫	71
表皮剥脱毒素	135
表皮母斑	235
平手打ち様	149
びらん	7
ファブリー病	104
風疹	147
風疹ウイルス	147
フェオヒフォミコーシス	163
フェロケラターゼ	181
フォアダイス状態	76
フォークト・小柳・原田病	232
副耳	247
副乳	237
浮腫結合性肉芽腫	288
浮腫性硬化症	270
付着部炎	217
物理性蕁麻疹	23
ブドウ球菌性熱傷様皮膚症候群	135
フルニエ壊疽	136
ブロッホ良性非母斑性黒色上皮腫II型	70
蚊刺過敏症	171
蚊刺症	171
分離母斑	238
粉瘤	71
閉塞性乾燥性亀頭炎	223
閉塞性血栓性血管炎	196
閉塞性動脈硬化症	196
ヘイリーヘイリー病	211
ベーチェット病	37
ヘバーデン結節	93
ヘモクロマトーシス	273
ペラグラ	276
ヘラルドパッチ	225
ヘリオトロープ疹	49
ヘルペス性ひょう疽	144
胼胝腫	214
扁平黄色腫	272
扁平コンジローム	164
扁平苔癬	221
扁平母斑	241
ポイキロデルマ	49
ポイツ・イエガー症候群	251
蜂窩織炎	132
放射線皮膚炎	187
膨疹	6
疱疹	11
疱疹状膿痂疹	68
疱疹性歯肉口内炎	144
疱疹性ひょう疽	144
ボーエン病	81
ボーエン様丘疹症	155
ポートワイン母斑	101

発疹性黄色腫	272
発疹性汗管腫	77
発疹性毳毛嚢腫	72
母斑細胞性母斑	238
母斑様限局性被角血管腫	103

ま

巻き爪	265
摩擦黒皮症	227
麻疹	148
麻疹ウイルス	148
マダニ刺症	168
まだら症	232
末梢性動脈疾患	196
マラセチア属	161
マルファン症候群	279
マルベリー小体	104
慢性光線過敏性皮膚炎	184
慢性色素性紫斑	201
慢性湿疹	12
慢性蕁麻疹	22
慢性苔癬状粃糠疹	220
慢性膿皮症	134
慢性胼胝状亀裂性湿疹	13
慢性放射線皮膚炎	187
(慢性)遊走性紅斑	170
マンソン孤虫症	174
水尾徴候	165
ミノサイクリンによる色素沈着	227
ミベリ被角血管腫	103
耳切れ	14
脈管肉腫	111
ミルメシア	154
メカニックスハンド	49
メルカーソンローゼンタール症候群	288
メルケル細胞癌	125
免疫関連有害事象	44
面皰	72
面皰様開口	70
毛孔性角化症	213
毛孔性紅色粃糠疹	224
毛孔性苔癬	213
蒙古斑	244
毛細血管拡張	35
毛細血管拡張性肉芽腫	100
網状皮斑	202
毛巣洞	259
毛包炎	126
毛包腫	74
毛包母斑	247
毛母腫	75
モガムリズマブ	119
モルフェア	51
モンドール病	197

や

薬剤性光線過敏症	185
薬疹	40
有棘細胞癌	84
疣状黄色腫	272
疣状癌	85
遊走性丹毒	131
有毛性褐青色斑	124
よう	127
葉状領域	87
痒疹結節	14

ら

らい菌	142
ライム病	170
ライラックリング	51
落屑	8
落葉状天疱瘡	59
ランゲルハンス細胞組織球症	114
リウマチ結節	53
リウマトイド丘疹	53
リベド血管症	192
リポイド類壊死症	290
隆起性皮膚線維肉腫	95
良性皮膚リンパ球腫	117
緑色爪	265
鱗屑	8
リンパ管炎	133
リンパ腫	122
リンパ浮腫	206
類乾癬	219
類器官母斑	236
類表皮嚢腫	71
ループスアンチコアグラント	48
レイノー現象	50, 205
レーザー・トレラ症候群	70
レース状紅斑	149
列序性母斑	235
老人性角化腫	80
老人性角化症	80
老人性血管腫	108
老人性色素斑	226
老人性脂腺増殖症	76
老人性紫斑	109
老人性白斑	108, 230
老人性疣贅	70

A

αガラクトシダーゼ	104
ABCC6 遺伝子	282
abscess	8
acanthosis nigricans	215
accessory breast	237
accessory tragi	247
achrochordon	90

acne inversa	57
acne vulgaris	254
acquired dermal melanocytosis	244
acquired reactive parforating collagenosis	285
acrodermatitis continua Hallopeau	67
acrodermatitis enteropathica	274
Actinomyces israelii	140
acute eczema	12
acute radiodermatitis	187
ADAR1	228
adult T cell leukemia lymphoma(ATLL)	122
adult T cell leukemia(ATL)	122
adult-onset Still's disease	38
albinism	233
alopecia areata	257
androgenetic alopecia	258
angioedema	24
angioedema with eosinophilia	30
angiokeratoma	103
angiolymphoid hyperplasia with eosinophilia(ALHE)	116
angiosarcoma	111
annular-granular structures	80
anosacral cutaneous amyloidosis	99
anti phospholipicl syndrome(APS)	48
aplasia cutis congenita	284
arborizing vessels	87
Ashy dermatosis	227
asteatosis	19
asteatotic eczema	19
atheroma	71
athlete's foot	156
atopic dermatitis	14
ATP2A2	210
ATP2C1	211
atrophie blanche	192
atrophy	9
autosensitization dermatitis	20

B

bacterial paronychia	128
balanitis xerotica obliterans	223
basal cell carcinoma(BCC)	87
Bazin	34
Beau's line	261
Becker 母斑	241
Becker's nevus	241
bee sting	173
Behçet 病	33
Behçet's disease	37
biphasic cutaneous amyloidosis	267
black dot ringworm	158
Blaschko 線	235
blister	5

blistering distal dactylitis	130
Bloch-Sulzberger syndrome	252
blood crust	9
blue nevus	242
Bourneville-Pringle phacomatosis	248
Bowen's disease	81
Bowenoid papulosis	155
brain-like appearance	70
bulla	5
bullous pemphigid	60
burn	176

C

C1-INH	24
calcifying epithelioma	75
Candida albicans	159
candida paronychia	159
candidal intertrigo	159
candidial perlèche	160
capillary malformation	101
carbuncle	127
CARD14	224
catapillar moth dermatitis	172
cavernous hemangioma	106
cellulitis	132
cervical cyst	73
cheilitis granulomatosa	288
cherry angioma	108
chicken pox	146
chilblain	177
chloasma	226
cholesterol crystal embolization	204
cholinergic urticaria	25
chondroid syringoma	79
chromomycosis	163
chronic actinic dermatitis	184
chronic eczema	12
chronic pigmentary purpura	201
chronic radiodermatitis	187
Churg-Strauss 症候群	199
Clark 母斑	238
clavus	214
clubbed finger	264
comedo	72
comedo-like openings	70
condyloma acuminatum	155
congenital rubella syndrome(CRS)	147
contact dermatitis	17
creeping eruption	174
crust	9
cryoglobulinemia	191
cutaneous actinomycosis	140
cutaneous amyloidosis	267
cutaneous B cell lymphoma	120
cutaneous candidasis	159
cutaneous leiomyoma	97

索引

cutaneous lupus erythematousus（CLE）	47
cutaneous polyarteritis nodosa	190
cutaneous tuberculosis	139
cutis laxa	281
cyst	6

D

Darier's disease	210
deck chair sign	39
decubitus	175
depigmentation	2
dermatitis herpetiformis Duhring	62
dermatitis linealis	172
dermatofibroma	89
dermatofibrosarcoma protuberans	95
dermatomyositis	49
dermatophyte	156
dermoid cyst	71
desquamation	8
Devergie	224
diabetic digital sclerosis	270
digital ulcer	50
disseminated superficial actinic porokeratosis（DSAP）	212
dotted vessels	81
dry skin	19
Dupuytren の拘縮	92
dyschromatosis symmetrica hereditaria （DSH）	228
dyshidrosis	18
dyshidrotic eczema	18

E

EB ウイルス	121, 152
eccrine hidrocystoma	77
eccrine porocarcinoma	78
eccrine poroma	78
eczema tyloticum rhagadiforme chronicum	13
Ehlers–Danlos syndrome	280
EMO 症候群	269
eosinophilic fasciitis	56
eosinophilic granuloma	114
eosinophilic granulomatosis with polyangiitis	199
eosinophilic pustular folliculitis	69
ephelides	226
epidermal cyst	71
epidermal nevus	235
epidermoid cyst	71
epidermolysis bullosa acquisita	64
epidermolysis bullosa hereditaria	65
epithelioma cuniculatum	85
erosion	7
eruptive syringoma	77
eruptive vellus hair cyst	72

eryhthema induratum	34
erysipelas	131
erythema	1
erythema annulare	32
erythema elevatum diutinum	193
erythema exsudativum multiforme（EEM）	31
erythema infectiosum	149
erythema nodosum	33
erythromelalgia	203
erythromelanosis follicularis faciei	213
erythroplasia of Queyrat	83
erythropoietic protoporphyria	181
exfoliative toxin（ET）	135
extramammary Paget's disease	82
extraoral cutaneous sinus	138
extraoral fistula	138

F

Fabry disease	104
facial hemiatrophy	51
Favre-Racouchot 症候群	72
fixed drug eruption	43
fleabite	171
folliculitis	126
Fonsecaea pedrosoi	163
Fordyce's condition	76
forschheimer spot	147
Fournier's gangrene	136
friction melanosis	227
frostbite	176
furuncle	126

G

gas gangrene	137
generalized morphea	51
Gianotti-Crosti syndrome	151
giant condyloma accuminatum	85
gigant cell arteritis	198
glomerular vessels	81
glomus tumor	107
Gougerot-Blum 病	201
gout	275
graft-versus-host disease（GVHD）	45
granuloma annulare	289
granuloma pyogenicum	100
granuloma telangiectaticum	100
granulomatosis with polyangiitis	189
green nail	265
groove sign	56
grouping prurigo	39

H

Hailey-Hailey disease	211
Hallopeau	67
halo nevus	231

hand eczema	13
hand-foot-mouse disease（HFMD）	150
Hand-Schüller-Christian 病	114
Hansen disease	142
hemangioma simplex	101
hemochromatosis	273
hereditary angioedema（HAE）	24
hereditary hemorrhagic telangiectasia	250
herpes	11
herpes gestationis	61
herpes simplex	144
herpes simplex virus（HSV）	144
herpes zoster	145
herpetic gingivostomatitis	144
herpetic whitlow	144
hidradenitis suppurativa	57
Hippocratic nail	264
histiocytoid Sweet	36
HLA-B51	37
HLA-B54	36
housewives eczema	13
human papilloma virus（HPV）	154
human parvovirus B19（HPV-B19）	149
human T-lymphotropic virus type-1 （HTLV-1）	122
Hunt syndrome	145
hydroa vacciniforme	180
hypersensitivity to mosquito bite	171
hypertrophic LE	47
hypertrophic osteoarthropathy	264
hypertrophic scar	91

I

ichthyosis vulgaris	208
idiopathic guttate hypomelanosis	108
idiopathic thrombocytopenic purpura	200
IgA	62
IgA 血管炎	188
IgA vasculitis	188
immune-related adverse event（irAE）	44
impetigo	11
impetigo contagiosa	129
impetigo henpetiformis	68
incontinentia pigmenti	252
infantile hemangioma	102
infectious mononucleosis	152
inflammatory atheroma	71
ingrown nail	265
interdigital candidiasis	159

J

Japanese spotted fever	169
Jarisch-Herxheimer 反応	164
juvenile temporal arteritis （with eosinophilia）	198

juvenile xanthogranuloma	113

K

Kamino body	239
Kaposi's sarcoma	112
Kaposi's varicelliform eruption	144
keloid	91
keratoacanthoma	86
keratoderma climactericum	209
keratoderma tylodes palmaris progressiva	13
keratoma senile	80
keratosis pilaris	213
kerion celsi	158
Kimura's disease	116
KIT 遺伝子	232
Klippel-Trenaunay 症候群	249
Klippel-Trenaunay-Weber syndrome	249
kraurosis penis	223
kraurosis vulva	223

L

labial melanotic fleckle	229
LANA-1	112
Langerhans cell histiocytosis(LCH)	114
large blue-gray ovoid nests	87
Laugier-Hunziker-Baran 症候群	229
leaf-like areas	87
lentiginosis profusa	253
LEOPARD syndrome	229, 253
lepromatous leprosy	142
leprosy	142
Leser-Trélat 症候群	70
Lettere-Siwe 病	114
leukemia cutis	118
leukoderma	2
leukodorma senile	108, 230
leukoplakia	83
lichen	10
lichen aureus	201
lichen nitidus	222
lichen pilaris	213
lichen planus	221
lichen sclerosus	278
lichen sclerosus et atrophicus	223
lichen striatus	221
lichenification	10
linear IgA bullous dermatosis	63
lipodermatosclerosis	207
lipodystrophia centrifugalis abdominalis infantilis	286
lipodystrophy	286
lipoma	96
livedo	202
livedo racemose	202
livedo vasculopathy	192

localiged scleroderma	51
longitudinal lines or grooves	262
LRINEC	136
lues	164
lupus miliaris disseminatus faciei(LMDF)	291
lupus pernio	287
Lyme borreliosis	170
Lyme disease	170
lymphadenosis benigna cutis	117
lymphangioma circumscriptum	110
lymphangitis	133
lymphedema	206
lymphocytoma cutis	117

M

maculopapular type drug eruption	40
Majocchi 病	201
Malassezia globosa	161
male pattern alopecia	258
malignant melanoma	123
mammary Paget's disease	82
Marfan's syndrome	279
mastocytosis	115
measles	148
median raphe cyst of the penis	245
melasma	226
Melkersson-Rosenthal syndrome	288
Merkel cell carcinoma	125
microangiopathy	92
Microsporum canis 感染症	158
Miescher 母斑	238
milia-like cysts	70
miliaria	260
milium	72
mixed tumor of the skin	79
molluscum contagiosum	153
Mondor disease	197
Mongolian spots	244
morphea	51
mosquito bites	171
MPO-ANCA	199
Mucha-Habermann	195
Mucha-Habermann's disease	219
mucocutaneous-ocular syndrome type	41
mucosal candidasis	160
mucous cyst	93
multiple blue-gray globules	87
multiple sweat gland abscess	128
Mycobacterium leprae	142
mycosis fungoides	119

N

nail candidiasis	159
necrobiosis lipoidica	290
necrotizing fasciitis	136

necrotizing soft tissue infection	136
neurofibromatosis type 1	124
nevus cartilaginous	247
nevus cell nevus	238
nevus lipomatosus cutaneous superficialis	246
nevus of Ohta	243
nevus pigmentosus	238
nevus spilus	241
nevus spilus tardivius	241
Nikolsky 現象	42, 58, 135
nodule	4
nontuberculous mycobacterial infection	141
non-venereal sclerosing lymphangitis	197
nummular eczema	20

O

OCA1a 型	233
oculocutaneous albinism(OCA)	233
onychogryposis	263
onycholysis	262
oral florid papillomatosis	85
orange peel-like appearance	56
ordinary eczema	12
orocutaneous fistula	138
orofacial granulomatosa	288
osteoma cutis	98
ostraceous psoriasis	216

P

pachydermoperiostosis	264
pachyonychia	263
palmar erythema	35
palmo-plantar fibromatosis	92
palmoplantar keratoderma	209
palmoplantar pustulosis	66
palpable purpura	188
panaritium	128
paper money skin	105
papule	3
papulo erythroderma	39
parapsoriasis	219
parapsoriasis en plaque	219
parapsoriasis guttata	219
partial albinism	232
Pasteurella multocida	143
Pasuteurella multocida infection	143
pathergy	55
pellagra	276
pemphigus foliaceus	59
pemphigus vulgaris	58
Penkes-Weber 症候群	249
perioral dermatitis	256
peripheral arterial disease	196
pernio	177

索引

persistent pruritic papules and plaques		38
Peutz–Jeghers syndrome		229, 251
photocontact dermatitis		186
photosensitivity due to drugs		185
physical urticaria		23
piebaldism		232
pigmentary demarcation line		234
pigmentatio petaloides actinica		228
pigmentation due to minocycline		227
pigmented spot		3
pilomatricoma		75
pilonidal sinus		259
pincer nail		265
pitting scar		50
pityriasis lichenoides		220
pityriasis lichenoides chronica(PLC)		220
pityriasis lichenoides et varioliformis acuta(PLEVA)		195, 220
pityriasis rosea Gibert		225
pityriasis rubra pilaris		224
pityriasis simplex		213
pityriasis versicolor		161
polymorphous light eruption		183
pompholyx		18
popular acrodermatitis of childhood		151
porokeratosis		212
porphyria cutanea tarda		182
portwine stain		101
PR3-ANCA		189
preauricular cyst		73
pressure sore		175
pretibial myxedema		269
prodrome		60
prurigo acuta		26
prurigo chronica multiformis		28
prurigo nodularis		27
prurigo pigmentosa		29
pseudocyst of the auricle		94
pseudoxanthoma elasticum		282
psoriasis		216
psoriasis inversa		216
psoriasis verrucose		216
psoriatic arthritis		217
purpura		2
purpuricus		201
pustular psoriasis		218
pustule		5
pyoderma chronica		134
pyoderma gangrenosum		55
pyodermia bullosa manuum(pedis)		130

R

radiodermatitis	187
Ramsay–Hunt syndrome	145
Raynaud's phenomenon	205
red halo	1

Reed 症候群	97
relapsing polychondritis	54
Rendu-Osler-Weber syndrome	250
rheumatoid arthritis(RA)	53
rheumatoid neutrophilic dermatosis	53
rosacea	255
rosacea–like dermatitis	256
RPR 法	164
rubella	147
rubeola	147

S

salmon patch	101
sarcoidosis	287
scabies	165
scale	8
Schamberg 病	201
sclerosing panniculitis	207
sclerosis	270
sebaceous carcinoma	88
sebaceous hyperplasia	76
sebaceous nevus	236
seborrheic dermatitis	16
seborrheic keratosis	70
seborrheic psoriasis	216
Senear–Usher	59
senile angioma	108
senile freckle	226
senile keratosis	80
senile lentigo	226
senile purpura	109
senile sebaceous hyperplasia	76
Sezary syndrome	119
Sjögren's syndrome	52
skin atrophy	277
skin tag	90
soft fibroma	90
solar dermatitis	178
solar keratosis	80
Spitz 母斑	238
Spitz nevus	239
spoon nail	266
Sporothrix schenckii	162
sporotrichosis	162
squamous cell carcinoma(SCC)	84
staphylococcal scalded skin syndrome (SSSS)	135
stasis dermatitis	21, 207
stasis panniculitis	207
steatocystoma multiplex	72
steroid acne	255
Stevens–Johnson syndrome(SJS)	41
Stewart-Treves 症候群	206
strawberry mark	102
strawberry pattern	80
strophulus infantum	26

Sturge–Weber syndrome	249
subcorneal pustular dermatosis	67
subungual exostosis	98
Sutton nevus	238
Sutton's nevus	231
Sweet's syndrome	36
sycosis vulgaris	127
syphilis	164
syringoma	77
systemic amyloidosis	268
systemic lupus erythematosus(SLE)	46
systemic sclerosis(SSc)	50

T

target lesion	31
the mask of pregnancy	226
thrush	160
tick bites	168
tinea	156
tinea capitis	158
tinea corporis	156
tinea cruris	156
tinea pedis	156
tinea unguium	157
tinea versicolor	161
towel melanosis	227
toxic epidermal necrosis(TEN)	42
TPHA	164
TPLA	164
transverse groove	261
Treponema pallidum	164
trichilemmal cyst	71
trichoepithelioma papulosum multiplex	74
trichofolliculoma	74
Trichophyton tosnsurans 感染症	158
triple extramammary Paget's disease	82
trumpet nail	265
Tsutsugamushi disease	167
tuberculoid	142
tuberous sclerosis complex	248
tufted hair folliculitis	134
tumor	4
tylosis	214

U

ulcer	7
Unna(色素性)母斑	238
Unna nevus	101
urticaria	22
urticarial vasculitis	194

V

varicella	146
varicella-zoster virus(VZV)	145
vascular spider	105
venous lake	107

300

venous malformation	106
verruca vulgaris	154
verrucous carcinoma	85
vesicle	5
vitiligo vulgaris	230
Vogt–Koyanagi–Harada disease	232

W

watchglass nail	264
Wegener 肉芽腫症	189
Werner's syndrome	283
wheal	6
white forelock	232
white sponge nevus	240
white spot disease	223
whitlow	128
Wickham 線条	221
widespread DLE	47

X

xanthoma	272
xeroderma pigmentosum	179

数字

II型コラーゲン	54
VII型コラーゲン	64

著者略歴

川田　暁（かわだ　あきら）

1979 年	東京医科歯科大学医学部卒業
同　年	東京医科歯科大学医学部皮膚科医員
1988 年	防衛医科大学校皮膚科講師
1990～1992 年	カリフォルニア大学サンフランシスコ校研究員
1997 年	帝京大学医学部附属市原病院皮膚科助教授
1999 年	近畿大学医学部皮膚科助教授
2004 年	近畿大学医学部皮膚科主任教授　現在にいたる

【著書】
「美容皮膚科ガイドブック　第 2 版」(川田　暁, 編集. 中外医学社; 2019)
「Q&A　皮膚科診療ケースファイル　見逃しやすい症例 51」(川田　暁, 編集. 金芳堂; 2015)
「よくわかる皮膚病理アトラス」(川田　暁, 木村雅友, 著. 金原出版; 2008)

佐藤貴浩（さとう　たかひろ）

1985 年	浜松医科大学医学部卒業
同　年	東京医科歯科大学医学部付属病院皮膚科医員（研修医）
1991 年	東京医科歯科大学医学部大学院卒業（医学博士）
同　年	東京医科歯科大学医学部皮膚科助手
1991～1993 年	ロンドン大学セントジョージ病院細胞分子科学部門研究員
1996 年	東京医科歯科大学医学部皮膚科講師
2005 年	東京医科歯科大学大学院皮膚科学分野助教授
2007 年	同　准教授（名称変更につき）
2012 年	防衛医科大学校皮膚科学講座教授

山本俊幸（やまもと　としゆき）

1988 年	東京医科歯科大学医学部卒業
同　年	東京医科歯科大学医学部皮膚科
1989 年	埼玉県川口工業総合病院皮膚科
1990 年	群馬県桐生厚生病院皮膚科
1991 年	東京都立墨東病院皮膚科
1992 年	東京医科歯科大学医学部皮膚科助手
1994 年	茨城県土浦協同病院皮膚科
1995 年	東京医科歯科大学医学部皮膚科助手
1997 年	文部省在外研究員（ドイツ国ケルン大学）
1999 年	東京医科歯科大学医学部皮膚科助手
2000 年	東京医科歯科大学医学部皮膚科講師
2005 年	土浦協同病院皮膚科部長
同　年	東京医科大学皮膚科講師
同　年	東京医科大学皮膚科助教授
2007 年	福島県立医科大学皮膚科教授

見てわかる皮膚疾患
診察室におきたいアトラス ⓒ

発　行　2019 年 12 月 20 日　　1 版 1 刷

著　者　川　田　　暁
　　　　佐　藤　貴　浩
　　　　山　本　俊　幸

発行者　株式会社　中外医学社
　　　　代表取締役　青　木　　滋

　　　　〒 162-0805　東京都新宿区矢来町 62
　　　　電　話　03-3268-2701（代）
　　　　振替口座　00190-1-98814 番

印刷・製本/横山印刷（株）　　　　　　　　　〈MS・HO〉
ISBN 978-4-498-06370-9　　　　　　　　Printed in Japan

JCOPY ＜（社）出版者著作権管理機構 委託出版物＞

本書の無断複製は著作権法上での例外を除き禁じられています．
複製される場合は，そのつど事前に，（社）出版者著作権管理機構
（電話 03-5244-5088, FAX 03-5244-5089, e-mail: info@jcopy.
or.jp）の許諾を得てください．